全民科学素质行动计划纲要书系

社区科普书系

人生必须知道的健康知识
科普系列丛书

常规检查护理指导

天使指路 呵护健康

TIANSHI ZHILU HEHU JIANKANG

郑静晨 总主编
张利岩 陈秀荣 主编

中国科学技术出版社
·北 京·

图书在版编目（CIP）数据

常规检查护理指导：天使指路 呵护健康/张利岩，陈秀荣主编. —北京：中国科学技术出版社，2015.1

（人生必须知道的健康知识科普系列丛书/郑静晨总主编）

ISBN 978-7-5046-6793-9

Ⅰ.①常… Ⅱ.①张… ②陈… Ⅲ.①医学检验－基本知识 ②护理学－基本知识 Ⅳ.①R446 ②R47

中国版本图书馆CIP数据核字（2015）第012902号

策划编辑 徐扬科 谭建新
责任编辑 王 珅
责任校对 韩 玲
责任印制 马宇晨
封面设计 周新河
版式设计 潘通印艺文化传媒·ARTSUN

出　　版 中国科学技术出版社
发　　行 科学普及出版社发行部
地　　址 北京市海淀区中关村南大街16号
邮　　编 100081
发行电话 010-62103130
传　　真 010-62179148
投稿电话 010-62176522
网　　址 http://www.cspbooks.com.cn

开　　本 720mm×1000mm 1/16
字　　数 296千字
印　　张 18.5
印　　数 1—10000册
版　　次 2015年7月第1版
印　　次 2015年7月第1次印刷
印　　刷 北京东方明珠印刷有限公司

书　　号 ISBN 978-7-5046-6793-9 / R·1819
定　　价 52.00元

人生必须知道的健康知识科普系列丛书

编委会

《常规检查护理指导》编委会

总主编简介

ZONGZHUBIAN JIANJIE

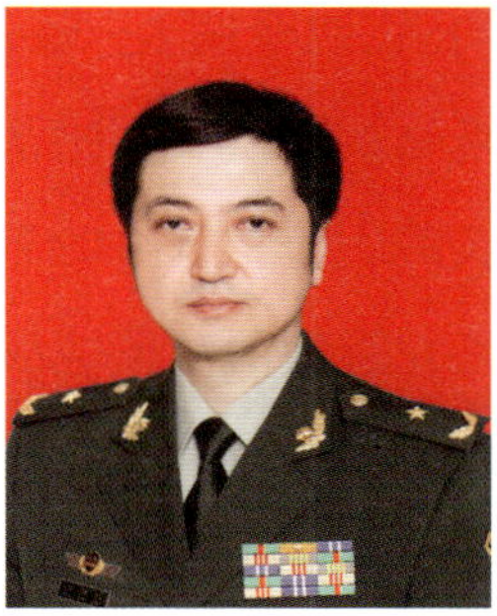

郑静晨，中国工程院院士、国务院应急管理专家组专家、中国国际救援队副总队长兼首席医疗官、中国武警总部后勤部副部长兼武警总医院院长，中国武警总医院现代化医院管理研究所所长。现兼任中国医学救援协会常务副会长、中国医院协会副会长、中国灾害防御协会救援医学会副会长、中华医学会科学普及分会主任委员、中国医院协会医院医疗保险专业委员会主任委员、中国急救复苏与灾害医学杂志常务副主编等，先后被授予“中国优秀医院院长”、“中国最具领导力院长”和“杰出救援医学专家”荣誉称号，2006年被国务院、中央军委授予一等功。

“谦谦为人，温润如玉；激情似火，和善如风”和敬业攀登、意志如钢是郑静晨院士的一贯品格。在他带领的团队中，秉承了“特别能吃苦、特别能学习、特别能合作、特别能战斗、特别能攻关、特别能奉献”的六种精神，瞄准新问题、开展新思维、形成新思路、实现新突破、攻克前进道路上的一个又一个堡垒，先后在现代化医院管理、灾害救援医学、军队卫勤保障、医学科学普及、社会公益救助等领域做出了可喜成就。

在现代化医院管理方面，凭借创新思维实施了“做大做强、以优带强”与“整体推进、重点突破”的学科发展战略，秉承“不图顶尖人才归己有，但揽一流专家为我用”的广义人才观，造就了武警总医院在较短时间内形成肝移植外科、眼眶肿瘤、神经外科、骨科等一批知名学科，推动医疗技术发展的局面。凭借更新理念，实施“感动服务”、“极致化服务”和“快捷服务补救”的新举措，通过开展“说好接诊一句话，温暖病人一颗心”和“学习白求恩，争当合格医务人员”等培训，让职业化、标准化、礼仪化走进医院、走进病区，深化了卫生部提出的开展“三好一满意”活动的实践。凭借“他山之石可以攻玉”的思路，在全军医院较先推行了“标杆管理”、“精细化管理”、“落地绩效管理”、“质量内涵式管理”、“临床路径管理”和“研究型医院管理”等，有力地促进了医院的可持续发展。

在灾害救援医学领域，以重大灾害医学救援需求为牵引，主持建立了灾害救援医学这门新的学科，并引入系统优化理论，提出了“三位一体”救治体系及制定预案、人员配备、随行装备、技能培训等标准化方案，成为组建国家和省（市）救援体系的指导性文件。2001年参与组建了第一支中国国际救援队，并带领团队先后十余次参加国内外重大灾害医疗救援，圆满完成了任务，为祖国争得了荣誉，先后多次受到党和国家领导人的接见。

在推广医学科普上，着眼于让医学走进公众，提高公众的科学素养，帮助公众用科学的态度看待医学、理解医学、支持医学，有效贯通医患之间的隔阂。提出了作为一名专家、医生和医务工作者，要承担医学知识传播链中“第一发球员”的神圣职责，促使医、患“握手”，让医患关系走向和谐的明天。科普是一项重要的社会公益事业，受益者是全体公民和整个国家。面对科普队伍严重老龄化，科普创作观念陈旧，运行机制急功近利等现象，身为中华医学会科学普及分会主任委员，他首次提出了“公众健康学”、“公众疾病学”和“公众急救学”等概念，并吸纳新鲜血液，培养年轻科普专家，广泛开展学术活动，利用电视和报纸两大载体，加强对灾害救援、现场急救、科技推广、营养指导、健康咨询等进行科普宣传，极大地提高了我国公众的医学科学素养。

在社会公益救助方面，积极响应党中央、国务院、中央军委的号召，发扬人民军队的优良传统，为解决群众“看病难、看病贵”及构建和谐社会，自2005年武警总医院与中国红十字会在国内率先开展了“扶贫救心”活动，先后救助贫困家庭心脏病患儿两千余人。武警总医院由此获得了“中国十大公益之星”殊荣，郑静晨院士获得全国医学人文管理奖。2001年，武警总医院与中华慈善总会联手启动了“为了我们的孩子——救治千名少数民族贫困家庭先心病患儿”行动，先后赴新疆、西藏少数民族地区开展先心病儿童筛查，将有手术适应证的患儿转运北京治疗，以实际行动践行了党的惠民政策，密切了民族感情，受到中央多家主流媒体的跟踪报道。

“书山有路勤为径，学海无涯苦作舟。”郑静晨院士勤奋好学、刻苦钻研，不仅在事业上取得了辉煌成就，在理论研究、学术科研领域也成绩斐然。先后主编《灾害救援医学》《现代化医院管理》《内科循证诊治学》等大型专著5部，发表学术论文近百篇，先后以第一完成人获得国家和省部级科研成果二等奖以上奖7项，其中《重大自然灾害医疗救援体系的创建及关键技术、装备研发与应用》获得国家科技进步二等奖，《国际灾害医学救援系列研究》获得华夏高科技产业创新一等奖，《国内国外重大灾害事件中的卫勤保障研究》获得武警部队科技进步一等奖等。目前，还承担着多项国家、全军和武警科研课题，其中“各种自然灾害条件下医疗救援队的人员、装备标准化研究”为国务院指令性课题。

序一 XU YI

健康是人类的基本需要，人人都希望身心健康。世界卫生组织公布的数据表明，人的健康和寿命状况40%取决于客观环境因素，60%取决于人体自身因素。长期以来，人们把有无疾病作为健康的标准。这个单一的健康观念仅关注疾病的治疗，而忽视了疾病的预防，是一种片面的健康观。

在我国，人口老龄化及较低的健康素养教育水平，构成了居民疾病转型的内在因素，慢性非传染性疾病已经成为危害人民健康的主要公共卫生问题，其发病率一直呈现明显上升趋势。据统计，在我国每年约1000万例各种因素导致的死亡中，以心血管疾病、糖尿病、慢性阻塞性肺病和癌症为主的慢性病所占比例已超过80%，已成为中国民众健康的“头号杀手”。慢性病不仅严重影响社会劳动力的发展，而且已经成为导致“看病贵”、“看病难”的主要原因，由慢性病引起的经济负担对我国社会经济的和谐发展形成越来越沉重的压力，考验着我国的医疗卫生体制改革。

从某种层面理解，作为一门生命科学，医学是一门让人遗憾的学科，大多数疾病按现有的医学水平是无法治愈的。作为医生该如何减少这样的困境和尴尬？怎样才能让广大普通老百姓摆脱疾病、阻断或延缓亚健康而真正享受健康的生活？众所周知，国家的繁荣昌盛，离不开高素质的国民，离不开科学精神的浸染；同样，医学科学的进步和疾病预防意识的提升，需要从提高民众的医学科普素质入手。当前，我国民众疾病预防意识平均高度在世界同等国家范围内处于一个较低水平，据卫生部2010年调查结果显示，我国居民健康素养水平仅为6.48%，其中居民慢性病预防素养最低，在20个集团国中排名居后。因此，我们作为卫生管理者、医务工作者，应该努力提高广大民众的医学科学素养，让老百姓懂得疾病的规律，熟悉自我管理疾病的知识，掌握改变生活方式的技巧，促进和提高自我管理疾病的能力，逐步增强疾病预防的意识，这或许是解决我国医疗卫生体系现在所面临困境的一种很好的方式。中华医学会科学普及分会主任委员郑静晨院士领衔主编的《人生必须知道的健康知识科普系列丛书》，正是本着这样的原则，集诸多临床专家之经验，耗时数载，几易其稿，最终编写而成的。

这套医学科普图书具有可读性、趣味性和实用性，有其鲜明的特点：一是文字通俗易懂、言简意赅，采取图文并茂、有问有答的形式，避免了生涩的专业术语和难解的“医言医语”；二是科学分类、脉络清晰，归纳了专家经验集锦、锦囊妙计和肺腑之言，回答了医学“是什么？”“为什么？”“干什么？”等问题；三是采取便于读者查阅的方式，使其能够及时学习和了解有关医学基本知识，做到开卷有益。

我相信，在不远的将来，随着社会经济的进步，全国人民将逐步达到一个“人人掌握医学科普知识，人人享受健康生活”的幸福的新阶段！

中国医院协会会长 黄洁夫

二〇一二年七月十六日

序二 XU ER

科普——点燃社会文明的火种

科学，是人类文明的助推器；科学家，是科学传播链中的“第一发球员”。在当今社会的各个领域内，有无数位卓越科学家和科普工作者，以他们的辛勤劳动和聪明智慧，点燃了社会文明的火种，有力地促进了社会的发展。在这里，就有一位奉献于医学科普事业的“第一发球员”——中华医学会科学普及分会主任委员郑静晨院士。

2002年6月29日，《中华人民共和国科学技术普及法》正式颁布，明确了科普立法的宗旨、内容、方针、原则和性质，这是我国科普工作的一个重要里程碑，标志着科普工作进入了一个新阶段。2006年2月6日，国务院印发了《全民科学素质行动计划纲要（2006—2010—2020年）》（以下简称《科学素质纲要》）。6年来，《科学素质纲要》领导小组各成员单位、各级政府始终坚持以科学发展观为统领，主动把科普工作纳入全民科学素质工作框架之内，大联合、大协作，认真谋划、积极推进，全民科学素质建设取得了扎扎实实的成效。尽管如此，我国公民科学素质总体水平仍然较低。2011年，中国科协公布的第八次中国公民科学素养调查结果显示，我国具备基本科学素养的公民比例为3.27%，相当于日本、加拿大和欧盟等主要发达国家和地区在20世纪80年代末、90年代初的水平。国家的繁荣昌盛，离不开高素质的国民，离不开科学精神的浸染。所以，科普从来不是纯粹的科学问题，而是事关社会发展的全局性问题。

英国一项研究称，世界都在进入“快生活”，全球城市人走路速度比10年前平均加快了10%，而其中位居前列的几个国家都是发展迅速的亚洲国家。半个多世纪以前，世界对中国人的定义还是“漠视时间的民族”。而如今，在外国媒体眼中，“中国人现在成了世界上最急躁、最没有耐性的地球人”。

人的生命只有一次，健康的生命离不开科学健康意识的支撑。在西方发达国家，每年做一次体检的人达到了80%，而在我国，即使是在大城市，这一比例也只有30%～50%。我国著名的心血管专家洪昭光教授曾指出：目前的医生可分为三种。一种是就病论病，见病开药，头痛医头，脚痛医脚，只治病，不治人。第二种医生不但治病，而且治人，在诊病时，能关注患者心理问题，分析病因，解释病情，同时控制有关危险因素，使病情全面好转，减少复发。第三种医生不但治病和治人，而且能通过健康教育使人群健康水平提高，使健康人不变成亚健康人，亚健康人不变成患者，早期患者不变成晚期患者，使整个人群发病率、死亡率下降。

由郑静晨院士担任总主编的《人生必须知道的健康知识科普系列丛书》的正式出版，必将为医学科普园里增添一朵灿然盛开的夏荷，用芬芳的笑靥化解人间的疾苦折磨，用亭亭的气质点缀人们美好生活。但愿你、我、他一道了解医学科普现状，走近科普人群，展望科普未来，共同锻造我们的医药卫生科技“软实力”。

是为序。

中国科协书记处书记 徐延豪

二〇一二年七月二十一日

序三 XU SAN

“普及健康教育，实施国民健康行动计划”。这是国家《“十二五”规划纲要》中对加强公共卫生服务体系建设提出的具体要求，深刻揭示了开展健康教育，普及健康知识，提高全民健康水平的极端重要性，是建设有中国特色社会主义伟大事业的目标之一，是改善民生、全面构建和谐社会的重要条件和保障，也是广大医务工作者的职责所系、使命所在。

人生历程，生死轮回，在飞逝而过的时光岁月里，在玄妙繁杂的尘世中，面对七情六欲、功名利禄、得失祸福以及贫富贵贱，如何安度人生，怎样滋养健康并获得长寿？是人类一直都在苦苦追问和探寻的命题。为了解开这一旷世命题，千百年来，无数名医大师乃至奇人异士都对健康作了仁者见仁、智者见智的注解。

为此，我们有必要先弄明白什么是健康？其实，在《辞海》《简明大不列颠百科全书》以及《世界卫生组织宪章》等词典文献中，对“健康”一词都作过明确的解释和定义，在这里没有必要再赘述。而就中文语义而言，“健康”原本是一个合成的双音节词，这两个字有不同的起源，含义也有较大的差别。具体地讲，“健”主要指形体健硕、强壮，因此，有健身强体的日常用语。《易经》中“天行健，君子以自强不息”说的就是这个意思；而“康”主要指心态坦荡、宁静，像大地一样宽厚、安稳，因此，有康宁、康泰、安康的惯常说法。孔圣人所讲的“仁者寿、寿者康”阐述的就是这个道理。据此，我的理解是“健”与“康”体现了中国文化的二元共契与两极互动，活脱就像一幅阴阳互补、和谐自洽的太极图：健是张扬，是亢奋，是阳刚威猛，强调有为进取；康是温宁，是收敛，是从容绵柔，强调无为而治。正如《黄帝内经》的《灵枢·本神》篇里所讲的“智者之养生也，必顺四时而适寒暑，和喜怒而安居处，节阴阳而调刚柔，如是，则避邪不至，长生久视”那样，才能使自己始终处于一个刚柔相济、阴阳互补的平衡状态，从而达到养生、健康、长寿的目的。而至于那种认为“不得病就意味着健康”的认识，是很不全面的。因为事实上，人生在世，吃五谷杂粮，没有不得病的。即使没有明显的疾病，每个人对健康与否的感觉也具有很大的主观性和差异性。换句话说，觉得身体健康，不等于身体没病。《健康手册》的作者约翰·特拉维斯就曾经说过：“健康的人并不必须是强壮的、勇敢的、成功的、年轻的，甚至也不是不得病的。”所以，我认为，健康是相对的、动态的，是身体、心灵与精神健全的完美结合和综合体现，是生命存在的最佳状态。

如果说长寿是人们对于明天的希冀，那么健康就是人们今天需要把握的精彩。从古到今，人们打破了时间和疆界的藩篱，前赴后继，孜孜以求，在奔向健康的路上，王侯将相与布衣白丁，医生、护士与患者无不如此。从“万寿无疆”到“永远健康”，这里除了承载着一般人最原始最质朴的祈求和祝愿外，也包含了广大民众对养生长寿之道的渴求。特别是随着社会的进步、经济的发展、人们生活水平和文明程度的提高，健康已成为当下大家最为关注的热点、难点和焦点问题，一场全民健康热、养生热迅速掀起。许多人想方设法寻访和学习养生之道，有的甚至道听途说，误入歧途。对此，我认为当务之急就是要帮助大家确立科学全面的养生观。其实，古代学者早就提出了“养生贵在养性，而养性贵在养德”的理论。孔子在《中庸》中提出“修生以道，修道以仁”，“大德必得其寿”，讲的就是有高尚道德修养的人，才能获得高寿。而唐代著名禅师石头希迁（又被称为“石头和尚”）无际大师，91岁时无疾而终。他曾为世人开列的“十味养生奇方”中的精要就在于养德。他称养德“不劳主顾，不费药金，不劳煎煮”，却可祛病健身，延年益寿。德高者对人、对事胸襟开阔，无私坦荡，光明磊落，故而无忧无愁，无患无求。身心处于淡泊宁静的良好状态之中，必然有利于健康长寿。而现代医学也认为，积德行善，乐于助人的人，有益于提高自身免疫力和心理调节力，有利于祛病健身。由此，一个人要想达到健康长寿的目的，必须进行科学全面的养生保健，并且要清醒地认识到：道德和涵养是养生保健的根本，良好的精神状态是养生保健的关键，思想观念对养生保健起主导作用，科学的饮食及节欲是养生保健的保证，正确的运动锻炼是养生保健的源泉。

“上工不治已病治未病”，意思是说最好的医生应该预防疾病的发生，做到防患于未然。这是《黄帝内经》中最先提出来的防病养生之说，是迄今为止我国医疗卫生界所遵守的“预防为主”战略的最早雏形。其中也包含了宣传推广医学科普知识，倡导科学养生这一中国传统健康文化的核心理念。然而，实事求是地讲，近些年来，在“全民养生”的大潮中，相对滞后的医学科普宣传，却没能很好地满足这一需求。以至于出现了一个世人见怪不怪的现象：内行不说，外行乱说；不学医的人写医，不懂医的人论医。一方面，老百姓十分渴望了解医学防病、养生保健知识；另一方面，擅长讲医学常识、愿意写科普文章的专家又太少。加之，中国传统医学又一直信奉“大医隐于民，良药藏于乡”的陈规，坚守“好酒不怕巷子深”的陋识，由此，就为那些所谓的“神医大师”们粉墨登场提供了舞台和机会。可以这么说，凡是“神医大师”蜂拥而起、兴风作浪的时候，一定是医疗资源分配不均、医学知识普及不够、医疗专家作为不多的时候。从2000年到2010年，尽管“邪门歪道”层出不穷，但他们骗人的手法却如出一辙：出书立传、上节目开讲坛，乃至卖假药卖伪劣保健品，并冠以“国家领导人保健医生”、“中医世家”、“中医教授”等虚构的身份、虚构的学历掩人耳目，自欺欺人。这些乱象的出现，我认为，既有医疗体制上的多种原因，也有传统文化上的深刻根源，既是国人健康素养缺失的表现，更是广大医务工作者没有主动作为的失职。因此，我愿与同行们在痛定思痛之后，勇敢地站出来，承担起维护医学健康的社会责任。

无论是治病还是养生，最怕的是走弯路、走错路，要知道，无知比疾病本身更可怕。世界卫生组织前总干事中岛宏博士就曾指出：“许多人不是死于疾病，而是死于无知。”综观当今医学健康的图书市场，养生保健类书籍持续热销，甚至脱销。据统计，在2009年畅销书的排行榜上，前20名中一半以上与养生保健有关。到目前为止，全国已有400多家出版社出版了健康类图书达数千种之多。而这其中，良莠不齐，鱼目混珠。鉴于此，出于医务工作者的良知和责任，我们以寝食难安的心情、扬清激浊的勇气和正本清源的担当，审慎地邀请了既有丰富临床经验又热衷于科普写作的医疗专家和学者，共同编写了这套实用科普书籍，跳出许多同类书籍中重知识宣导、轻智慧启迪，重学术堆砌、轻常识普及，重谈医论病、轻思想烛照的束缚，从有助于人们建立健康、疾病、医学、生命认识的大视野、大关怀、大彻悟的目的出发，以常见病、多发病、意外伤害、诊疗手段、医学趣谈等角度入手，系统地介绍了一系列丰富而权威的知病治病、自救互救、保健养生、康复理疗的知识和方法，力求使广大读者一看就懂、一学就会，从而相信医学，共享健康 。

最后，我想坦诚地说，单有健康的知识，并不能确保你一生的健康。你的健康说到底，还是应该由自己负责，没有任何人能替代。你获得的知识、学到的技巧、养成的习惯、作出的选择以及日复一日习以为常的生活方式，都会影响并塑造你的健康和未来。因此，我们必须从现在开始，并持之以恒地付诸实践、付诸行动。

以上就是我们编写此书的初衷和目的。但愿能帮助大家过上一种健康、幸福、和谐、美满的生活，使我们的生命更长久！

武警总医院院长　郑静晨

二〇一二年七月于北京

前言 QIANYAN

随着社会的迅猛发展，医疗水平的不断提高，越来越多的医院引进了各种先进的检查治疗仪器，为明确诊断提供了可靠的依据。那么，当你走进医院就医时，面对名目繁多的检验检查治疗项目，像电子计算机横断扫描（CT）、超声显像（B超）、纤维胃镜肠镜、冠脉造影、介入治疗、高压氧治疗等，你知道以上这些检查的目的是什么吗？为什么要做这些检查？如何配合才能获得更准确和更有效的检查结果呢？我们结合临床实践中就医人员经常提出的疑难问题进行了汇总，并参考大量文献，归纳整理编写了《常规检查护理指导》。

本书把各种检验、检查的基本原理、特点、适用范围及检查前的准备、检查中配合及检查后的注意事项等进行了论述。全书共400余问，分十三章节，其内容丰富，图文并茂，具有很强的指导性。作者在写作过程中力求文字简明扼要、通俗易懂，并附有图、表对应说明，便于读者理解与应用，是一部可供查体和就医人员阅读与参考的书籍。

编写本书的人员均为临床一线医务人员，由于时间和经验所限，对书中的不足和错误之处，敬请读者批评指正。

本书在编写过程中得到了郑静晨和侯世科教授的关心和指导，在此表示衷心的感谢。

陈秀荣

二〇一四年十月

目录 CONTENTS

临床检验

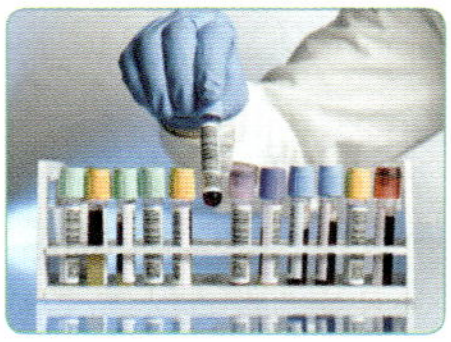
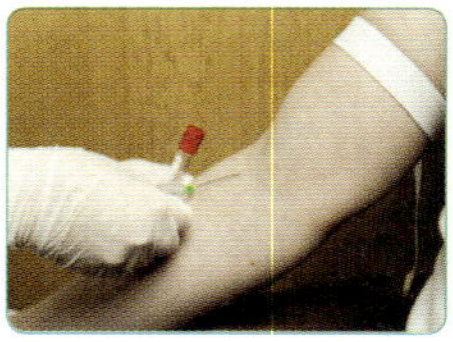

心、脑、肌电图及诱发电位检查

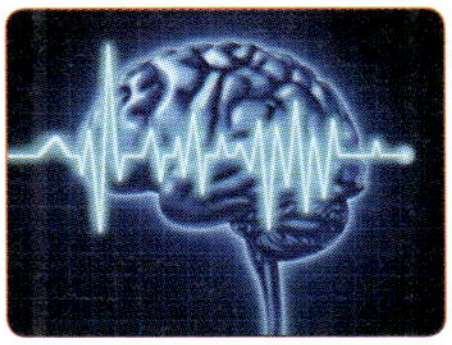
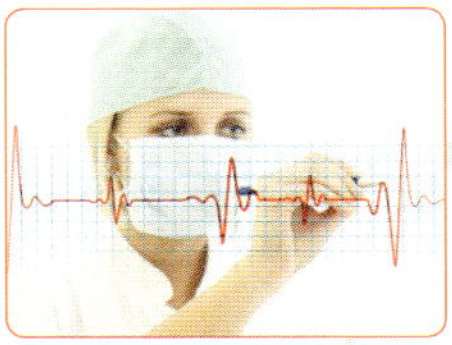

放射检查

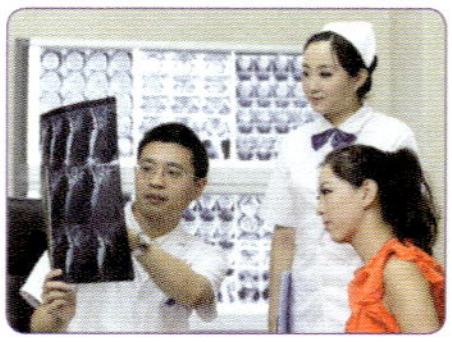

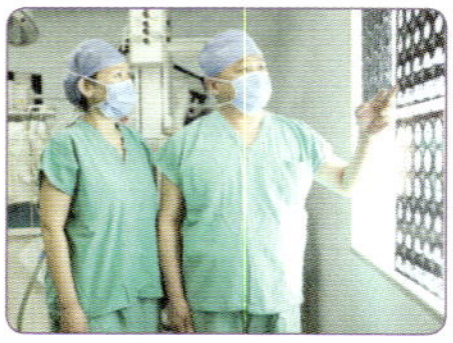

CT检查

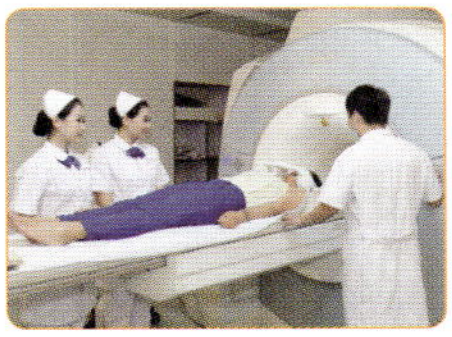
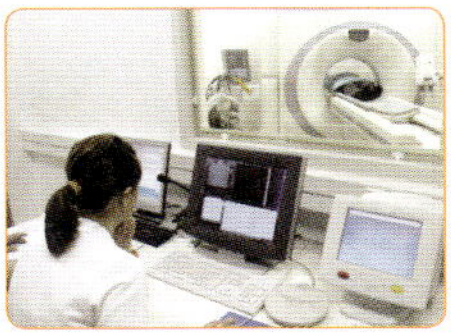

内镜检查

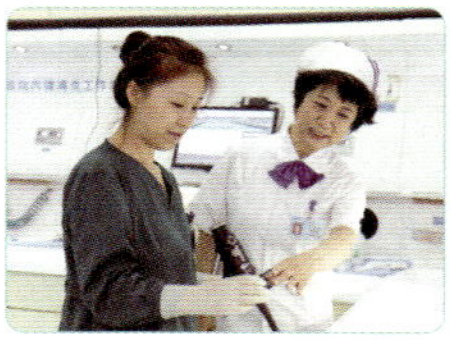
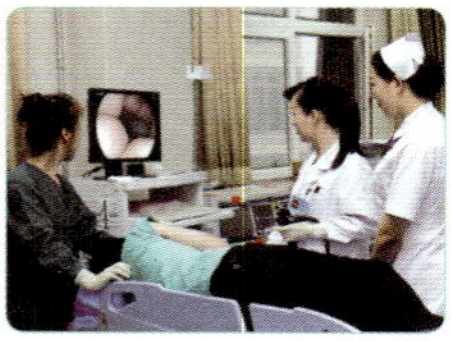

介入检查

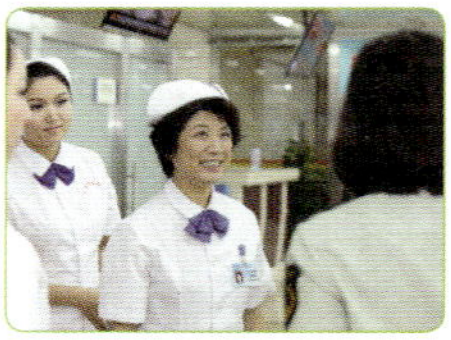
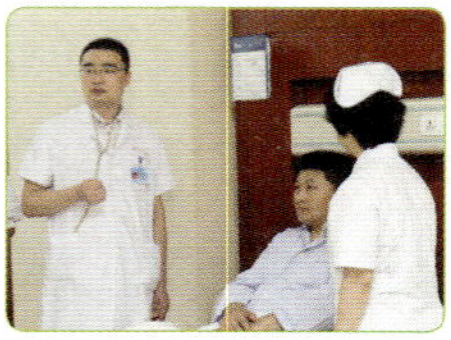

临床核医学检查

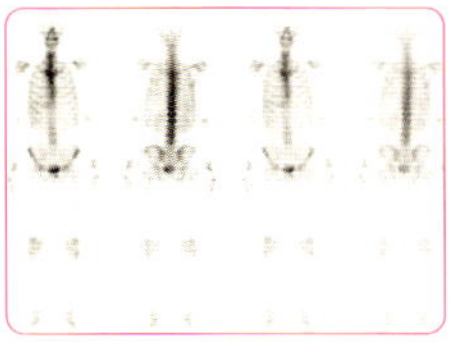

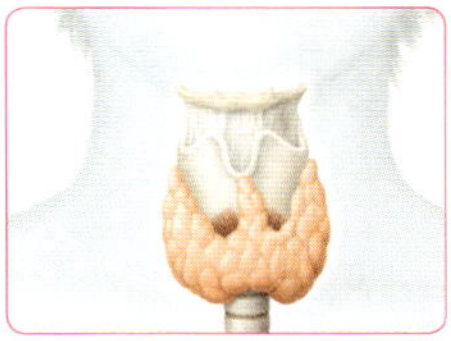

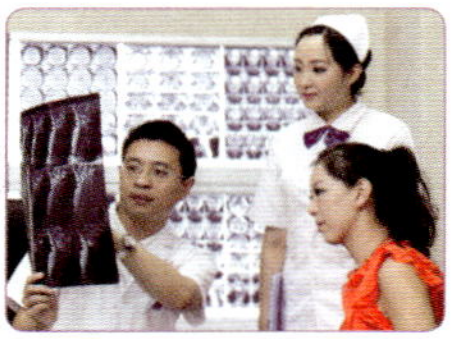
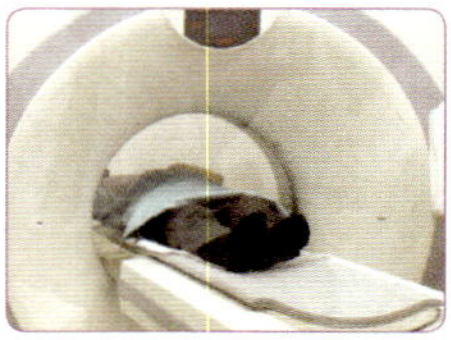

磁共振检查

妇产科检查

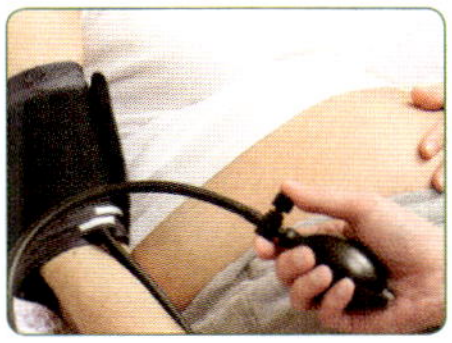
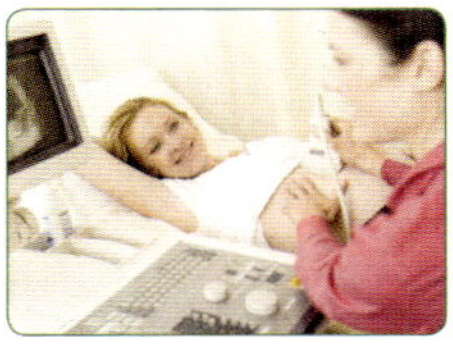

耳鼻喉科常识问答

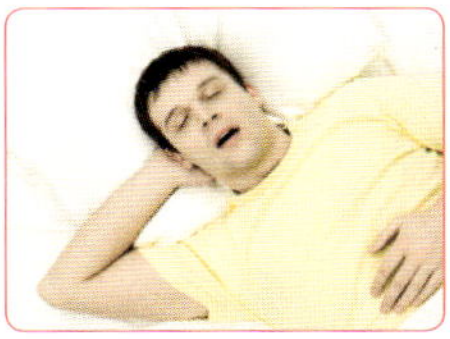
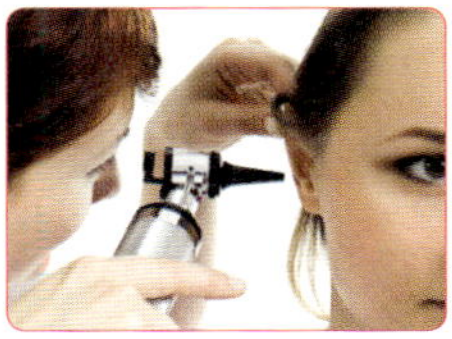

眼科常识问答

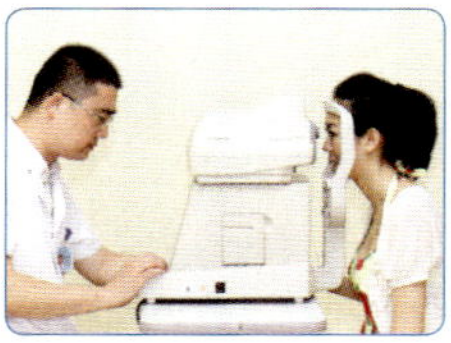
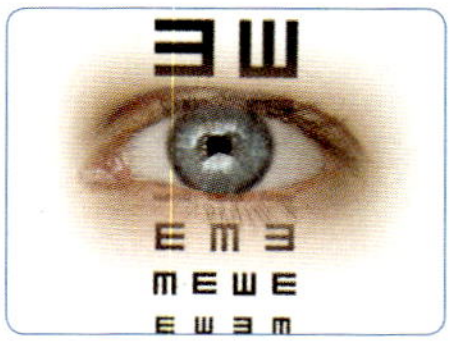

口腔科常识问答

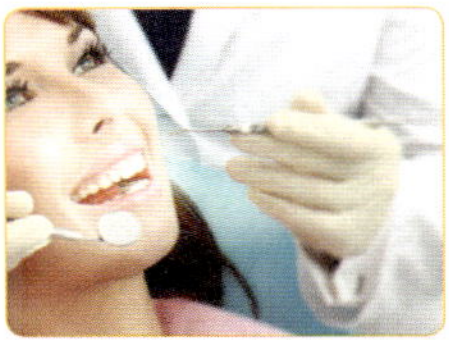

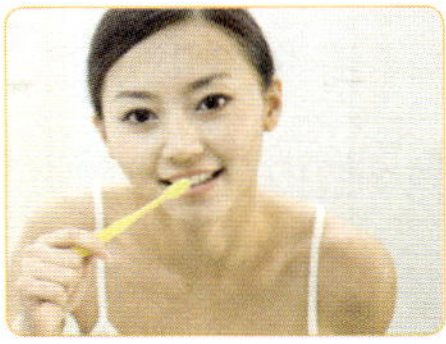

高压氧常识

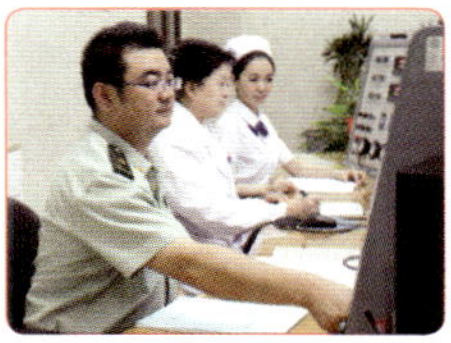

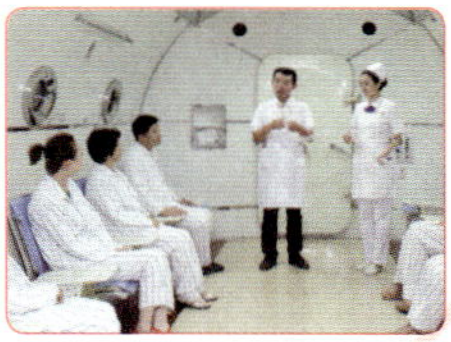

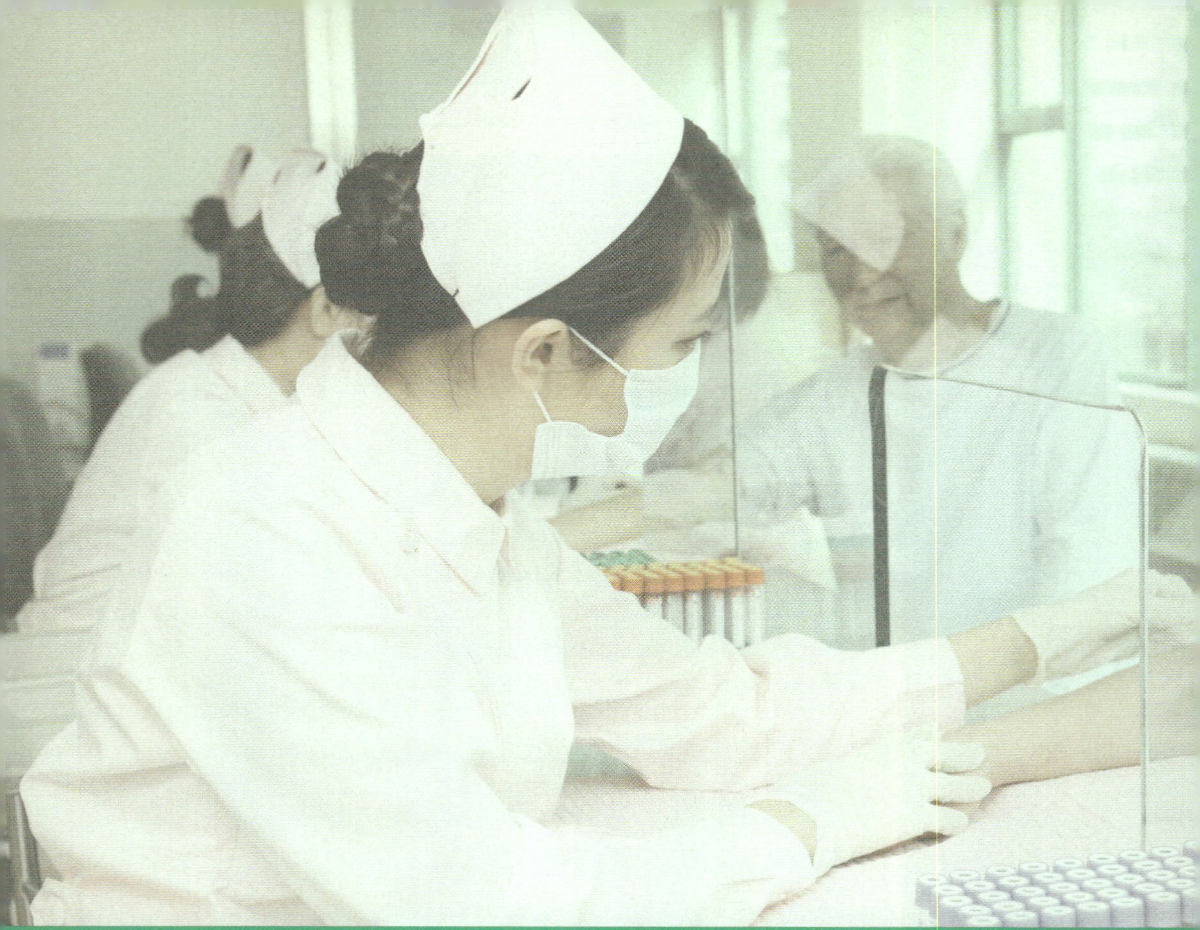

LINCHUANG JIANYAN

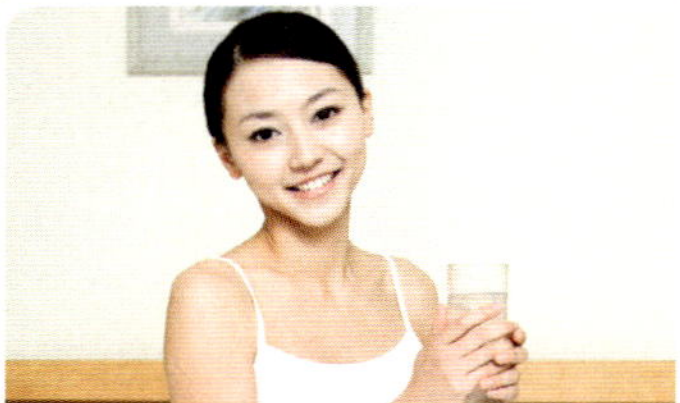

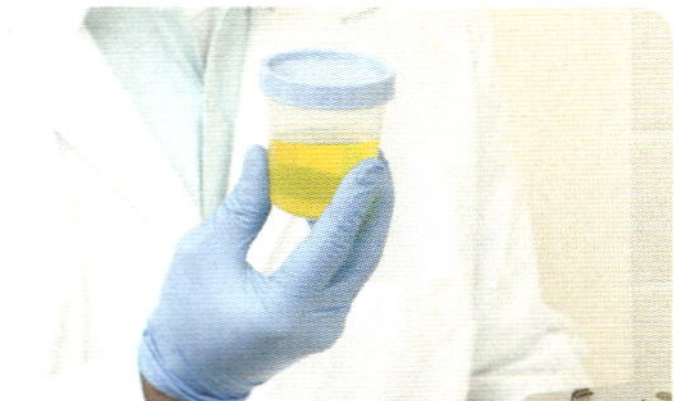

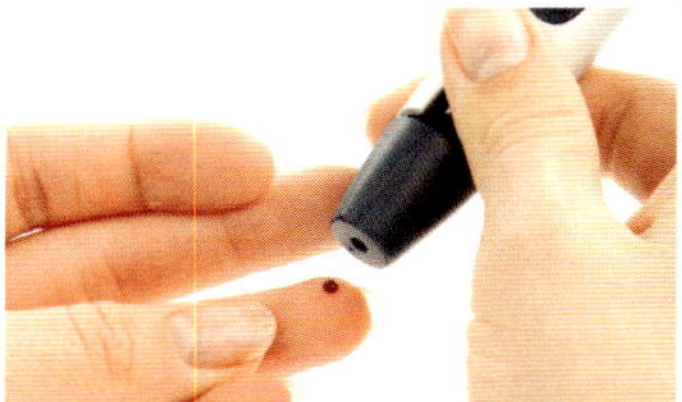

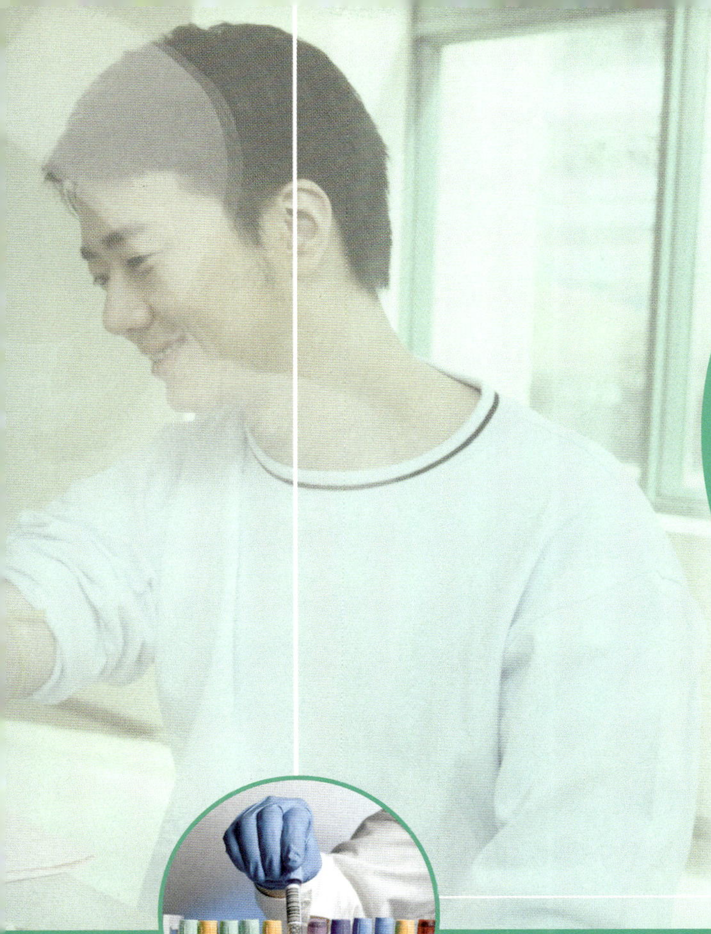

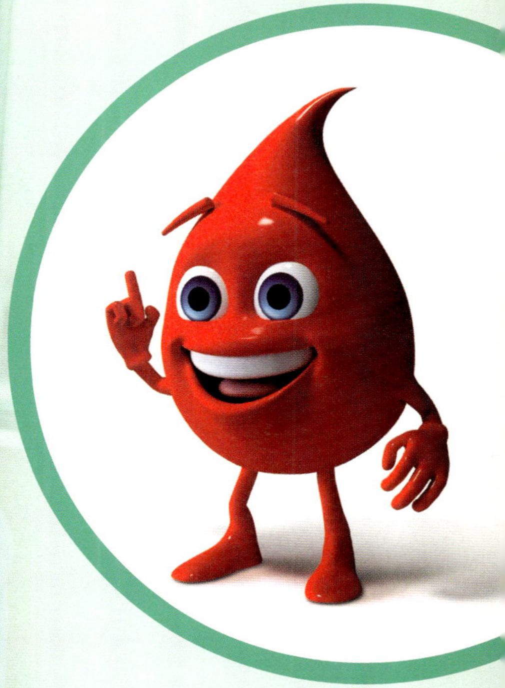

临床检验

采血程序及注意事项

普通静脉采血的基本流程是怎样的

（1）选取部位：以肘前静脉最常用，其次为手背、手腕、踝部静脉等。

（2）消毒：在进针的地方用30克/升碘附由内而外、顺时针方向消毒。待碘附挥

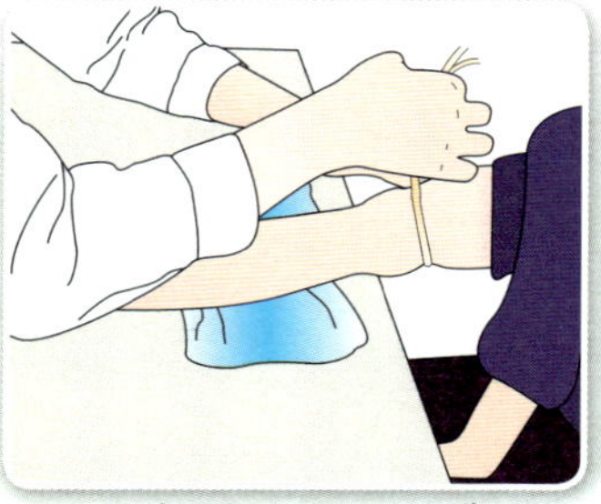

①选取部位后扎止血带

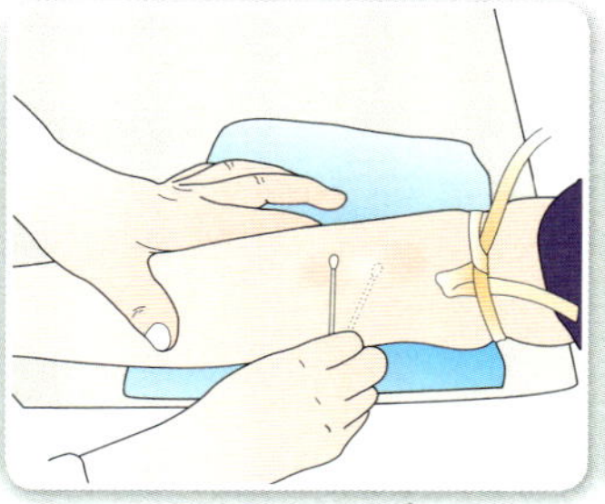

②选取部位消毒

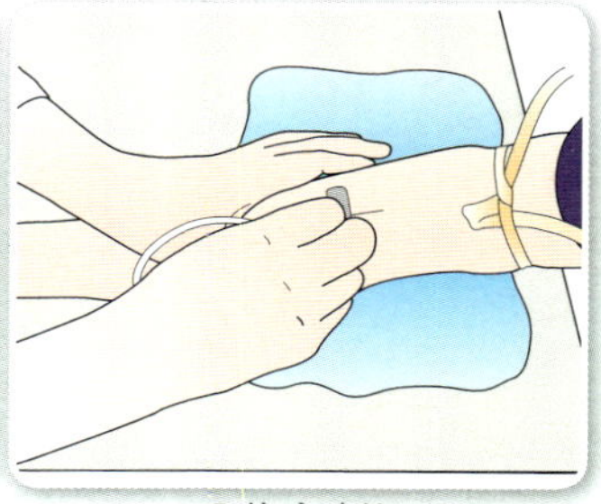

③静脉进针

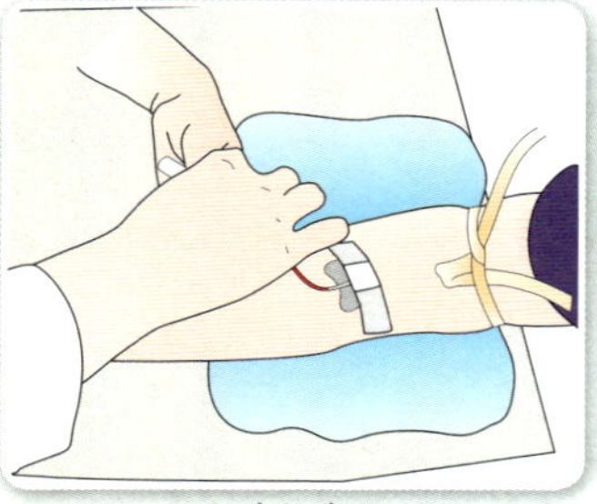

④进行采血

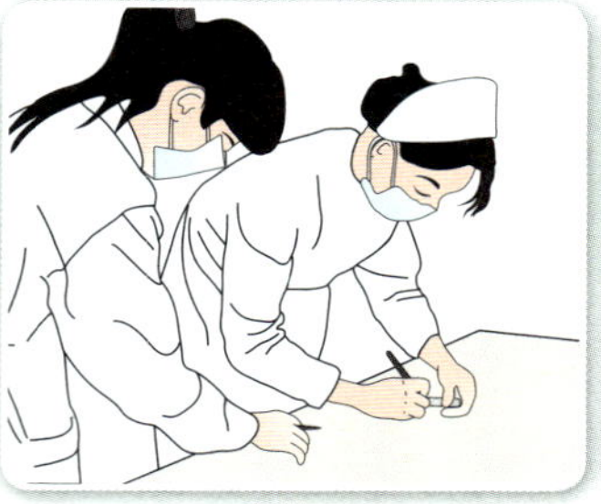

⑤整理

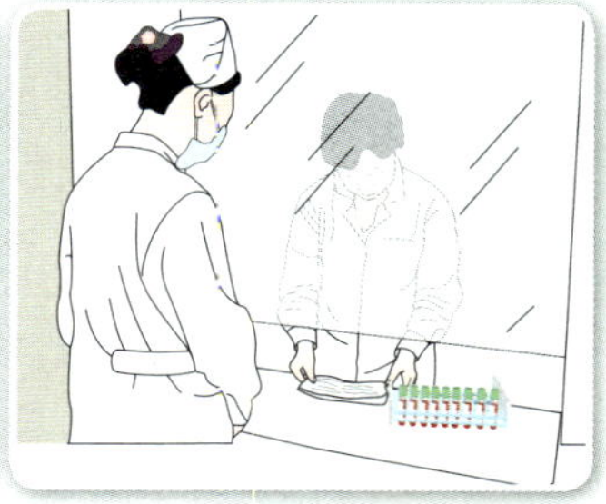

⑥送检

发后，再用75%乙醇以同样的方法脱碘，等待干燥。

（3）准备试管：根据化验项目选取适宜的真空采血管。核对真空采血管上患者姓名、编码等。

（4）采血：在采血部位上方扎上止血带，嘱咐患者握紧拳头。拔除采血穿刺针护套，以左手固定患者前臂，右手拇指和食指持针穿刺，沿静脉走向使针头与皮肤成30° 角，快速进入皮肤，然后成5° 角向前刺破静脉壁进入静脉腔。见回血后将瓶塞穿刺针直接刺穿真空采血管盖中央的橡胶中，血液在负压作用下流入试管内。达到采血量后，松止血带，嘱患者松拳，拔下穿刺针端试管，用消毒棉签压住穿刺孔，拔出采血针。抗凝血需立即轻轻混均摇晃5~8次。再次核对患者姓名、编码等。

（5）整理：将用完的一次性物品放入相应垃圾桶内。

（6）送检：将血液标本及时送检。

普通静脉采血需要注意什么

（1）使用真空采血器前应认真阅读厂家说明，严格按照说明操作。

（2）不许在未进针前将瓶塞穿刺针一端先插入真空采血管内（但是也有人提出，对一些采血困难的患者在进针后没找到血管前可以在穿刺针端插上真空采血管，人为的使之提前形成负压，一旦采血针进入血管会立刻见到回血）。

（3）采血完毕后应先拔下真空采血管，后拔采血针端。

（4）不要在采血前松动真空采血管，以免采血量不足。

（5）不得随意将不同真空管内的血液相互转移、混合。

（6）一般颠倒摇动5~8次，动作要迅速而轻柔。切忌在混合过程中将采血管掉到地上，以免因剧烈震荡和大量气泡导致溶血。混合次数不够或者混均过晚都可能使血液凝固，这会对凝血、全血细胞分析、血沉等检测结果产生重要影响。

标准的真空采血管的头盖颜色、抗凝剂和用途分别是什么

名　　称	头盖颜色	抗凝剂	用　　途
普通血清管	红　色	不含抗凝剂及添加剂	常规血清生化、血库和血清学相关检验
快速血清管	橘红色	促凝剂	急诊血清生化试验
惰性分离胶促凝管	金黄色	惰性分离胶和促凝剂	急诊血清生化试验
肝素钠抗凝管	绿　色	肝素钠	红细胞脆性试验、血气分析、红细胞压积试验、血沉及普通生化测定
血浆分离管	浅绿色	惰性分离胶和肝素钠	电解质检测的最佳选择。也可用于常规血浆生化测定
EDTA 抗凝管	紫　色	乙二胺四乙酸及其盐	适用于一般血液学检验
枸橼酸钠凝血试验管	浅蓝色	枸橼酸钠	适用于凝血实验
枸橼酸钠血沉试验管	黑　色	枸橼酸钠	血沉
草酸钾／氟化钠管	灰　色	草酸钾／氟化钠	血糖检测

注：有的化验项目可用多种真空管采集，具体以各医院要求为准。

使用真空采血管采血法进行多管采集时有顺序要求吗

使用真空采血管采血法进行多管采集时是有顺序要求的，其顺序如下。

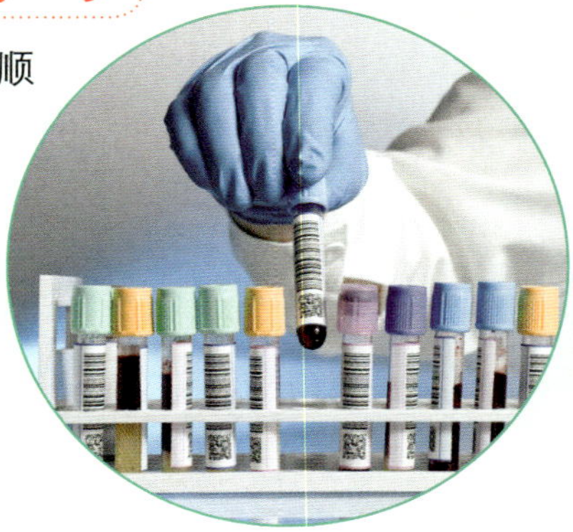

(1) 无抗凝剂及添加剂管。

(2) 枸橼酸盐管。

(3) 肝素钠管。

(4) EDTA管。

(5) 草酸钾／氟化钠管。

1 → 2 → 3 → 4 → 5

动脉采血法的基本流程是怎样的

动脉血主要用于血气分析，以做血气分析为例说明。

（1）选取部位：以肱动脉、桡动脉及股动脉最常用。

（2）消毒：在进针的地方用30克/升碘酊由内而外、顺时针方向消毒，待碘酊挥发后，再用75%乙醇以同样的方法脱碘，等待干燥。并对操作者的左食指、中指进行消毒。

（3）准备注射器：用2毫升或5毫升消毒注射器，按无菌手术抽取肝素钠（1毫升=1000单位）0.2毫升，然后将注射器针头朝上来回抽动针栓，使针管全部湿润，将多余肝素钠排出。现大部分已经使用一次性动脉血气针。

（4）采血：摸到明显搏动，左手固定搏动处，右手持注射器，针头成60°角刺入，血液将自动进入注射器内。取2毫升动脉血后拔出，并用橡胶封闭针头。将注射器来回搓动混均。

（5）整理：将用完的一次性物品放入相应垃圾桶，进行统一处理，可回收物品放入相应回收箱内。

（6）送检：采集后应立即送检。如不能及时送检应放0~4℃冰箱保存，不得超过1小时。

动脉采血法需要注意什么

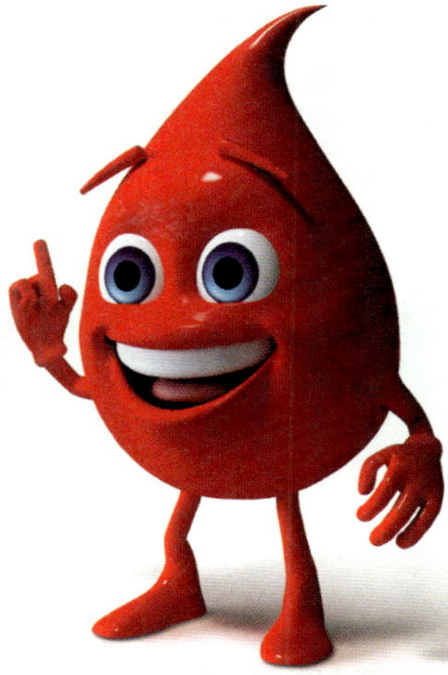

（1）需向患者耐心解释，解除其对动脉穿刺的恐惧。

（2）使用一次性动脉血气针前检查针头是否连接紧密。拔动针栓，检查是否有漏气，排出针管内所有气体。

（3）采集完后必须立即封闭针头斜面，防止空气混入，影响结果。

毛细血管采血法的基本流程是怎样的

（1）选取部位：国际卫生组织（WHO）推荐采末梢血以左手无名指或中指指端内侧为宜。婴幼儿可用拇指或足跟部两侧。

（2）按摩：用手指轻轻按摩采血部位，使其自然充血。

（3）消毒：用75%乙醇棉球消毒。

（4）采血：待乙醇挥发干燥后，用左手拇指和食指紧捏穿刺部位两侧，将无菌采血针从指端内侧迅速刺入2~3毫米。用无菌干棉球擦去第一滴血，按需要依次进行采集。采血完毕，用无菌干棉球压住伤口。

（5）整理：将一次性物品放入相应垃圾桶内，可重复使用者放回原位。

（6）送检：及时送检。

毛细血管采血法要注意什么

（1）应避免炎症、水肿、损伤等部位采血。

（2）一定要等乙醇挥发干燥后采血，避免血液接触乙醇导致溶血，影响检查结果。同时，乙醇未干时，流出的血液四处扩散不易采集。

（3）严格实行一人一针制，防止交叉感染。

（4）血液不易流出者，可在针刺口近心端稍加压力，切忌用力挤压，以免混入大量组织液，使血液稀释。

（5）进行多项目检测时，采集顺序依次为：血小板计数、红细胞计数、血红蛋白测定、白细胞计数及涂片等。

血尿便痰标本的留取

饭后抽血化验对结果有影响吗

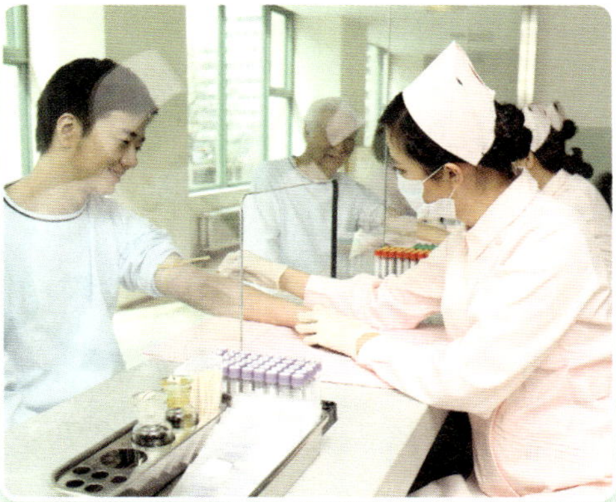

吃饭对部分化验是有影响的。一般要求采血前禁食至少8小时，包括咖啡、可乐及浓茶类饮料。采血前一天避免饮酒，避免吃高脂肪、高蛋白类食物，特别是血脂检测时需要至少采血前3天保持正常饮食。糖耐量试验应该严格按照空腹以及服糖或进餐要求，准时采血。

昨天吃“消炎药”，今天化验对结果有影响吗

一些药物如维生素C、雌激素、降脂药、抗生素等对一些化验结果是有影响的。一般说的“消炎药”估计就是抗生素类药物。如果在服药期间需要化验，应该将用

药情况向医生详细说明，并咨询医生所用药物对化验结果是否有影响、是否需要停药以及停药多长时间后才可以化验等。

抽血时间有什么要求吗

一般早晨7~9点抽血为好。一方面是因为这时候抽血最符合人体生物规律，另一方面是因为此时采完血后便于各项化验的立即检测。

以什么姿势抽血最好

一般以坐位抽血为好。因为站、坐、卧位时部分血液成分会不同，静坐5~10分钟后血液成分相对恒定、一致，更能准确反映身体情况。如果需要多次采血，尽量每次以相同体位进行抽血。

这几天都加班加到很晚，不知道对化验肝功能有没有影响

有影响。严重疲劳、睡眠差或者不足都可能引起转氨酶（俗称肝功能）不同程度的升高，一般调整作息时间，几天即可恢复正常，而非疾病引起的持续异常。

锻炼有利于身体健康，锻炼后化验是不是更准确

不是。剧烈运动后会使许多血液成分发生改变，有的甚至需要几天才可以恢复正常，所以化验前2~3天需要暂时停止大运动量的锻炼，抽血前快速步行之后也最好休息10~15分钟。

化验尿有什么需要注意的

（1）容器。采用清洁、干燥、大口径、密封性好且易于开启的一次性容器。容器外壁标有患者的应有信息和对标本进行必要备注（如标本留取时间等）的空间。

（2）标本量。根据各医院所用容器及化验项目不同而稍有差别，一般不少于30毫升。

（3）标本留取时间。尿标本留取后应标明留取时间并及时送检，最迟不能超过留尿后2小时。

（4）避光。留取的尿标本应避免强光照射，以免尿胆红素、尿胆原等物质因光照分解或氧化而影响化验结果。

（5）防止污染。避免阴道分泌物、经血、精液、粪便等污染。避免烟灰等异物的混入。

怎样的尿才叫晨尿？主要查什么

清晨起床后未进食和剧烈运动前排泄的第一次尿液即为晨尿。晨尿是机体在静息状态下形成的，避免了运动、饮食等影响，对于诊断肾炎、泌尿系感染以及肿瘤等更有意义。一般留取中段尿。多用于住院患者。连续测定有利于动态观察。

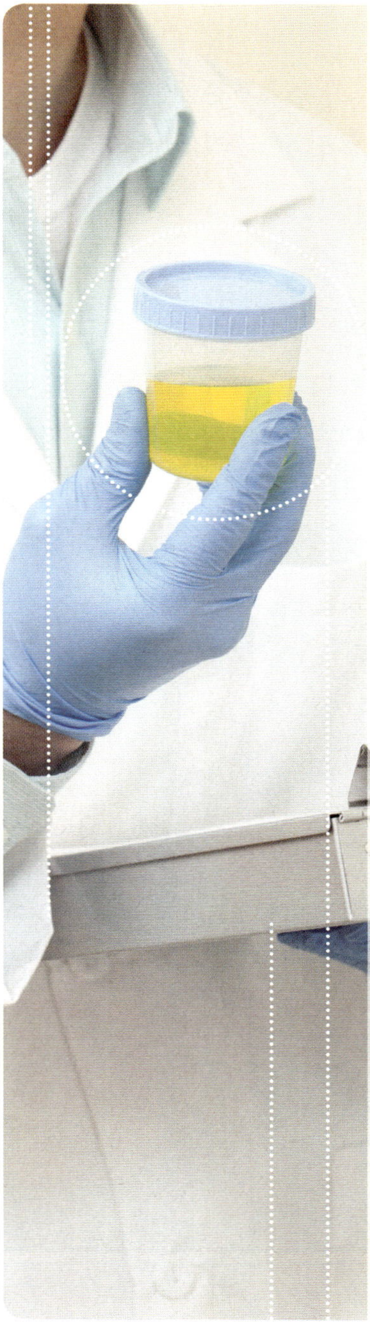

什么是随机尿？什么时候查随机尿

患者不需要任何准备，随时留取的尿液即为随机尿。以中段尿为好。适用于常规及门急诊筛查。但其结果易受运动、饮食、药物等多种因素影响。

腰疼，要查24小时尿，应该如何留取呢

从第一天某一时间（如7：00）排空膀胱，弃去此次尿液，将之后每次尿液全部收集到一起，一直到第二天同一时间排空膀胱（此次尿液不可弃去）。将此24小时内的全部尿液充分混均，准确测量体积后从中留取30毫升用于检测。气温高时需要提前在容器内添加防腐剂。24小时尿常用于尿蛋白定量、肌酐清除率等检测。

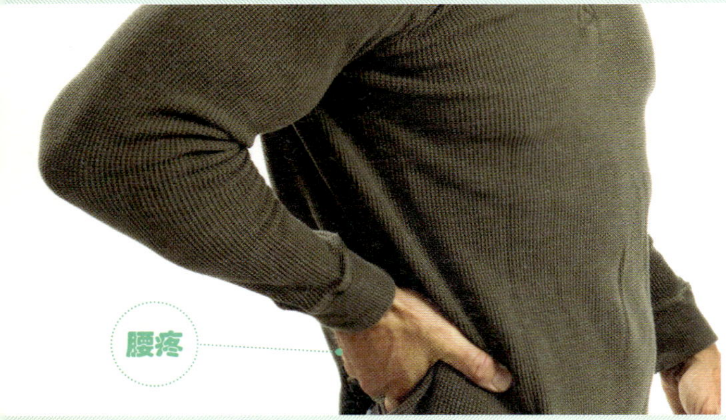

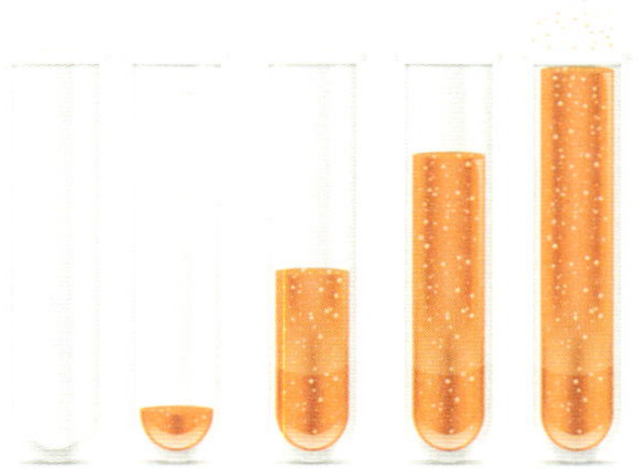

查大便有什么要注意的吗

（1）容器。采用清洁、干燥、无吸水性的有盖容器。以内层涂脂的硬纸盒为好。

（2）留取部位。应用干净竹签选取含有黏液、脓血等异常部分的粪便；外观无明显异常的须在粪便多部位表面及深处采集。

（3）留取量。一般留取指头大小（约5克）新鲜标本即可。血吸虫毛蚴孵化需留取不少于30克的新鲜标本。

（4）及时送检。采集后须及时送检，一般应在采集后1小时内完成检测。

（5）潜血试验。部分医院所用的化学法潜血试验要求患者采集标本前3天禁食动物性食物及铁剂、维生素C等药品。

（6）防止污染。不得混有尿液、水以及其他化学、生物成分。灌肠或服油类泻剂的便标本一般不适宜做检查。

（7）因检查目的的不同，便标本的采集方法也不尽相同。用于细菌检查的标本须采用无菌操作收集，并进行灭菌封口。蛲虫检查需用透明薄膜拭子在晚12点或清晨排便前从肛周皱壁处拭取。阿米巴滋养体除了及时送检外还需在冬季注意采取保暖措施。

如何留取痰标本

（1）痰涂片。患者清晨起床后用清水反复漱口，用力咳出气管深部第一口痰，盛于干燥清洁容器内送检。

（2）痰培养。患者清晨起床后用灭菌水反复漱口，用力咳出气管深部第一口痰，盛于无菌容器，及时送检。

（3）痰少不易咳出者，应给予精神鼓励。做深呼吸、适当运动或轻拍背部，可诱发咳嗽。痰极不易咳出者可雾化吸入10%NaOH水溶液。婴幼儿可用弯压舌板向后压舌或用消毒棉签刺激喉部，引发咳嗽反应，使其咳出肺部和气管分泌物，用无菌棉签采集。

留取痰标本时需要注意哪些方面

（1）漱口充分。

（2）晨痰为佳。做结核分枝杆菌检查时，需留24小时痰液送检。

（3）痰标本中不要混入唾液、鼻咽分泌物、漱口水等。

（4）标本采集后应及时送检。做结核分枝杆菌检查的痰液如不能及时送检，应放入4℃冰箱。

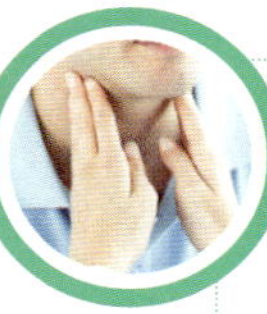

放射性免疫检查的项目

早上吃饭后可以抽血查甲状腺功能吗

可以抽血。当然，因人的个体差异、饮食结构（如高脂饮食、抽烟、喝酒、喝咖啡等）及是否服用激素类等药物（如服用甲状腺药物、口服避孕药等）的影响，建议最好是空腹抽血检测。

吃饭后抽血查的结果准确吗

一般不会对检测结果造成很大影响。但对正在服用激素类药物或进食含有激素食物等将影响测定结果。另外，高脂餐后采血，血脂太高影响脂溶性激素在血液中的分布，在血液的脂质层中激素高，血清中激素减少。同时，脂类干扰测定中的免疫（抗原—抗体）反应，易造成结果偏低。

检查甲状腺功能五项的意义是什么

甲状腺功能五项俗称“甲功五项”，是指总三碘甲状腺原氨酸（T3）、总甲状腺激素（T4）、游离三碘甲状腺原氨酸（FT3）、游离甲状腺素（FT4）和促甲状腺激素（TSH）五项。检查这五项的意义：主要用于甲状腺功能亢进和甲状腺功能减退的诊断以及病情严重程度评估和疗效监测。如果近段时间有爱激动、易急躁、心慌、能吃但体重反而减轻、大便次数增加、消瘦等症状，化验检查时可出现不同程度的甲状腺激素水平增高，如血清FT3、FT4（或T3、T4）增高，则符合甲状腺功能亢进的诊断；反之，有表情淡漠、反应迟钝、智力减退、精神不振、心跳变慢减弱、食欲下降、腹胀便秘等症状，化验检查时可出现不同程度的甲状腺激素水平减低，如血清FT3、FT4（或T3、T4）降低，促甲状腺激素（TSH）增高，则符合甲状腺功能减退的诊断。当然，诊断任何病，临床医生都要根据患者的主诉、临床表现、体征和化验检查等进行综合全面的分析后才能做出，单凭一两项检查就做最后的诊断是不妥当的。

什么是HCG？查它有什么意义

HCG中文名叫人绒毛膜促性腺激素。它是由胎盘滋养细胞合成和分泌的糖蛋白激素。妇女排卵后若得以受孕，受精卵约于10天后着床。着床成功8~9天其滋养细胞开始分泌HCG。正常妊娠末次月经后1周，血HCG可达5~50国际单位/升，于4周后HCG快速上升，以每1.5~3天增加1倍的速度递增，到第10周达高峰。其后6周迅速下降，降为峰值的1/5，维持到临产。如果月经周期一直很正常，仅这次周期推后，查HCG主要排除早孕的可能。

怀孕后检查孕酮的意义是什么

查血清孕酮，对怀孕的妇女很重要。因为孕酮是一种重要的激素，是维持妊娠所必需的一种激素。对于孕妇来说它的主要作用如下。

（1）对子宫的作用。孕酮能进一步使子宫内膜增厚，包括血管和腺体增生，并引起分泌以便胚泡着床，可防止子宫肌出现有力收缩，使子宫在分娩前处于静息状态。同时，孕酮还可降低母体免疫排斥反应，如果缺乏孕酮，就有早期流产的危险。所以，临床上常用孕酮治疗先兆流产。

（2）对乳腺的作用。孕酮可促进乳腺腺泡与导管的发育，为孕妇以后的泌乳准备条件。

检查性激素有什么意义

检查性激素不是什么时间抽血都可以的，最好于月经第3天抽血。

对月经失常、闭经者做LH、FSH、E2、P、PRL激素测定，主要的意义如下。

（1）辅助诊断月经失常、闭经的原因。生殖激素失常常常是月经失常、闭经的主要原因。结果可表现为①PRL升高，同时伴有E2、P水平降低，此为高PRL血症引起的卵泡发育与排卵障碍所致。②PRL在正常范围，而LH、FSH水平增高但在正常范围，尤其LH增高较多，可达FSH的3倍，E2正常，P持续低水平，排卵障碍……应考虑多囊卵巢综合征的可能。③PRL在正常范围，而LH、FSH、E2、P均低水平，可能是垂体或垂体以上部分功能障碍，需作垂体兴奋试验以明确诊断。④PRL在正常范围，E2、P持续低水平，而LH、FSH则均增高明显，应考虑“卵巢功能衰退”的可能。

（2）判断体内激素水平是否真正处于绝经期。①对疑为更年期综合征的患者，有条件的情况下做LH、FSH、PRL、E2、P直接测定。②绝经初期E2、P持续低水平，而LH、FSH高于正常参考范围，均大于40国际单位/升；而60岁以后随着垂体的衰老，LH、FSH开始降低。

胰岛素释放实验什么时间抽血

目前采用胰岛素释放实验测定，即吃一两口馒头，按医生不同的时间要求分时段抽血，再进行测定。那么，空腹抽完血餐后的时间如何计算很关键。假如空腹已抽完血，8点开始吃，时间就从咬第一口馒头时开始计算时间：30分钟的测试8：30准时抽；1小时的测试9：00准时抽；2小时的测试10：00准时抽；3小时的测试11：00准时抽。切记，一是一定要按时抽血；二是等待抽血期间一定不能再吃东西。

不同医院检查的结果差距为什么很大

实话说，不同医院的报告单没有太多的可比性。因为选用不同厂家、不同方法的产品、不同技术，而且所用的抗体也不同，所以很难做出一致的结论的。只有在同一家医院用同一厂家的仪器和同一产品试剂所做的同一项目，这样才有可比性。

孕妇为什么要查叶酸

叶酸是一种水溶性B族维生素，孕妇对叶酸的需求量比正常人高4倍。孕早期是胎儿器官系统分化、胎盘形成的关键时期，细胞生长、分裂十分旺盛。此时，叶酸缺乏可导致胎儿畸形。如在我国发生率约为0.38%的神经管畸形，包括无脑儿，脊柱裂等。到了孕中期，孕晚期，除了胎儿生长发育外，母体的血容量，乳房，胎盘的发育使得叶酸的需要量大增。叶酸不足，孕妇易发生胎盘早剥，妊娠高血压综合征，巨幼红细胞性贫血；胎儿易发生宫内发育迟缓、早产和出生低体重，而且这样的胎儿出生后的生长发育和智力发育都会受到影响。

对长期胰岛素治疗的糖尿病患者，测量C肽能影响检查结果吗

不会影响检查结果的。因为现在临床上所用的胰岛素多是动物性的，易产生胰岛素抗体而影响胰岛素的测定。C肽的测定则不受此影响。它能真正反映由患者自身所产生的胰岛素量。

（本章编者：翁泽兵）

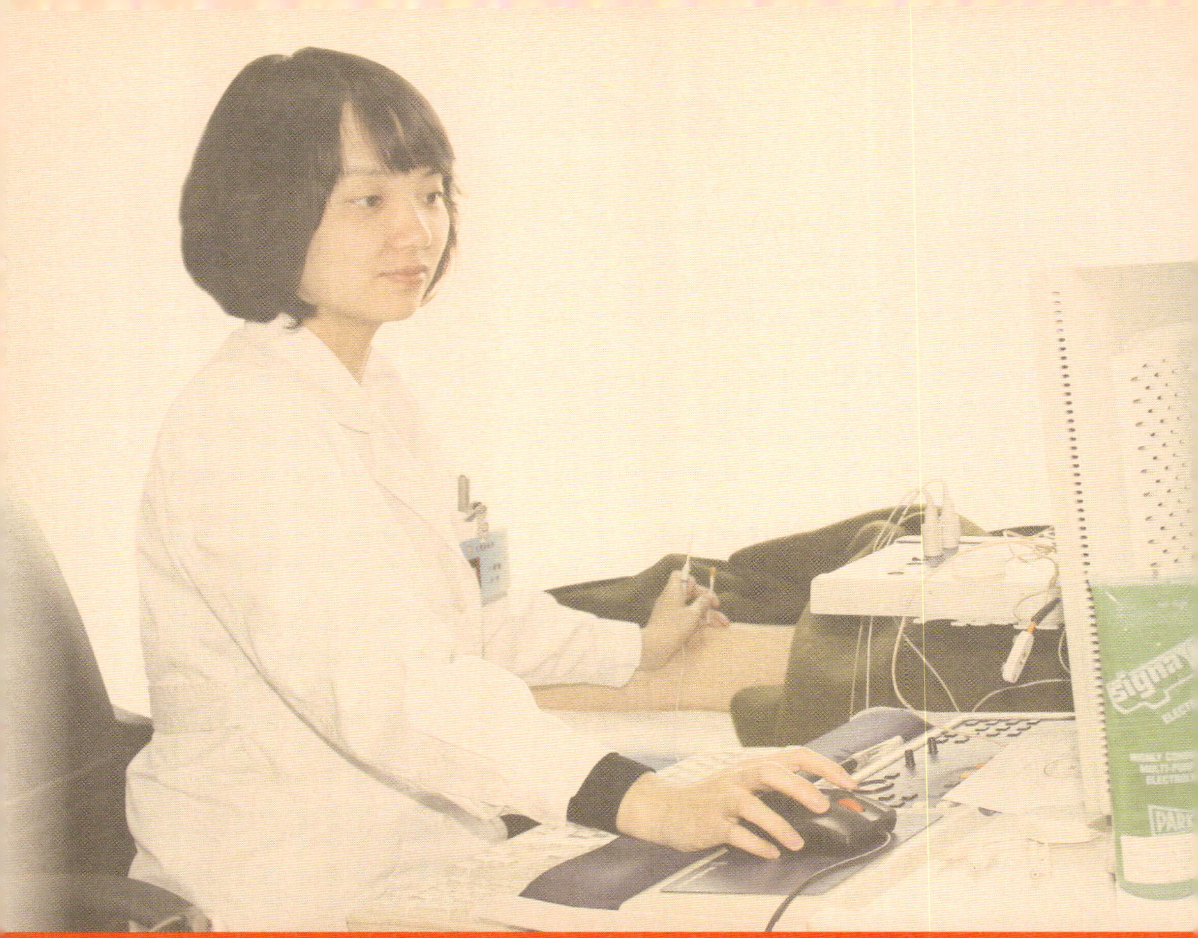

XIN NAO JIDIANTU JI YOUFA DIANWEI JIANCHA

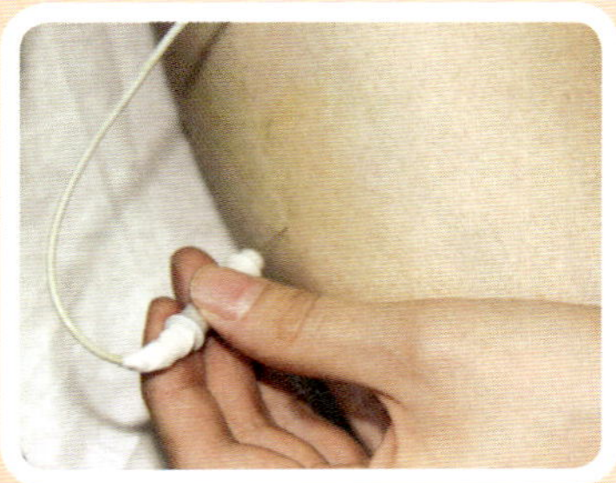

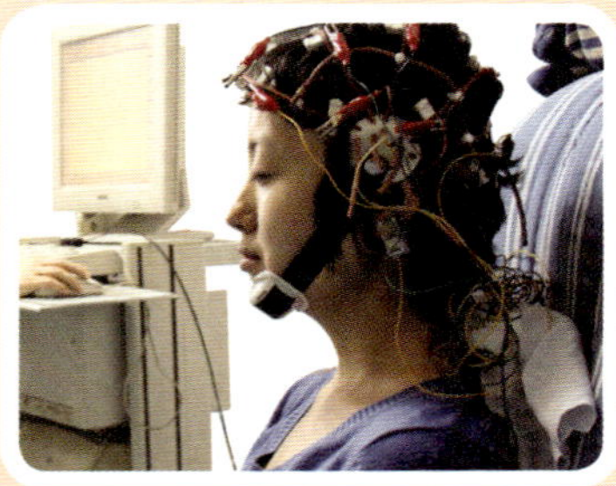

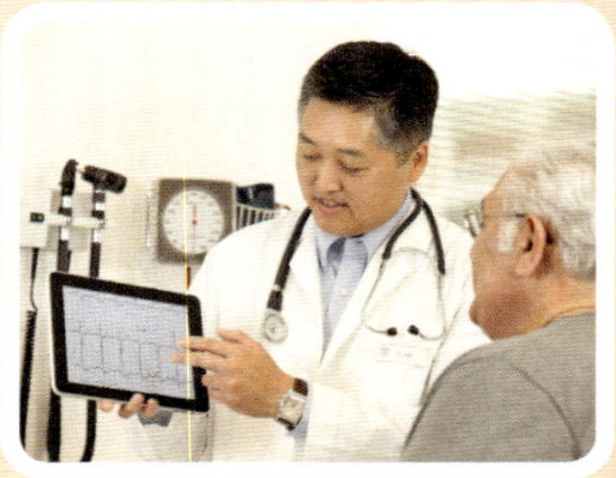

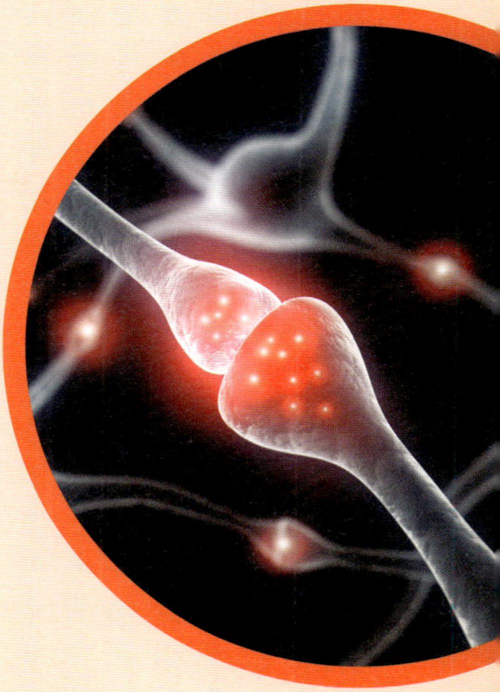

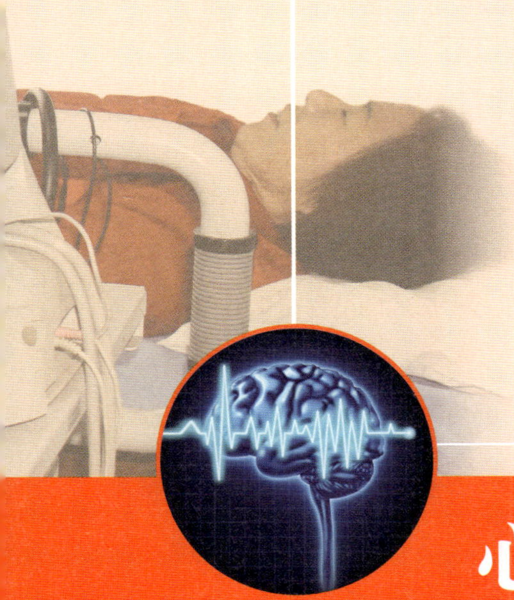

心、脑、肌电图及诱发电位检查

心电图检查

什么是心电图

心电图指的是心脏在每个心动周期中，由起搏点、心房、心室相继兴奋，伴随着心电图生物电的变化，通过心电图机从体表引出多种形式的电位变化的图形。

为什么要做心电图检查

心电图检查是了解心肌电位活动的一种重要而常用的方法，有无痛、无创伤、可重复检查的优点，特别是在诊断心律失常、传导阻滞等的性质确定方面优于其他检查方法，如听诊难以分辨的所谓的心律“不齐”，心电图检查就能一目了然。

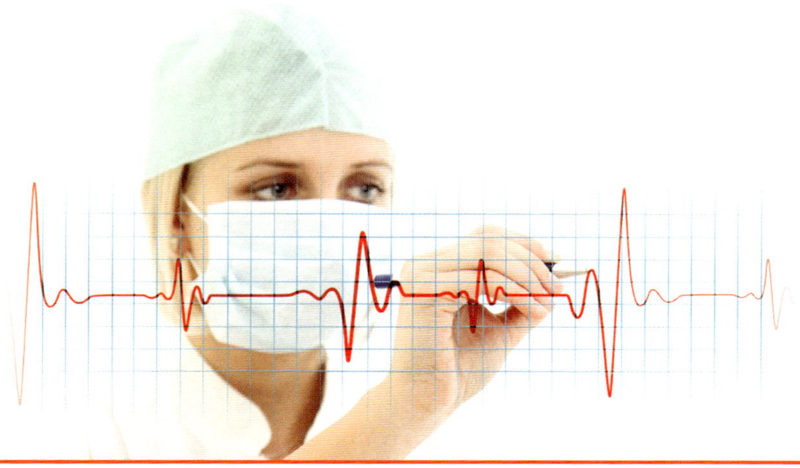

心电图的主要作用是什么

判断心脏的大小、传导的顺序、节律是否正常，自主神经功能的情况以及各种药物的疗效及对心脏的影响等。是无创性检查变异性心绞痛的唯一方法。

心电图正常心脏功能就正常吗

回答是不尽然。首先，心电图检查监测的时间很短，只能反映当时的情况，而且是在安静平卧的状态下进行的，因此，如果患者以往有心血管病、糖尿病、颈椎病、晕厥等病史以及患者自身有心脏不适的症状，就要结合临床进一步检查。

常规心电图检查有哪些注意事项

检查前，被检查者应稍做休息，放松心情。检查时，平静仰卧检查床上，四肢放松，呼吸平稳。女性检查者避免穿连衣裙。请带好原报告，以便下次对照。

什么是运动试验心电图

心电图运动试验是指通过运动增加心肌的负荷，使心肌耗氧量增加，从而诱发心肌缺血，用来辅助冠心病、心肌缺血的诊断。

如何进行心电图系列检查

(1) 首先进行普通心电图检查。如果心电图正常而患者以往有心血管病、糖尿病、颈椎病、晕厥、心慌等病史以及有心前区不适的症状，要做24小时动态心电图监测。它能够在人们日常活动状态下进行监测，及时发现监测时间内的任何一项异

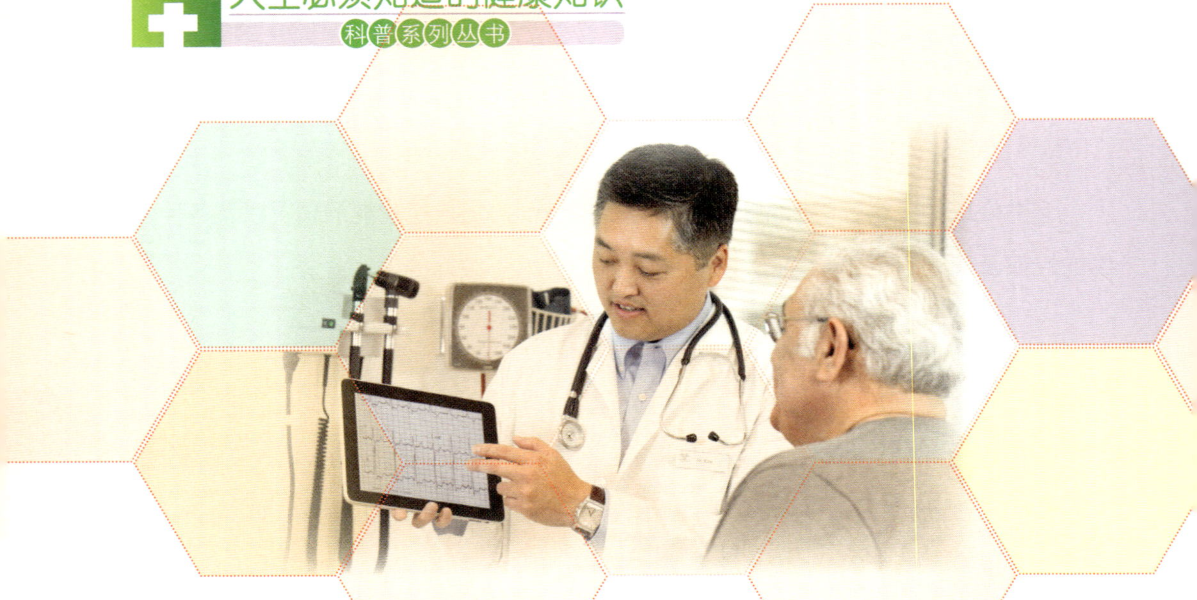

常的心跳活动，并能够捕捉到冠脉痉挛时的心电图表现。24小时的心率变异能够检测自主神经的功能，对判断心电图异常是心源性的还是神经源性的很有帮助。只需要佩戴一个小记录仪即可。

（2）当患者有心前区不适而其他检查指标均正常；有不典型胸痛的可疑冠心病患者和无症状的冠心病患者，需要进行冠心病早期诊断；冠心病患者的病变严重程度与预后需要评价；在心肌梗死半年后评价梗死后心功能、运动耐量；想要检出心肌缺血和危险性心律失常；评价冠心病患者的心功能；评价抗心绞痛药物的疗效；冠状动脉旁路移植术；评价PTCA的治疗效果时，就需要进行运动平板试验检查。

（3）对晕厥、心慌、胸闷临床怀疑有继发高血压患者，需要做24小时动态血压监测。动态血压监测，是定时自动间歇性测量日常生活状态下血压的一种诊断技术。由于动态血压监测克服了诊所血压的白大衣效应和测量次数较少等局限性，能较客观地反映血压的实际平均水平、昼夜节律与波动状况。其适应证包括：检测并诊断白大衣性高血压；评估高血压患者的血压升高水平和血压昼夜节律；评价与指导高血压治疗；分析心肌缺血或心律失常诱因。

做运动试验检查前需要做哪些准备

运动前3小时禁食烟、酒、咖啡、茶叶。运动前停用钙拮抗药、洋地黄等药。运动前一天洗澡，穿宽松的衣服。

哪类人群不适合做运动试验检查

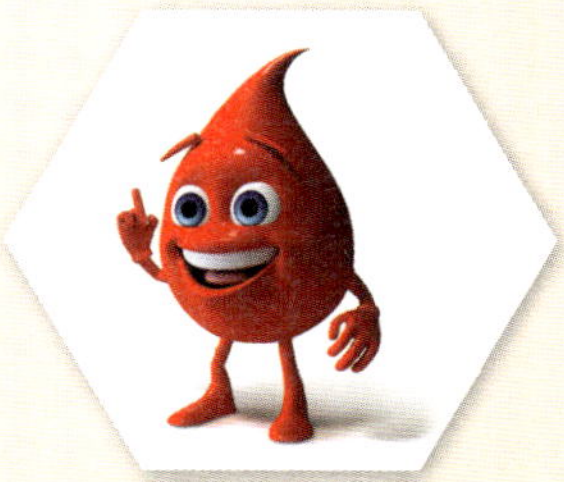

(1) 不稳定型心绞痛或急性心肌梗死初期。

(2) 严重室性心律失常和高度房室传导阻滞。

(3) 左心功能不全。

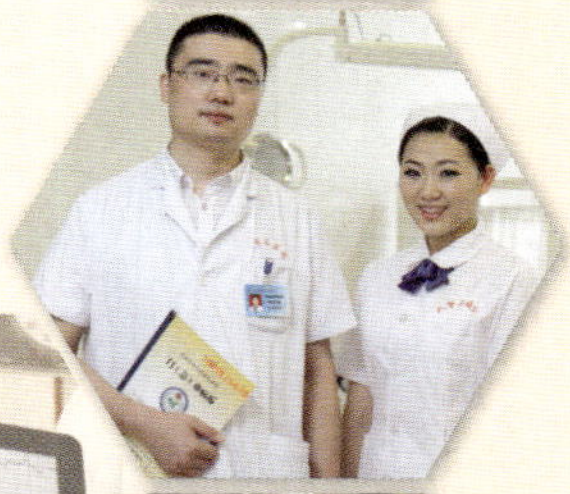

(4) 已知有冠状动脉左主干病变。

(5) 重症高血压。

(6) 伴有其他心血管疾病。

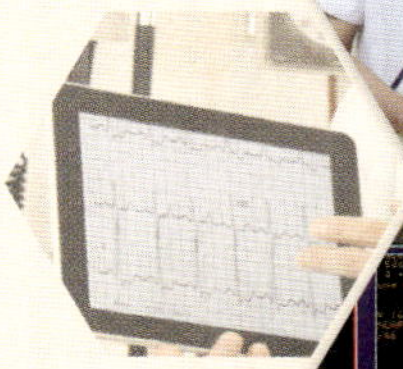

(7) 安置固定频率的心脏起搏器后。

(8) 存在药物影响或电解质失常。

(9) 其他重症、身体衰弱或行动不便者。

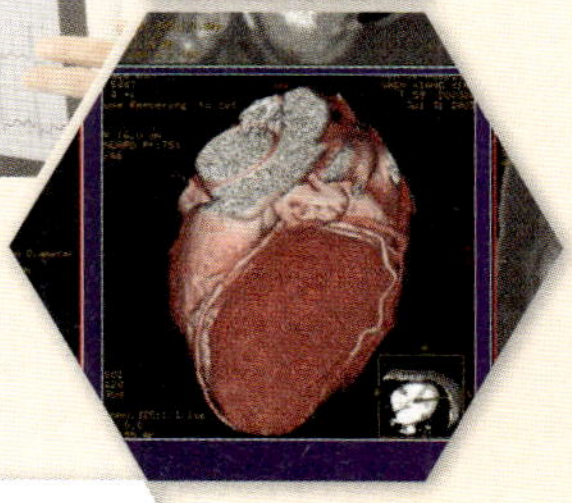

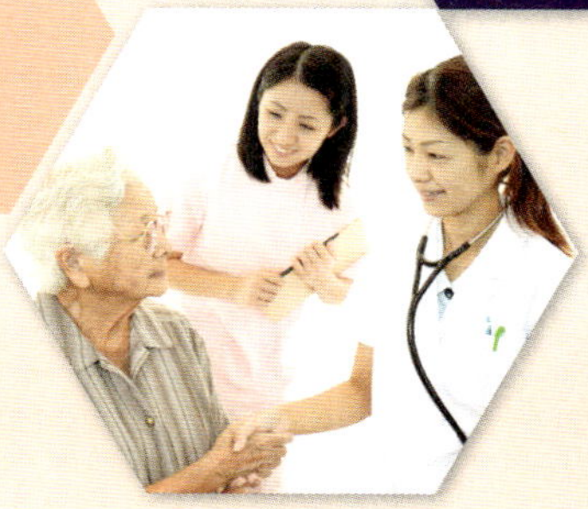

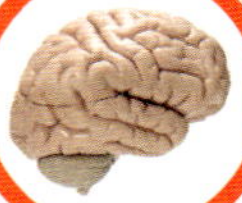

脑电图

什么是脑电图

脑电图（EEG）是通过电极记录下来的脑细胞群的自发性、节律性生物电活动。将脑细胞自身生物电活动的电位作为纵轴，时间作为横轴，应用电子放大技术将脑部微弱的生物电流活动放大100万倍，通过头皮上两点间的电位差描记的脑波曲线，就是脑电图。脑电图能客观反映神经细胞的电生理功能，对脑部疾病有一定的诊断价值，主要用于颅内器质性病变如癫痫、脑炎、脑血管疾病及颅内占位性病变等的检查。

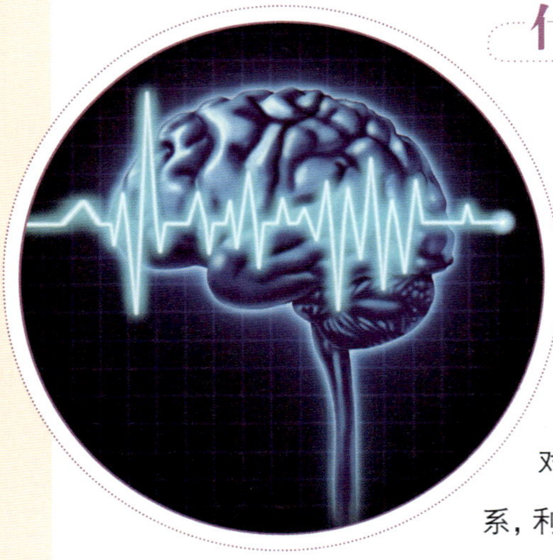

什么是动态脑电图

动态脑电图（AEEG）又称脑电Holter，就是在常规脑电图基础上，利用电子计算机技术将脑电信号数据化，对脑电进行长时间记录的一项脑电图。患者可以自由活动，在监测中患者及家属应按时间顺序记录患者的活动、何时发作及其临床表现，根据所做记录对比同期脑电图，可表明临床发作与脑电图的关系，利于确诊其临床发作类型。

动态脑电图和常规脑电图有什么不同

动态脑电图24小时监测，弥补了常规脑电图的不足，患者不但可随身携带，自由活动，并可做长时间记录，其诊断阳性率也高于常规脑电图。常规脑电图与24小时动态脑电图相比，经济方便，其缺点是不能对脑电状态做长时间的描记，因而捕捉到癫痫波的机会较少，对深入细致的研究脑电图有一定的局限性。

视频脑电图检查的优势是什么

视频脑电图（Video EEG，VEEG）是在长程脑电图监测的基础上增加1~2个摄像镜头，同步拍摄患者的临床情况，因此可同步记录患者行为及脑电活动，具有阳性率高、假阳性率低的优点，可同时观察发作表现，精确分析临床—脑电图的关系，确定发作类型。它在排除非癫痫性发作，确定癫痫发作的类型及评价脑电图与临床的关系方面提供准确而可靠的证据。

去医院做脑电图检查前一定要洗头吗

因为搽用头油和发蜡等会影响电传导，影响检查，所以一定要把头发洗净，并且不要涂抹油性物质。

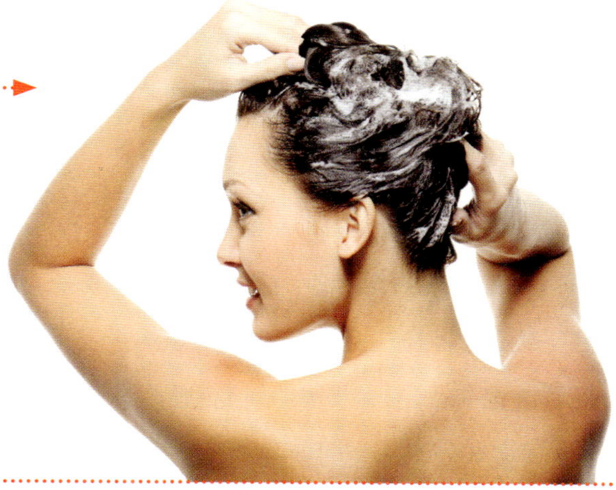

做脑电图检查前一定要把头发洗净

做脑电图检查前需要空腹吗

脑电图要在进食后检查，最好是在饭后0.5~2小时内进行检查。因为大脑代谢的最主要能量是葡萄糖，而大脑对低血糖很敏感。由于饥饿，体内产生了低血糖，就会影响正常的检查结果。

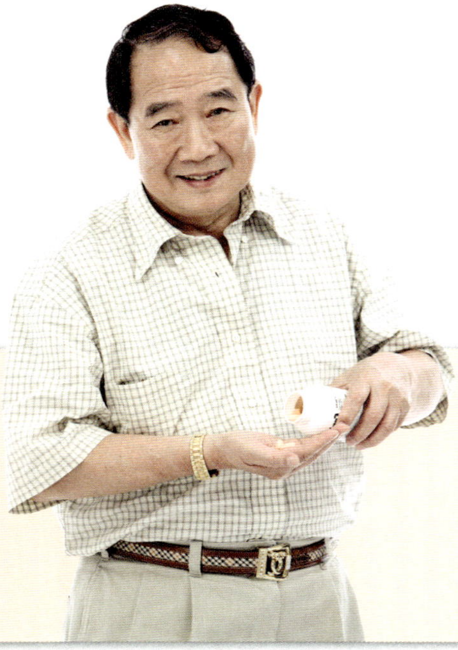

长期服用镇静药物，对脑电图检查会有影响吗

安定剂、兴奋剂、激素和抗组胺、抗癫痫等药物，对脑电图的描记都有一定影响。患者要在医生指导下于检查前3天停用药物，不可自己随便停药；不需停药者要说明药名、剂量和用法，以便医生参考。

做睡眠诱发的检查前需要做些什么准备

检查前要遵照医嘱做准备。检查非睡眠状态脑电图的患者，在检查前不要过分疲劳及缺乏睡眠。因为在疲劳和睡眠太少的情况下描记时，患者容易入睡和嗜睡，对脑电图的波形有一定影响。如果检查睡眠脑电图，应在检查前使患者少睡觉或者不睡觉，使其疲劳便于检查时容易入睡。

哪些因素会影响到脑电图的检查

影响脑电图的主要因素有年龄、个体差异、意识状态、外界刺激、精神活动、药物影响和脑部疾病等。其中，年龄和个体差异与脑生物学特点及遗传心理因素有关。外界刺激与精神活动引起的脑波改变属于脑功能活动的一些生理性变化。药物影响和脑部疾病所产生的脑波变化往往是病理性的，但也可以是一过性和可逆性的。

在做脑电图检查过程中，如何配合好医生

脑电图记录质量的好坏直接关系到诊断结果。积极配合医生做好脑电图检查十分重要。

（1）检查时，精神不要紧张。人紧张时，脑电图会有变化，影响诊断。头皮上安放接收电极，不是通电。

（2）全身肌肉放松以免受肌电干扰。闭目，不做任何动作。即使是眼球转动、咳嗽、吞咽动作等都会对脑电图记录结果造成影响。

（3）按医生要求，睁眼、闭目或过度呼吸。

1岁的孩子检查前需要什么特殊的准备吗

除了洗头、就餐这些准备工作，对于年龄太小或不能合作的患者，必要时给以水合氯醛口服或灌肠，在其入睡后进行检查。

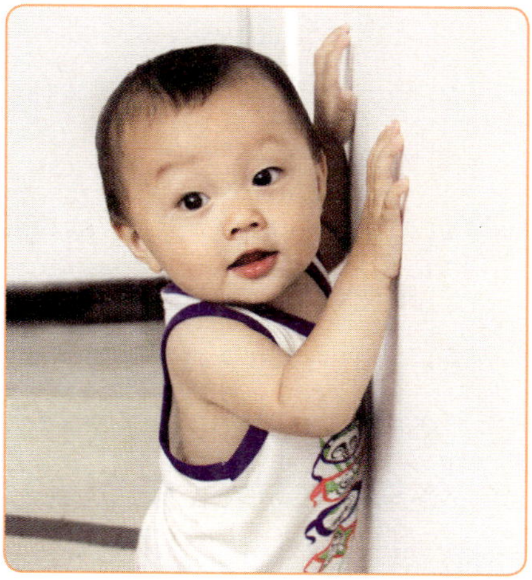

伪差是怎么回事

脑电图的伪差又称伪迹或干扰，是指来自脑外的电位活动在脑电图中的反映。

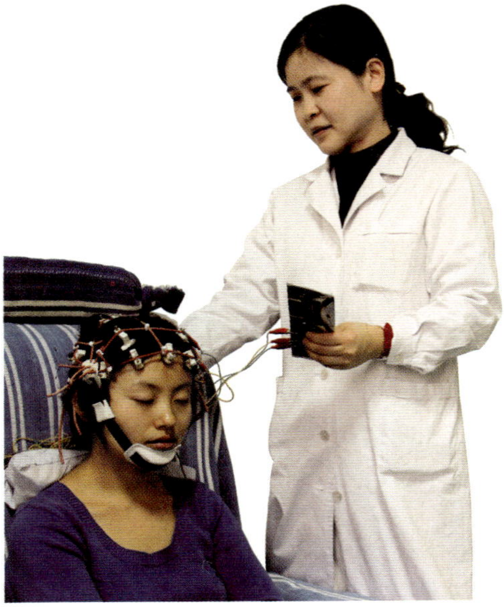

伪差的出现常给阅读、分析、判断脑电图造成困难，尤其是某些伪差与痫波很相似，临床上很容易造成误诊，因此正确识别和排除伪差是很重要的。引起伪差的因素很多，表现也多种多样，但归纳起来有来自仪器和人体两个方面，其中来自仪器的伪差有：描记仪的故障，电极接触不良或故障，交流电干扰等。来自人体的伪差有：眼睑及眼球运动、肌肉收缩、心电图、呼吸、皮肤出汗、血管搏动等。

有哪些疾病需要做脑电图检查

(1)意识障碍性疾病，如嗜睡、昏迷等。

(2)颅内占位性病变，包括脑肿瘤、脑脓肿、脑转移癌和慢性硬膜下血肿等。

(3)癫痫。

(4)颅脑外伤，如脑震荡、脑挫伤等。

(5)脑血管病，如脑出血、脑血栓等。

(6)颅内炎症和脑病，如病毒性脑炎等。

观察脑电图的变化，对判断预后也有重要价值。临床症状逐渐好转，脑电图异常改变逐渐减少或消失，预后较好；临床症状无明显好转，脑电图呈进行性加重改变，则预后不良。

3岁的孩子做脑电图检查有什么影响吗

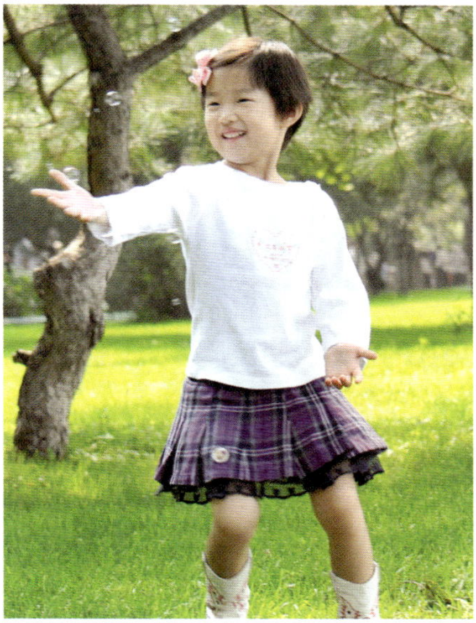

脑电图检查是无创伤性的。有很多患者担心脑电图会有不良反应，对大脑有刺激，或对孩子大脑发育有影响。这种担心完全没有必要。因为脑电图只是将脑细胞的生物电活动放大并记录下来，并不给予任何电刺激，是一种非创伤性检查。电极贴在头皮表面，不引起疼痛，对大脑不产生任何外来干扰，更不是对大脑通电，和心电图的道理相似，对人体没有任何伤害。因此，也就不存在对大脑有什么刺激。所以说，脑电图检查是一种方便无痛苦的检查，临床可根据需要随时复查，反复检查。

做了CT或磁共振，还需要做脑电图检查吗

CT和磁共振在神经疾病的形态学的诊断中是必不可少的检查项目，但是，脑电图作为脑功能方面的检查也是不可缺少的，癫痫性脑功能障碍和意识障碍的存在与否等，是CT和磁共振不能了解到的。所以，CT和磁共振不能够取代脑电图的检查。

异常脑电图有什么意义

异常的脑电图仅说明一种脑功能状态。不同的病理变化可以出现同样的异常，

一种病理变化也可以出现不同类型的脑电图异常。因此，脑电图异常的类型不能说明病理变化的类型，更不能说明其病因。虽然如此，脑电图仍是目前唯一可以显示脑功能动态变化的客观指标。

异常脑电图是怎样产生的

异常脑电图是脑机能的异常状态在脑电图中的表现。其产生的原因如下。

（1）脑部本身的病变，如肿瘤、炎症、血管性疾病、癫痫等。

（2）脑外疾病所引起的中枢神经变化，特别是中毒、代谢病，导致大脑皮层神经元的形态或机能改变，产生各种异常脑电波形。

脑电图是诊断癫痫必不可少的吗

（1）有助于确诊。临床上有些发作性疾病易于和癫痫混淆，脑电图检查是鉴别的重要手段之一。依据患者临床表现，同时结合脑电图的异常放电，有助于医生做

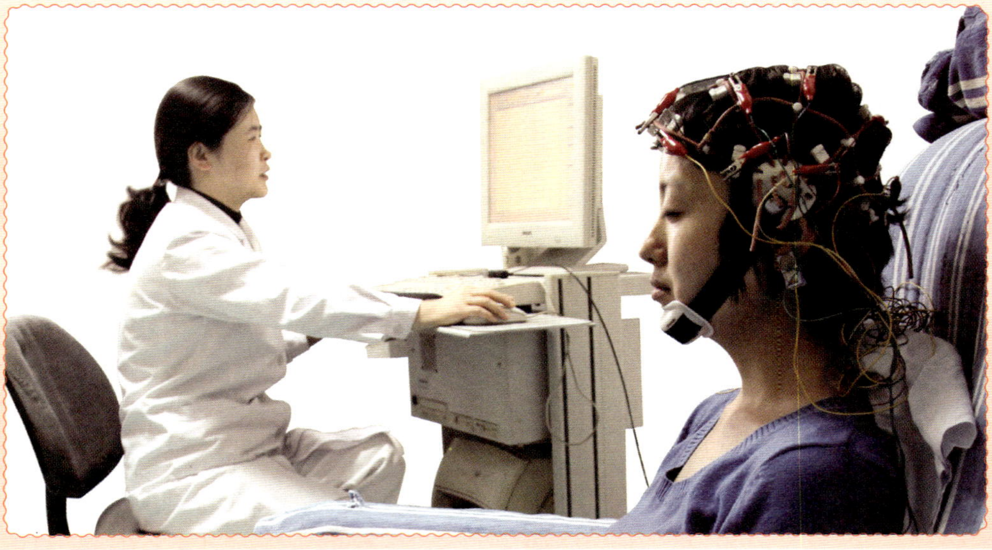

出正确的诊断。

（2）有助于分类。不同类型的癫痫，其脑电图表现也各异。有些特殊的脑电图改变对于确定癫痫的发作类型具有特异性诊断价值。

（3）有助于确定病灶位置。在脑电图某一导联或某一组导联出现异常时，可提示其相关联部位脑组织有病理改变。对提示脑部病变部位及致痫病灶的位置具有重要的意义。

（4）有助于选择药物。抗癫痫药物种类繁多，不同的发作类型应选择相应的抗癫痫药物。脑电图在癫痫的分类中起着重要的作用，因而它是选择抗癫痫药物的一个重要参考指标。

（5）有助于指导停药。服用抗癫痫药物有效的病例，何时停用抗癫痫药物是癫痫治疗中的一个重要问题。一般认为临床发作控制，脑电图异常放电消失，则提示药物治疗有效。经过一段时间的维持治疗，脑电图在治疗过程中多次描记显示正常，才可以考虑逐渐减量或停用抗癫痫药物；临床发作控制而脑电图异常放电未恢复正常或未有改善时，应谨慎停药或继续服用抗癫痫药物。

（6）有助于为预后提供判断。脑电图检查可以评估预后并可监测癫痫发作的病程演变。背景异常或出现大量痫样活动常提示预后较差。

癫痫患者为什么多次检查脑电图都正常

虽然脑电图对癫痫的诊断有很大意义，但是，不少癫痫患者在发作的间歇期脑电图是正常的。临床上描记脑电图时大多在患者间歇期，间歇期可有异常的脑电活动，这种异常放电具有突发性和一过性的特点，脑电图反映的是短时间内的脑电图变化，在描记过程中，受描记时间长短、癫痫灶位置的深浅、电位的大小等各种因素影响，不可能记录到完全异常的脑电图。因此，不能因脑电图检查未见癫痫样放电而否定癫痫的诊断。

脑电图检查不正常能够确诊癫痫病吗

癫痫的诊断主要是依据其典型的临床发作时的表现。在临床发作不典型或病史不可靠时，要结合脑电图改变做出诊断。脑电图是癫痫诊断中一项重要的参考资料，但不是决定性的。如果一个人的脑电图中出现了癫痫波，不一定就是患上了癫痫，需要结合患者是否有癫痫发作的临床症状进行综合分析。有研究显示，0.3%~3%的健康人中会出现癫痫波。反之，也不能因为发作期间脑电图中没有发现癫痫波而否定癫痫的诊断。脑电图异常的原因很多，并不是所有的异常与癫痫都有关系，一定要结合具体的情况进行分析。

做脑电图检查前是否需要停服抗癫痫药呢

脑电图检查的目的是为了明确诊断和治疗。因此，对正在服用抗癫痫药物的患者进行脑电图检查时，一般不应减药、停药，避免导致病情反复及可能出现的癫痫持续状态。特殊的情况如进行癫痫源定位时，需停药以获得发作期脑电图。所以，在做脑电图检查前要向医生详细介绍患者用药情况，并在医生指导下停药，千万不能自己随便停药。

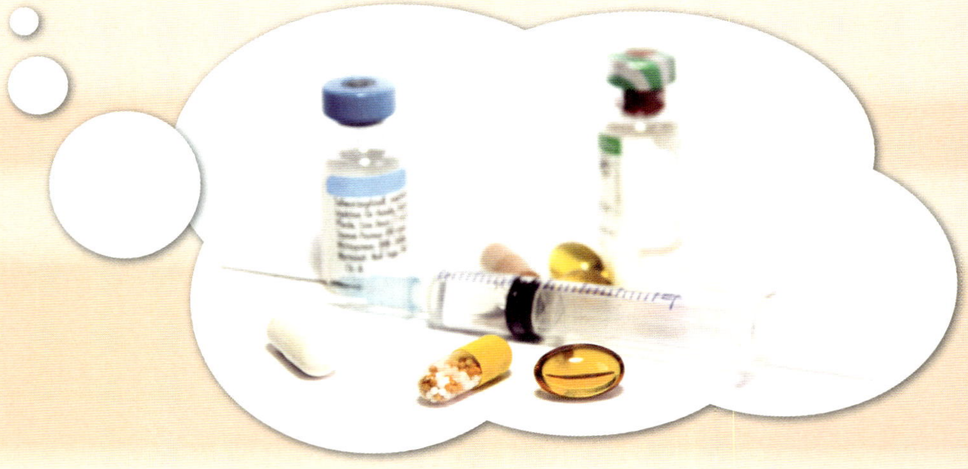

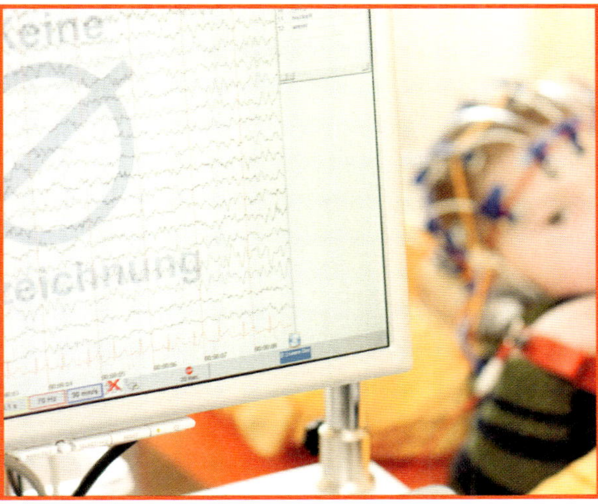

国外有学者为确诊癫痫，曾反复做几十次的脑电图检查，最后终于发现有癫痫波

为什么要反复做脑电图检查

临床上常常遇到有些癫痫患者的发作表现不典型，单凭临床表现难以确诊是否癫痫发作，这时脑电图检查就显得特别重要。而有时在发作间期脑电图正常时又不能完全排除癫痫，这就需要反复检查脑电图。据统计，国外有些学者为确诊是否癫痫，曾反复做几十次的脑电图检查，最后终于发现有癫痫波。临床上有时为了确定癫痫发作类型和寻找癫痫灶，也需反复检查脑电图。癫痫患者服药治疗过程中或准备减药时也常常需做脑电图，以帮助判断药物疗效和决定是否可以减药。由于以上原因，癫痫患者常常需要反复多次做脑电图检查。

在癫痫不发作的时候做脑电图能否发现癫痫波

很多人认为癫痫不发作的时候，脑电图就无法发现癫痫波。其实不然，即使是在发作间歇期脑细胞有时也会有癫痫异常放电，从而在脑电图上表现出来。只是和做脑电图的时间长短、是否有充分的诱发实验有关。越是接近发作，脑电异常放电出现的阳性率越高。

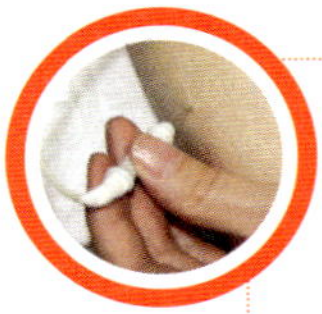

肌电图和诱发电位检查

什么是肌电图

肌肉运动时可以产生生物电活动，将此生物电用针状电极和表面电极作为引导，通过一定仪器的放大、显示、监听、摄影等步骤，显示出一定的波形，称为肌电图（EMG）。临床用以判断神经肌肉所处的状态，诊断神经肌肉疾病，观察治疗效果、治疗反应和了解预后情况，是目前被公认为神经系统疾病定位诊断的延伸，是诊断和鉴别诊断神经肌肉病及神经肌肉接头病变的客观检测手段。现已广泛应用于临床各科室：神经内科、脑外科、骨科、康复科、皮肤科、耳鼻喉科、内分泌科、手足外科、儿科等以及法医鉴定事项。

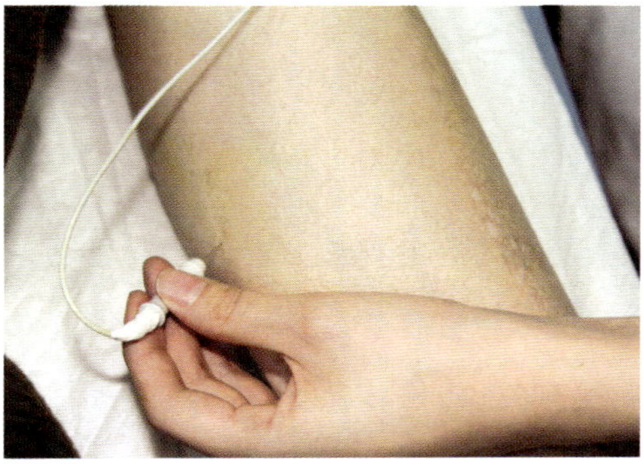

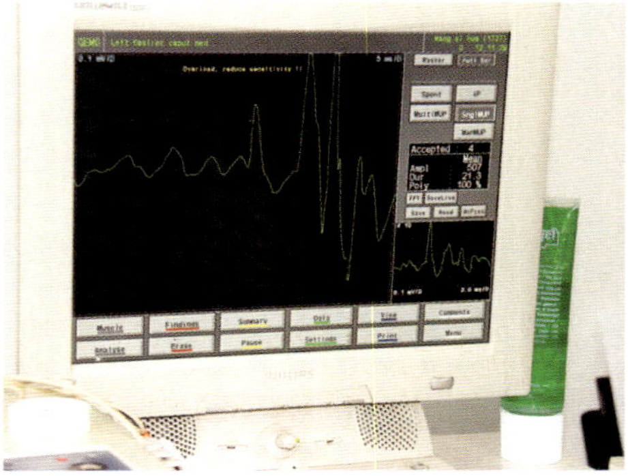

什么是单纤维肌电图

单纤维肌电图(SFEMG)首创于20世纪60年代。它通过记录面积很小的特殊针电极，选择性地记录单个肌纤维的动作电位。单纤维肌电图检测中最有价值的参数是颤抖和纤维密度。单纤维肌电图检测必须在常规肌电图的基础上进行，它的结论也要结合临床和常规肌电图的检查结果来进行判断。

做肌电图检查会有疼痛吗

肌电图检查多用针电极及应用电刺激技术，检查中有一定的痛苦及损伤。

做肌电图检查前要做哪些准备工作

(1)应穿宽松衣裤，检查前将手脚洗干净，勿涂抹任何润肤品。

(2)检查前先解小便，排空膀胱，放松心情。

(3)如有心脏病或高血压，操作人员应减少刺激的电量，心脏装起搏器者不能做肌电图检查。

(4)有出血倾向或近期使用抗凝药物者不能做肌电图检查。

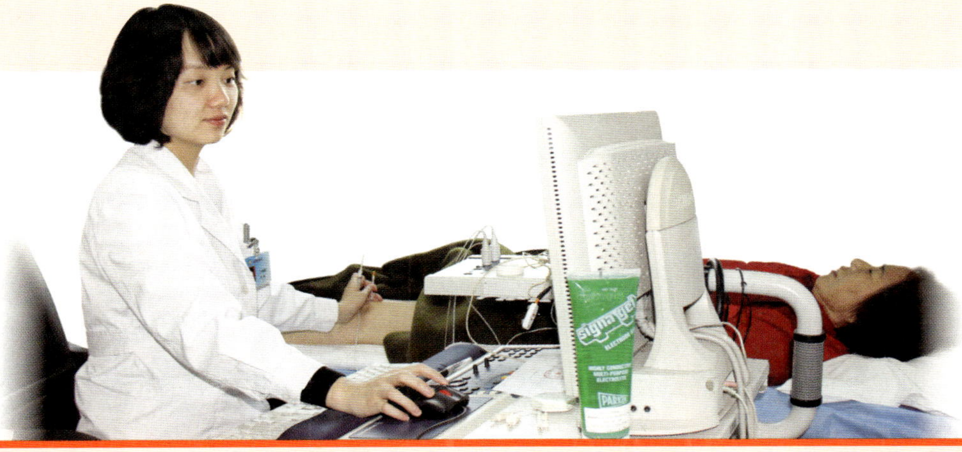

肌电图检查的内容有哪些

肌电图检查内容主要包括肌电图、神经电图、诱发电位检测等项目。神经电图包括运动、感觉神经传导速度、H反射、F波、瞬目反射等项目；诱发电位检测包括脑干听觉诱发电位、视觉诱发电位、体感诱发电位等项目。

做肌电图检查的目的是什么

（1）判断是否存在器质性病变。

（2）确定神经损害的部位、范围。

（3）确定神经损害的类型：运动、感觉、混合。

（4）确定神经损害的电生理类型，判断预后。

（5）估计神经损害的时间。

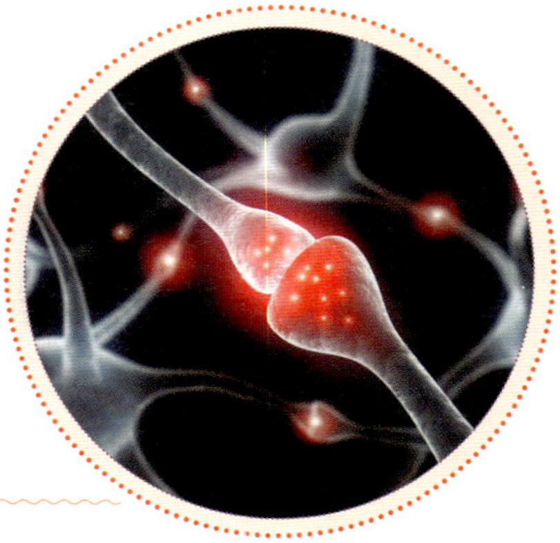

神经损害

肌电图检查的适应证有哪些

（1）神经根病。多见于颈椎病，腰椎病，包括：①椎间盘脱出；②椎体退行性变；③炎症性神经根病；④癌性神经根病；⑤血管梗死性神经根病；⑥感染性神经根病。

（2）神经丛病。多见于臂丛或腰骶丛损害，包括：①外伤性神经丛病；②糖尿病性神经丛病；③炎症性神经丛病；④癌性神经丛病；⑤放疗所致神经丛损害。

（3）周围神经病。包括：①单发性神经病，主要指嵌压性神经病，如腕管综合征、肘管综合征；②多发性神经病，如格林－巴利综合征；③单发性多神经炎，如股外侧皮神经炎。

(4) 神经肌肉接头病变。包括：①重症肌无力；②肌无力综合征；③肉毒中毒性神经肌肉接头病变；④中毒先天性神经肌肉接头病变。

(5) 肌病。包括：①肌营养不良；②炎性肌病，如皮肌炎和多发性肌炎；③代谢性肌病；④内分泌性肌病，如甲状腺功能亢进性疾病；⑤先天性肌病。

另外，按临床表现包括：肢体麻木，肢体无力，颈腰背痛，肌肉萎缩，肌肉疼痛，肌肉跳动，外伤后肢体活动障碍。

什么是诱发电位

诱发电位是中枢神经系统在感受外在或内在刺激过程中产生的生物电活动，代表中枢神经系统特定功能状态下的生物电活动的变化。

诱发电位检查的意义是什么

在临床上，诱发电位可以用来协助确定中枢神经系统的病变，检出亚临床病灶，帮助病损定位，监护感觉系统的功能状态。

诱发电位的种类都有哪些

理论上，任何刺激只要能直接或间接造成周围感觉神经或混合神经的去极化，就能从相应的神经结构中诱发出电位变化。但实际上，只有视觉系统、听觉系统和躯体感觉系统的诱发电位在临床和科研中的应用最为广泛，其他感觉系统如嗅觉、味觉等还不能广泛应用。

什么是脑干听觉诱发电位

声音从听觉器官传入，经过脑干听觉通路，最后到达大脑产生听觉，该通路的任何病变均会产生相应部位诱发电位的异常，从而可以确定病变的部位和初步确定病变的性质。这种检查无任何痛苦，也不受麻醉药、镇静药的影响，适用于检查婴幼儿或神志不清的患者。脑干听觉诱发电位由7个波组成，它们依次用罗马数字命名。这些波分别代表听觉通路内一定解剖部位的电活动。

听觉诱发电位对哪些疾病的诊断有帮助

听觉诱发电位可以客观评价听力，用于测定神经性耳聋、听力障碍以及多发性硬化、脑后部肿瘤、听神经瘤的早期诊断、椎基底动脉供血障碍。另外，脑干听觉诱发电位还可以评定昏迷患者的治疗效果，也是脑死亡判断标准的依据之一。

什么是视觉诱发电位

视觉诱发电位（VEP）是对视网膜受闪光或图像刺激后，在头颅皮肤表面记录到的大脑枕叶视觉中枢的电反应，主要反映视网膜神经节细胞至视觉中枢的传导功能。

视觉诱发电位主要用于哪些疾病的检查

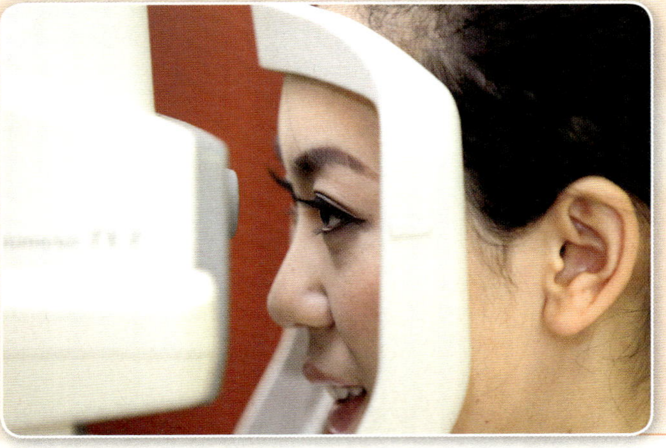

视觉诱发电位主要用于检查视通路病变。在神经科主要用于检查：视神经炎和球后视神经炎、多发性硬化、弥散性神经系统病变、脊髓病、前后视路的病变等；在眼科主要用于视觉功能的客观测

定、屈光检查、弱视、Leber视神经萎缩、视网膜和视神经病等。

近视患者在做视觉诱发电位检查时需注意些什么

患者在检查时，要佩戴平时所用的眼镜；检查前一天洗头，不要使用定型剂等。在检查前避免使用散瞳药物等。

什么是体感诱发电位

躯体感觉诱发电位（SEP）刺激全身各部位的神经，可以记录到大脑皮层感觉细胞的生物电变化，在该传入通路的各个环节记录这种电位，据此可以判断有无周围神经、脊髓、脑干和大脑的病变。

躯体感觉诱发电位的适应证有哪些

体感诱发电位主要用于检测周围神经、神经根、脊髓、脑干、丘脑及大脑的功能状态 。临床主要用于吉兰-巴雷综合征、颈椎病、后侧索硬化综合征、多发性硬化及脑血管病等感觉通路受累的诊断和客观评价，还可用于脑死亡的判断和脊髓手术的监护等。

影响体感诱发电位的因素有哪些

影响SLSEP的生理因素主要有年龄、性别、身高和肢体长度、温度和药物等。

（本章编者：闫四梅）

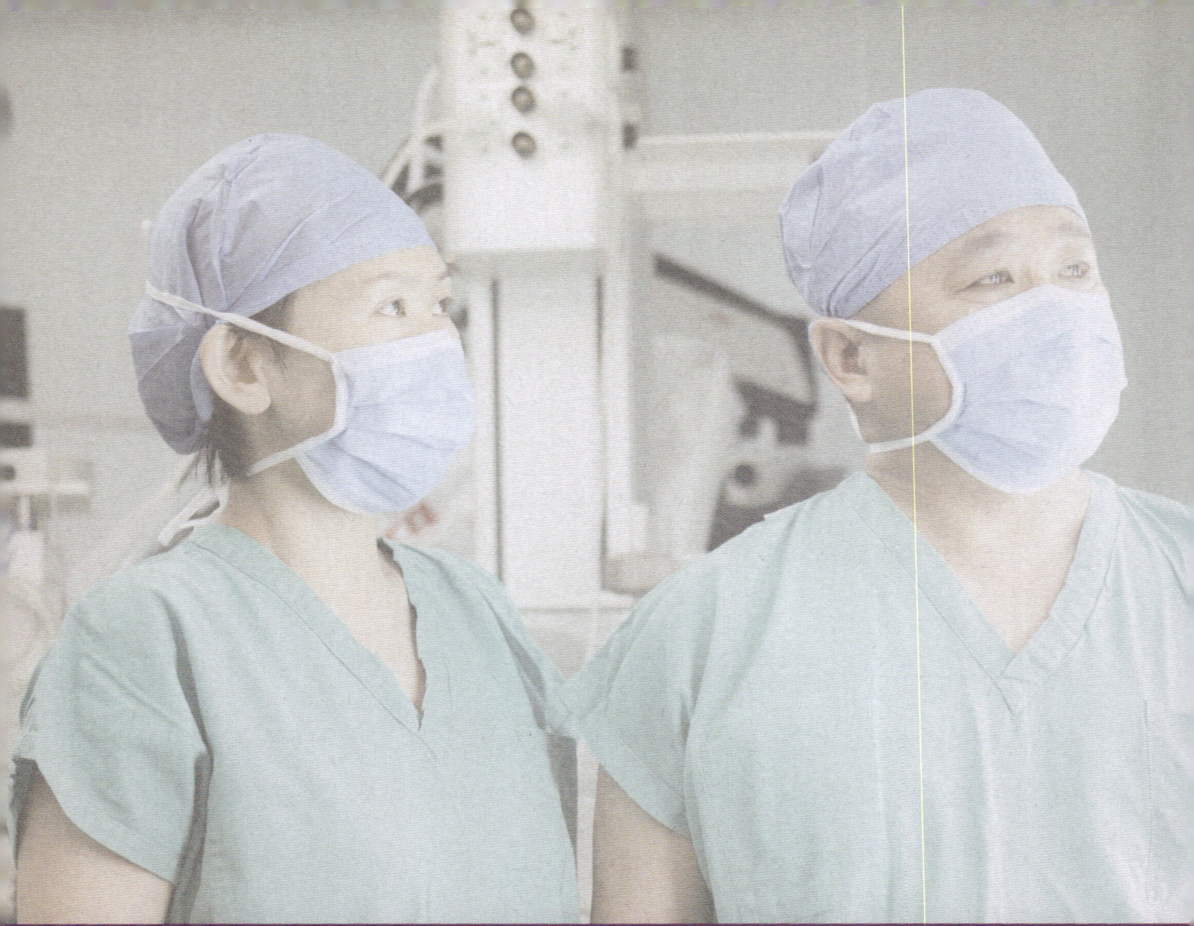

FANGSHE JIANCHA

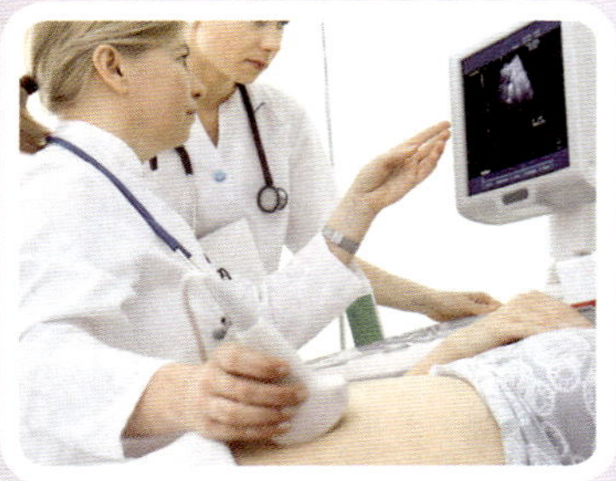

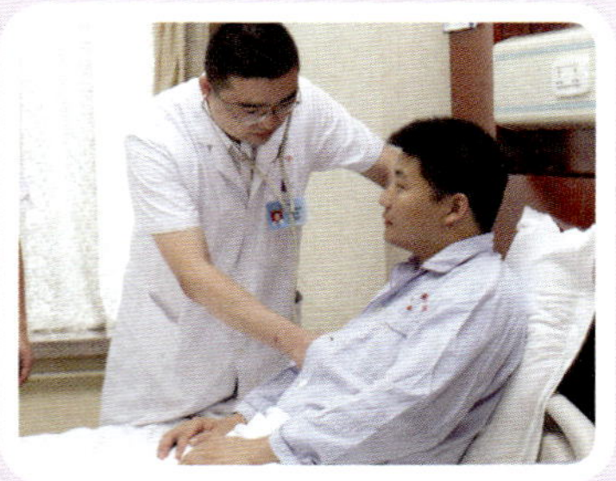

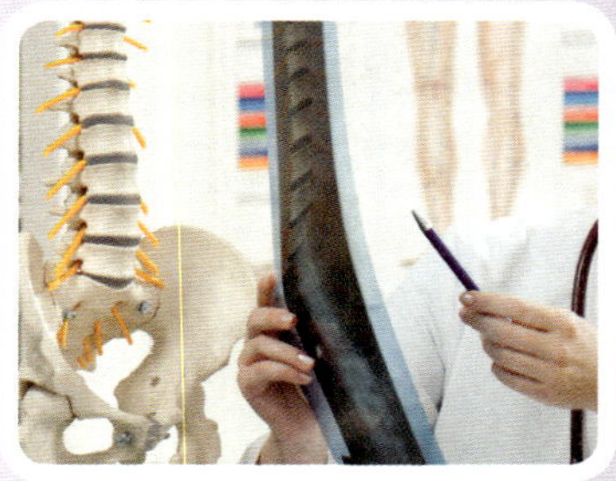

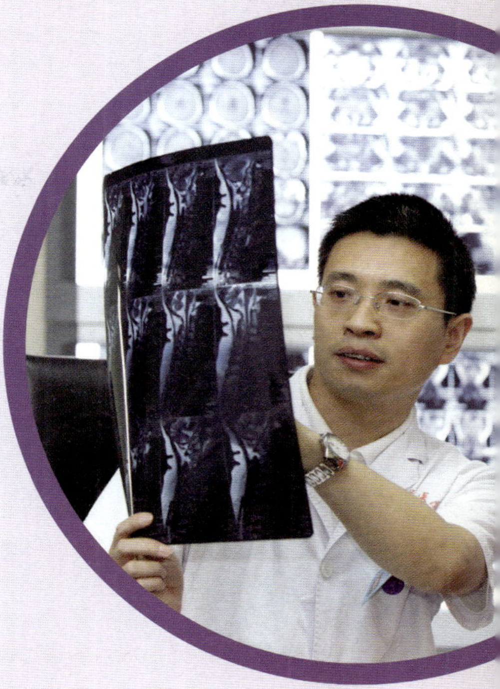

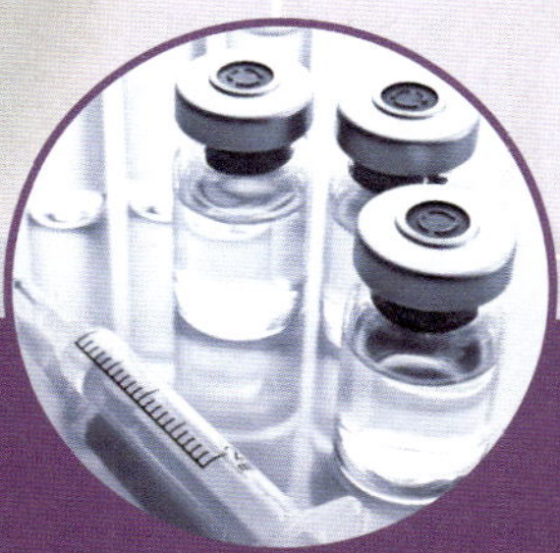

放射检查

X线摄影的原理

X线是一种波长较短的电磁波，因具有穿透性、荧光效应、摄影效应，被应用于人体影像检查。它穿过人体时，不同的组织对它产生不同的吸收。这种吸收随组织厚度和密度不同而异。吸收后X线有衰减，到达荧光屏及X线片上的量也就有差异，从而显示出黑白不同的影像，就形成了灰暗度不同的X线胶片。

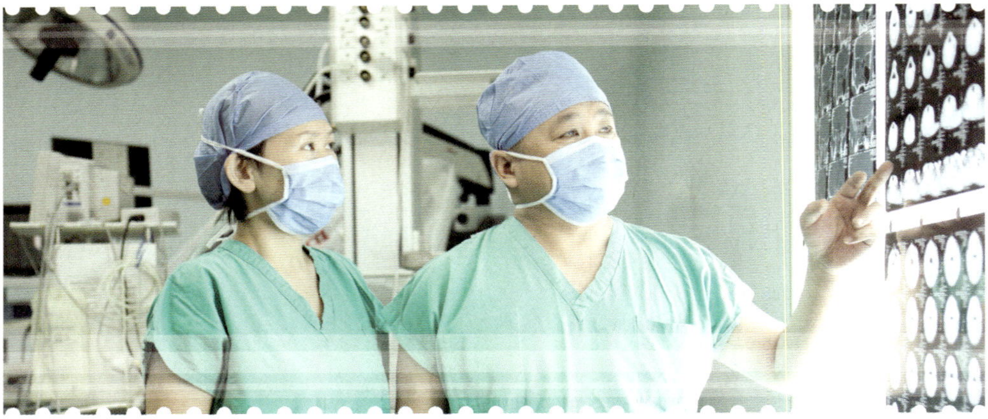

放射科检查的主要流程是什么

（1）门诊患者。门诊开申请单——收费处缴费——到指定照相室检查——检查完毕1小时后到登记室领取检查结果（急危重患者优先检查）。

（2）住院患者——病房开申请单——放射窗口登记——到指定照相室检查——检查完毕后回病房——结果由放射科发往各护士站。

（3）在由放射科进行造影检查的患者，需要到放射登记窗口预约，并按预约单要求进行检查前准备。

普通放射科主要进行哪些检查

普通放射检查速度快、射线剂量少、价格低廉，是医学影像检查的基础。普通放射检查可分为普通X线检查、普通数字X线检查、造影检查等。普通数字X线摄影（DR）检查，主要用于全身骨骼（头颅、脊柱、骨盆、四肢）、副鼻窦、胸部、腹部、乳腺等部位的检查。造影检查是人工的将对比剂引入人体内，摄片或透视显示组织器官的形态及功能的检查技术。主要包括泪道造影、腮腺造影、消化道造影、静脉肾盂、尿道造影、子宫输卵管造影、T形管、心血管、窦道造影等。

拍片时患者需要注意什么

（1）请患者或陪同家属仔细阅读申请单，核对姓名、性别、年龄，明确X线摄影的部位和要求，确保基本信息及检查要求准确无误，如有疑问请与临床医生沟通解决。

（2）复查的患者，请务必携带老片及已往的病历资料，以便于对比观察。

（3）消除紧张情绪，放松心情。拍片是X线瞬间通过人体，不会产生任何不适的感觉，所以不必紧张，尽量使全身肌肉、骨骼、关节放松，在医护人员指导下摆出标准体位。

（4）拍片时，请将身上遮挡摄取部位的异物除去，比如颈部饰物、胸罩、外衣、敷料、膏药、发结、眼镜等。骨折恢复期患者，在临床医生允许下，最好去除石膏。

（5）检查时，医护人员会说明摄影时的体位、呼吸方式等，请一定要按照要求完成，待技术人员确认拍摄成功后方可离开机房。

拍胸片检查时，穿什么衣服才能不影响诊断呢

胸片是很常规的检查项目，主要显示胸部各种组织和器官的重叠影像，因此在投照范围内的衣物、饰物都有可能与肺组织重叠，产生伪影，例如塑料纽扣可能在肺内呈现小结节影像，可能怀疑为肺癌早期病变，女士内衣会使两下肺纹理增重，

疑有支气管肺感染等影响诊断。在胸片检查前要做好以下几点。

（1）除去项链、玉坠等颈部饰物。

（2）女士患者不要戴胸罩，穿一件较薄的棉质内衣，搭配一件薄厚适中的外套，住院患者着病号服即可；不要穿戴前胸带亮点、亮片以及胶质字样的衣服；如果穿着病号服在拍摄时要把病号服扣子记好，同时要确保上衣兜里没有任何东西；长发的女士最好把头发盘到头顶。

（3）男士患者穿棉质内衣，也可单穿病号服，确保上衣兜里不装东西。

总之，要穿戴简捷，方便脱衣换衣，尽量不要穿戴有饰物、图案的衣服。

做腹部检查需要怎样配合呢

常规做腹平片检查，须禁饮食12小时，排空大小便；作过钡餐后5天不宜作腹部检查，肠道检查需先服用泻药后或灌肠清洁肠道；检查时，须退去上衣，解开腰带退下外裤，尽量暴露腹部，收腹屏气曝光。急诊怀疑肠梗阻及消化道穿孔患者，常规摄取立位腹平片。

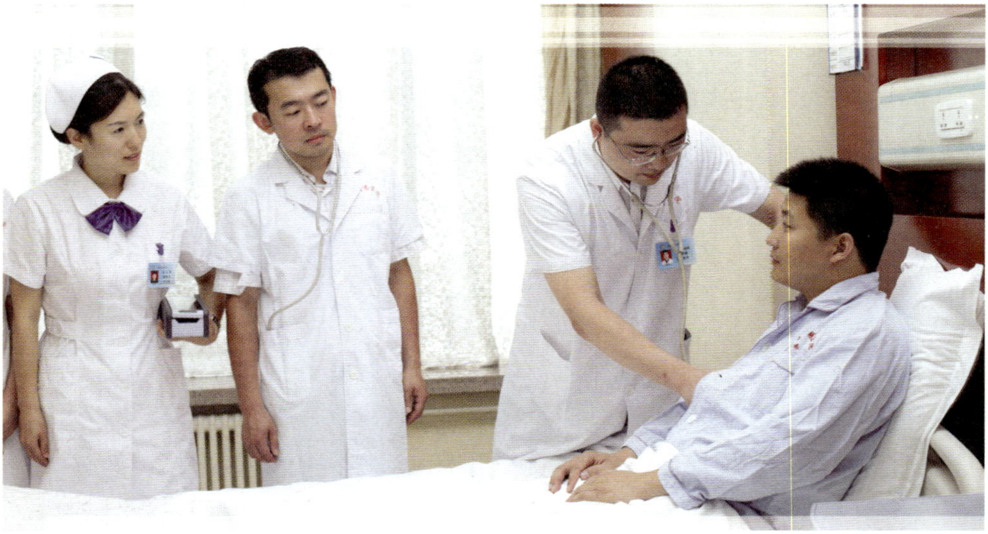

做腹平片检查前常规准备及医嘱

什么是床旁摄影，适用于哪些患者

床旁X线摄影是由放射科技师使用床旁机到患者床前做检查，就是在病房内可以看到的体型庞大的可移动X线机。这种检查主要针对危重症患者、手术后患者及行动受限患者的一种特殊检查方式。常规检查部位为胸部前后位片。

床旁X线摄影的优点及缺点

优点：床旁X线摄影能在患者床旁完成检查，避免搬运损伤，能及时了解患者肺部基本情况，有利于及时抢救治疗。

缺点：床旁X线摄影是一种应急检查，成像质量远次于常规X线摄影，由于体位、呼吸及机器自身成像功能限制的影响，产生伪影较多，图像对比度清晰度较差、分辨率低，不利于对细微病变的诊断，所以图像仅供临床参考；同时投照环境相对开放，不便于对他人进行射线防护。如果患者病情允许，尽量在家属或护士的配合下到放射科完成常规DR检查，以便呈现更优质的影像。

怎样才能尽快地完成床旁X线检查

床旁机笨重，耗电量大，行走路程及检查次数有限，因此需要做床旁X线摄影时，要请临床医师提前开具申请单，送达放射科预约，床旁检查需要一到两名家属或护士配合：首先使患者平卧，去除前胸遮挡物，把患者上身抬起以便放置探测板。抬起时，动作要轻柔，注意患者的胃管、静脉输液管、吸氧管等。

常用的造影剂分类及用途有哪些

采用人工的方法，将某种物质引入体内，改变组织和器官与邻近组织的对比度，此种方法称为造影检查，所采用的物质称为造影剂。造影剂分为两大类：阳性造影剂有钡剂和碘剂，阴性造影剂为气体。

（1）钡剂。应用医用纯硫酸钡，配置成不同浓度的混悬液，口服或灌肠用于检查胃肠道。现用气钡双重对比造影法，能提高胃肠造影的诊断质量。

（2）碘剂。①碘化钠：为无机碘溶液，刺激性较大，常用于逆行肾盂造影、T管造影、膀胱尿道造影等。②有机碘剂：其品种繁多，常用泛影葡胺做静脉肾盂造影；碘海醇临床多用于椎管、心血管、尿路造影、数字减影血管造影和CT增强检查等。③碘油：常用于子宫输卵管造影，也用于瘘管、泪道及脑脓肿造影等。

（3）气体。常用气体为空气、氧气、二氧化碳，可用于关节囊和胸腹腔造影。使用时，应注意防止空气栓塞。

什么是碘过敏试验？碘过敏的表现有哪些

常规使用碘剂造影前，应做碘过敏试验。碘过敏试验采用以下方法。

（1）皮内试验。取30%试验用造影剂皮内注射0.1毫升，10~15分钟后局部红肿范围超过1厘米，或伴有“伪足”形成者为阳性。

（2）静脉试验。30%试验用造影剂1毫升静脉注射，观察15分钟。

（3）结膜试验。将造影剂1~2滴滴入眼结合膜囊内，3~4分钟后眼结合膜充血和有刺激征者为阳性。

（4）口服试验。检查前3天口服10%的碘化钾（钠）溶液，每天3次，每次10毫升，观察反应。

（5）舌下试验。将2~3滴碘造影剂滴入舌下，5~10分钟后出现口唇麻木、感觉舌大、肿胀变厚、心慌等为阳性。

上述碘过敏试验中，以静脉注射试验最为可靠，皮内试验和眼结膜试验较不可靠。过敏试验阳性者禁做碘剂造影检查。如果试验结果有怀疑，应采用其他方法重做一次。值得注意的是碘过敏试验阴性者造影时仍可能发生药物反应。碘过敏反应一般为头痛、恶心、呕吐、荨麻疹等，轻、中度反应为流泪、结膜充血、面部红肿，面色苍白、气促、胸闷眩晕、喉干痒等；重度为呼吸困难、意识不清、休克、心脏骤停等。

消化道造影检查的部位有哪些

消化道是一条起自口腔终于肛门的很长的肌性管道，包括口腔、咽、食管、胃、小肠（十二指肠、空、回肠）和大肠（盲肠、结肠、直肠等）。消化道造影包括上消化道造影、下消化道造影和全消化道造影。上消化道造影是指观察钡剂从口服经过咽、食管、胃到达十二指肠球部。全消化道造影不是观察整个消化道，是指在上消化道造影的基础上再观察6组小肠的显影情况，钡剂到达结肠回盲部结束。下消化道造影也称钡剂灌肠，是将钡剂从肛门注入，主要观察各段结肠以及直肠的显影情况，直至充盈结肠回盲部。

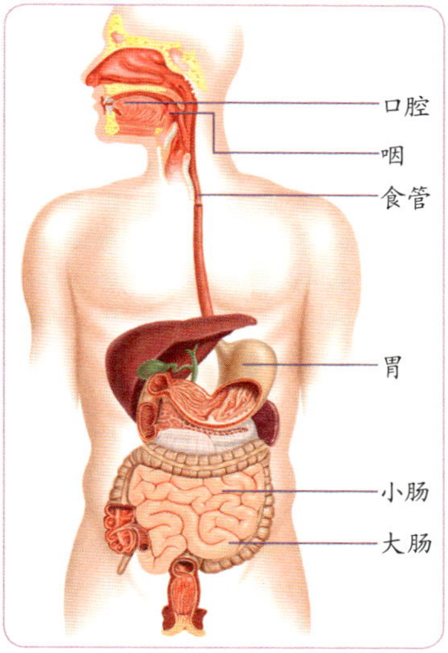

胃肠道造影检查须注意哪些事项

胃肠造影一般以硫酸钡（$BaSO_4$）为造影剂。造影时，将粉末状硫酸钡加水搅拌成不同黏稠度的糊状口服，在吞咽的同时透视、点片，观察食管、胃肠黏膜及胃肠蠕动情况；造影前的准备如下。

（1）消化道检查应空腹（禁食水）8小时以上。

（2）危、急、重患者须由临床经治医师陪同检查。

（3）对于吞咽困难或手术后吻合口狭窄患者，可口服泛影葡胺。

（4）复查患者请带以前所查影像资料。

(5)胃肠造影与B超、CT同时检查时，应先查B超或CT。

(6)此检查会有放射线，孕妇及对射线敏感者须由本人签字后方可检查。

(7)禁忌证：消化道穿孔、消化道大出血及肠梗阻等。

钡剂灌肠检查须注意哪些事项

钡剂灌肠是将液体硫酸钡经肛门注入，观察各段结肠、直肠充盈及黏膜涂抹情况，需要注意以下几点。

(1)检查前1天午饭及晚饭只能吃少渣、半流质饮食(藕粉、粥、烂糊面)或流质(米汤、肉汤等)。

(2)检查前1天下午1~3时饮水500~1000毫升。

(3)检查前1天下午6时，用开水冲服泻药(番泻叶6克)。

(4)检查前1天下午7~10时，每小时饮水500毫升共饮1500毫升。

(5)检查时自带造影剂1袋、6542两支、便盆及卫生纸。

(6)如果患有痔疮、肛裂等肛门疾病，请提前通知医护人员。

(7)除结肠破裂外无绝对禁忌证。

静脉肾盂造影(IVP)检查前的准备及注意事项有哪些

静脉肾盂造影又称排泄性尿路造影，是利用对比剂在静脉注射后，几乎全部经肾小球滤过排入肾盏、肾盂而使之显影的检查方法。此法不但可以观察整个泌尿系统的解剖结构，而且可以了解分泌功能以及各种尿路病变。IVP简单易行，痛苦小，危险性小，因此是临床上最常用的一种泌尿系X线检查方法。检查前需要注意以下几点。

(1) 检查前1天晚上临睡前，必须服泻药。

(2) 造影当日禁食水，住院患者需在病房行碘过敏试验。

(3) 检查时，请携带造影剂、申请单到放射科照相室。

(4) 检查前须填写“静脉肾盂造影检查患者须知”及“静脉肾盂造影检查患者自选造影剂自愿书”。

(5) 检查后当天下午，放射科登记室，凭取片条取报告。

(6) 禁忌证：碘过敏，急性传染病，高热患者，严重心、肝、肾功能损害者，妊娠及产褥期妇女等。

孕妇是否可以进行X线检查

如检查者是孕妇，请告诉医护人员，以采取必要的防护措施或停止检查。无关人员请离开检查室，以避免不必要的X线照射。

X线检查是否允许家属陪同检查

除急重症患者、神志不清者、婴幼儿、骨折患者等需陪伴外，其他陪伴人员和家属不得留在机房内。如果陪同人员中有婴幼儿或孕妇，请尽量远离放射科。

哪些人群不宜进行X线检查

孕妇、婴幼儿及体质较差的人对射线比较敏感，一般不宜做X线检查。例如，孕妇在怀孕3个月以内就不宜做X射线检查，因为这个阶段的胎儿还未成形，孕妇如果过多地接受X射线，容易造成胎儿智力低下或小头症，导致出生后癌症的发病率提高。若必须检查，须本人及监护人签字认可同意方可检查，同时患者有权拒绝此项检查。

腰酸腿疼，胳膊也不舒服，一次照完可以吗

这样做是错误的。虽然每次检查投照的X线剂量都在安全范围内，但是如果对人体多部位多次投照，射线量就会成倍增加，难免对射线敏感的患者产生潜在的危险。如果没有必要一次检查多部位多次投照，建议一次检查一到两个部位，间断检查。

X线是有辐射的，做此项检查对身体有影响吗

普通放射检查采用的是低剂量射线照射，这些检查所用的辐射剂量都在安全范围内，不会造成辐射损伤。检查时，医护人员会对婴幼儿、近期有怀孕计划等患者的敏感部位进行射线防护，因此不必担心，此项检查是相对安全的。

超声诊断为肾结石，为什么拍腹平片看不到呢

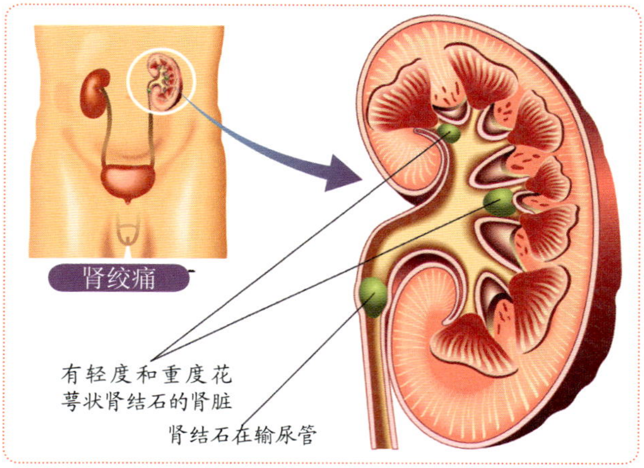

对于泌尿系结石，腹平片是一种常规的检查方法，具有直观、方便、快捷、价格便宜等特点。由于结石的成分有所差异，故其密度和含钙量也不同，因而X线平片检查时，能够显影的尿路结石称为阳性结石，不能显影的称为阴性结

石。此概念只适用于X线检查。有相当高比例的阴性结石腹平片难以发现，但超声和CT平扫以及静脉肾盂造影能做出诊断。

头晕、肩痛，偶尔伴有恶心、呕吐症状，为什么要拍颈椎片呢

如果出现上述症状，说明很可能患上了颈椎病。颈椎病主要症状有头痛、头晕、恶心、肩部疼痛，上肢放射痛和感觉障碍等。诊断颈椎病的主要方法就是颈部拍片，常规检查颈椎正侧位，观察颈椎序列、曲度，是否有骨质增生，椎间隙变窄等。如果观察椎间孔及小关节，则加照双斜位，观察活动度及是否合并椎体滑脱或关节脱位则加照过伸过屈位，要观察齿状突和环枢关节则加照颈椎张口位。

肺炎症状消失 为什么拍胸片肺部还有炎症呢

胸片表现和临床症状以及各种检验指标不是同步的，通常X线表现较临床症状晚，症状严重，血液检查阳性，不一定合并肺部感染；症状消失、血液检验正常，肺部炎症阴影不一定消失。医生通过对两次胸片检查炎症的范围、密度进行对比，来判断炎症的吸收情况。炎症消散的时间受治疗和体质等因素的影响很大。

怎样才能让婴幼儿更好地配合拍片呢

很多婴幼儿到放射科检查，都怀有恐惧心理，又哭又闹，很难配合正常拍片，为了摄取标准体位，请注意以下几点。

（1）常规检查或非急诊检查，尽量在患儿睡眠状态下进行拍摄。

（2）对于年龄稍大的儿童，可以与他们交流，进行鼓励、安抚，取得他们的信任，消除恐惧心理，得到配合。

（3）如果患儿情绪急躁，强烈挣扎难以配合，只能在不伤害患儿的前提下，由患者家属配合强制拍摄；或进行药物催眠（此方法一般不采用）。

（4）患儿进行胸片检查时，一般采取立位投照。新生儿或小婴儿，采取卧位投照。不要穿太厚的衣服，拍摄前去除胸部及颈部的饰品、玉坠以及带有各种装饰物的衣服等。

只要看清有骨折就行了，为什么还要拍标准体位呢

有的小腿骨折的患者认为只要拍片能看清有否骨折就行，不必摆其他姿势。其实不然，医生要求摆正、侧位的目的不仅仅只看有否骨折，更主要的还要看骨折端是凸向前还是凸向后，是凸向左还是凸向右，还是螺旋骨折等，这样便于骨科医生对你骨折端的愈后、是手法复位还是手术切开复位以及如何复位都有一个清楚的认识，更有利于骨折端对位、对线、对轴，而不至于愈后产生畸形及后遗症。如果拍出的X线片既不正又不侧，医生就很难把握了。因此，为了让患者少受苦，避免重拍，就要遵照医生的指令完成一张标准的X线照片。

拍片为什么都要拍侧位呢？左侧和右侧面显像相同吗

拍侧位片是为了从不同角度观察人体组织和病变。X线具有穿透作用，是看其内部实质性内容。因此，当拍四肢骨、脊椎的侧位时就是一个侧面便可以了。有时患者坚持要拍另一个侧面，这不像肺分为左肺与右肺，所以一旦哪边有病就得哪边靠

片，其目的就是使病变侧能更清晰地显示在X线胶片上，以减小放大。同样，用于头颅也有左右侧位之分。相反，当怀疑手指或脚趾骨折拍片时，申请的是正、斜位片，连一个侧位片都没有，这又是为什么呢？请想想看，倘若拍侧位，几个指头或趾头都重叠在一起，就什么也看不到了。

拍片的时候是不是拍的范围越大越好

一位自述“脚痛”的患者到放射科拍片，可等拍完后他却说不对。原来，他所说的“脚”是医学上所说的踝关节。而对于“脚”和“裸关节”这两个部位的拍法是有很大不同的，不是人们所想象的顺带一起拍摄。因此，其一，在说不清人体医学解剖部位时，最好的办法就是指给医生看，不要想当然，以免造成误解。其二，在指点时要精确，明明是颈椎的问题，就不要照一下头才放心。有的患者甚至恨不得从头照到脚都拍一遍。对有必要检查的部位医生不会放过，但对于没有必要检查的部位，最好不要白白地被X线照射。

拍片站着拍和躺着拍效果一样吗

拍X线平片时是该站着拍的。患者应坚持站着，即便在家属的帮助下也要站着拍。例如最常见的胸片，站着拍可以使心影自然，大口吸气使肺部扩张，前胸靠片可减少模糊及放大，不仅如此，还可以对病灶的性质有所判断：通过站立位可以看出病灶内有无气液平，可以看出胸腔内有无胸水及其量的多少。相同的还有，站立位腹部平片，当医生怀疑有胃肠穿孔时，由于气体是向上“跑”的，所以可利用站立位看膈下有否月牙状游离气体。当大夫怀疑你有肠梗阻时，拍一张站立位腹部平片看看是否有气液平，以明确诊断。所以站着拍和躺着拍的效果是不一样的。

（本章编者：姚鼎铭 何绪成）

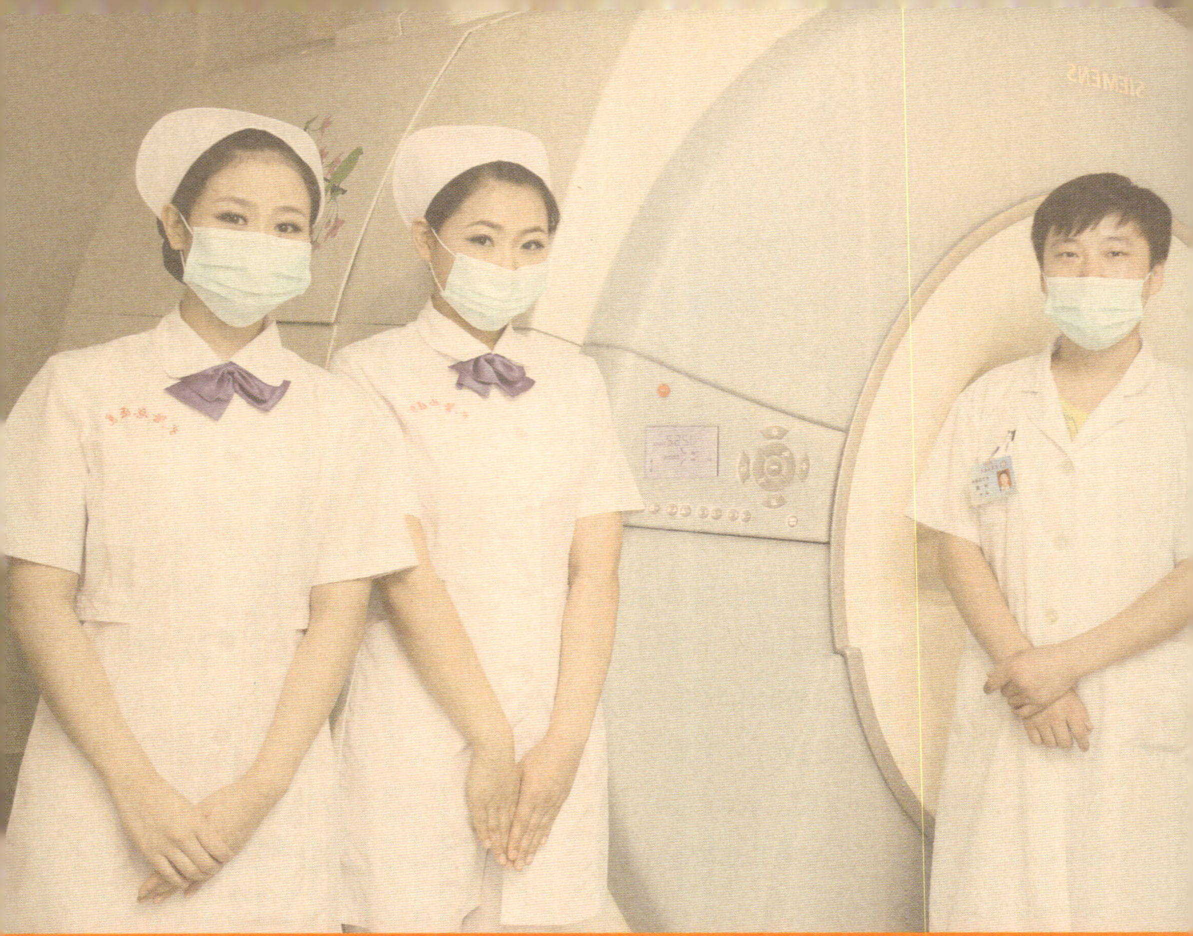

CT JIANCHA

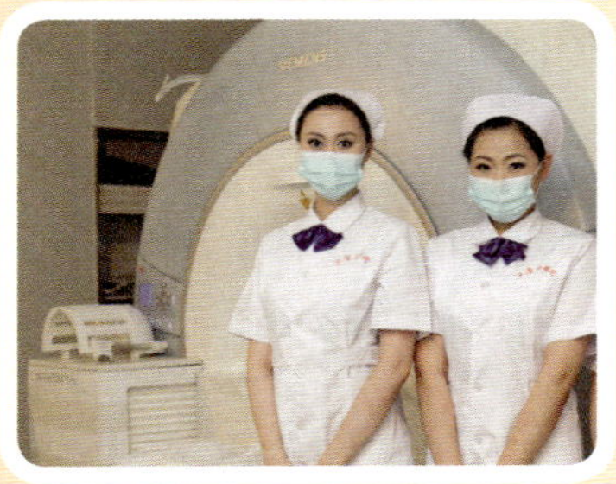

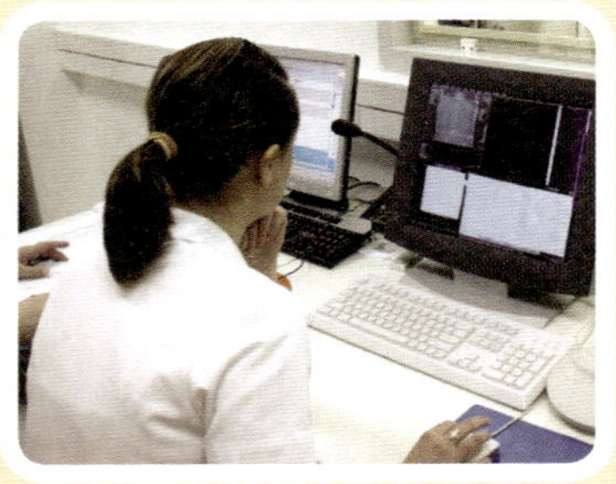

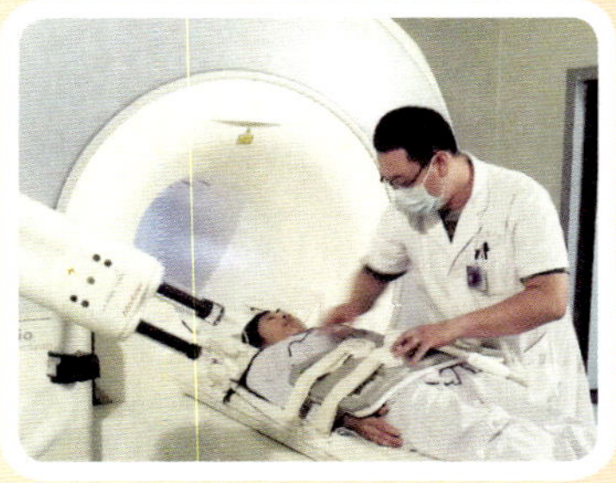

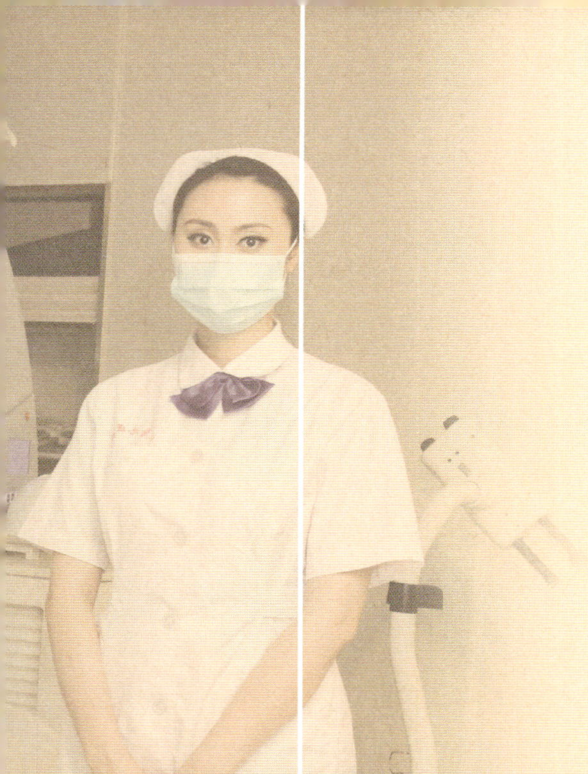

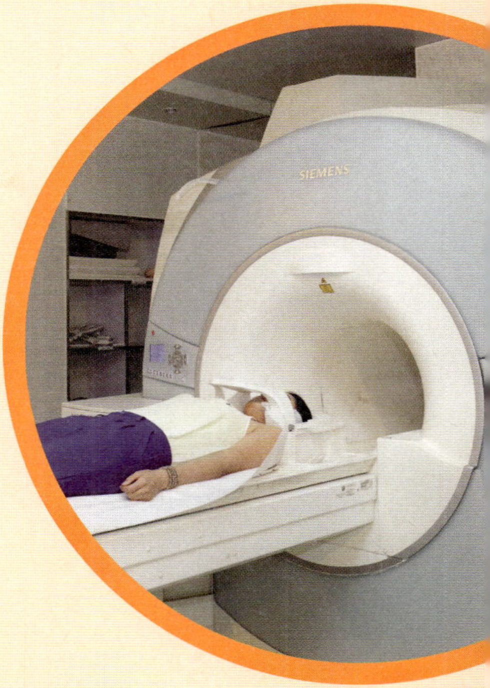

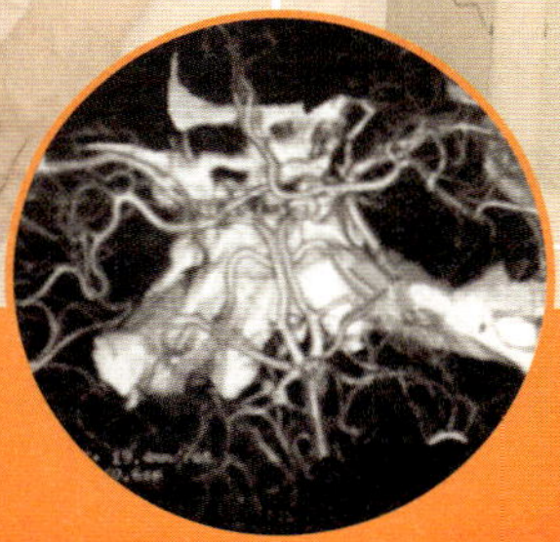

CT检查

CT是什么

CT就是计算机X线体层摄影（Computed Tomography，CT），是电子计算机X线断层扫描技术的简称。

CT从1971年发展至今已有近40年的发展进程。1971年9月，世界上第一台CT扫描机研制成功，安装在英国的Atkinson–Morley医院。最早的CT只局限于头部的扫描。1974年，美国George Town医学中心的工程师莱德雷（Ledley）设计出了全身CT扫描机，使CT不仅可用于颅脑，而且还可用于全身各个部位的影像学检查。

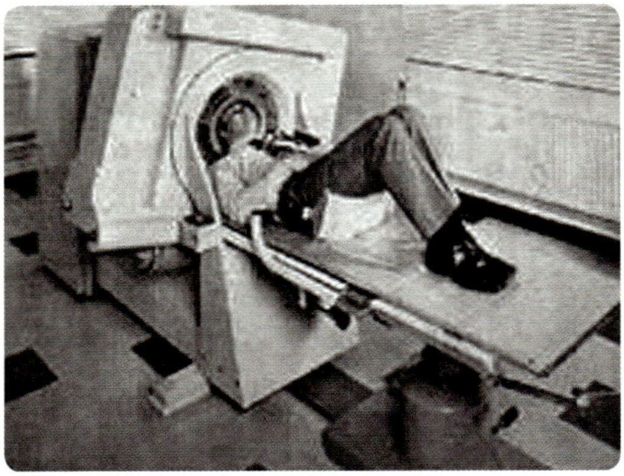
第一台临床CT

1989年，第一台螺旋CT问世，不到20年的时间单层螺旋CT发展到今天的多层螺旋CT。多层螺旋CT技术的发展是CT技术的重大技术突破，具有1次屏气扫描覆盖范围大，Z轴向空间分辨率高，时间精确等优势，基本消除了部分容积效应伪影和阶梯状伪影，使心脏冠状动脉CT血管成像成为可能。

CT检查时使用的造影剂对人体有影响吗

目前CT检查中使用的造影剂都是水溶性非离子型造影剂，具有毒性小、含碘量高、不良反应小和增强效果好等优点，唯一的缺点就是价格较高。它在人体中的作用方式主要通过人体血液循环后由尿路排泄。静脉快速注射后，在几秒钟内迅速达峰值血液浓度，注射后2小时50%的注射剂量后排出体外，在注射后12个小时87%的剂量排泄，注射后24小时约90%的注射剂量通过肾脏排泄。因此，患者做完检查只要多喝水即可。

为什么患者进入扫描室后会觉得凉呢

在真空中，高速运动的电子轰击金属靶时，靶就放出X射线。在产生射线的同时会有大量的热能。当超过球管的热容量温度过高时机器将采取自我保护——停止工作，所以扫描室的室温应保持在20～24℃。体弱及发热的患者来做检查应添加衣物。

进行CT检查人体有不良反应吗

CT检查属于X线检查，如果辐射剂量高会对人体的细胞有一定的损害，但如果不是盲目连续多次检查还是安全可靠的。

CT检查有几种基本方法

CT有两种扫描方法。

一是平扫为普通扫描，是常规检查。

二是增强扫描，即从静脉注入水溶性有机碘造影剂，再进行扫描，以使某些病变显示更清楚。

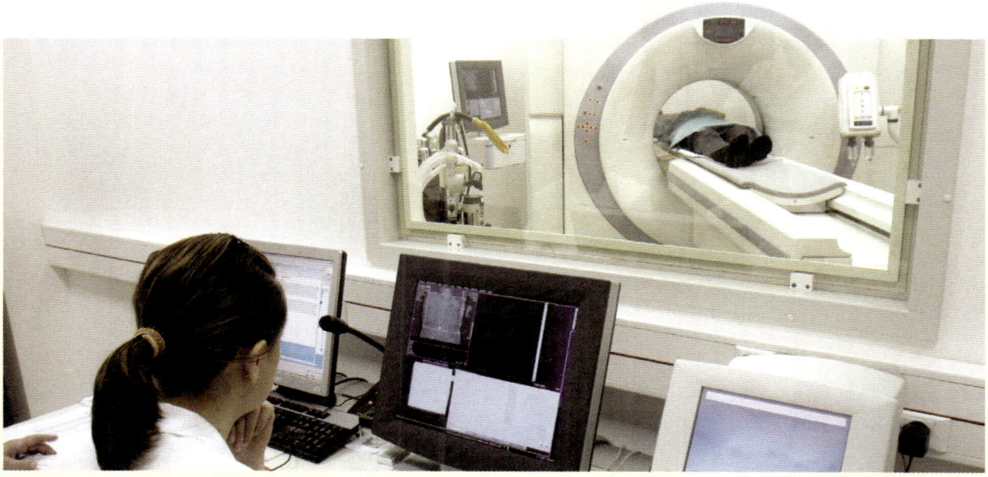

扫描前要做哪些准备

CT检查前的准备工作，对于CT检查的成功起着至关重要的作用。

（1）做CT检查前患者须携带有关检查资料，包括以前检查的CT、MRI、X线检查和其他临床检查资料，以便给医生提供诊断参考依据。

（2）对患者应做好解释说明工作，告知包括检查中机器发出的响声、注入造影剂后会有浑身发热的感受等，以消除其紧张情绪，使检查顺利进行。

（3）检查并去除被检部位的金属物品，如发夹、钥匙、钱币和含有金属物质的纽扣等，以防止伪影的产生。

（4）对于不能合作的患者及婴幼儿应事先给予镇静剂使其入睡后再做检查。

（5）对胸腹部检查的患者，做必要的呼吸训练，如根据呼吸的指令或指示灯进行规律的呼吸，以免产生呼吸或运动伪影。

（6）对腹部检查的患者，须根据检查的需要，事先做好口服对比剂或水的准备，另外检查前1周做过食管、胃肠钡餐和钡剂灌肠的患者不能做腹部CT扫描，以避免肠腔内遗留的钡剂产生伪影影响CT诊断。

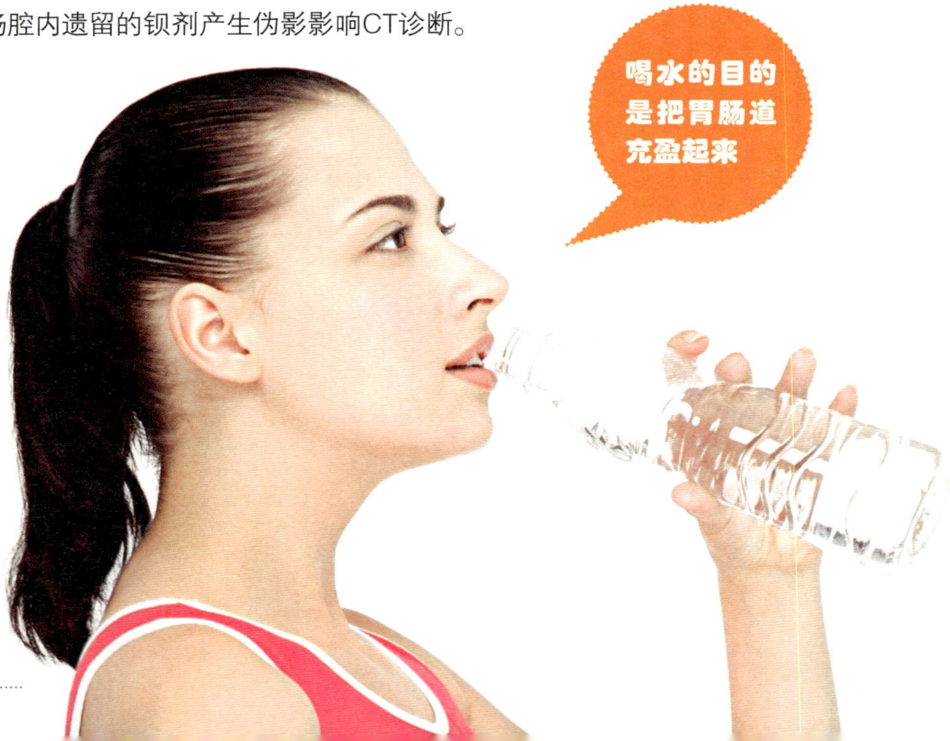

(7) 做盆腔扫描的患者，当日须憋尿并排空大便。

(8) 做心脏冠脉检查者，必须把心率控制在70次/分以下，如有早搏、传导阻滞、房颤者须药物治疗正常后再行检查。

(9) 有药物过敏史、肝肾功能不好者请预先告知医生。

(10) 检查前禁食。检查前禁食是为了清洁胃肠道。喝水的目的是把胃肠道充盈起来，增加对比度。

(11) 检查一般取仰卧位，特殊情况侧卧位或按需要变换体位。为了扫描定位准确，检查过程中患者不能移动，应与医务人员密切配合，根据检查人员给出的指令做好吸气憋气才能顺利完成检查。

做增强扫描时可能会有什么不良反应

在做增强扫描时，发生不良反应的几率是很小的。医院应对各种不良反应都有完备的预案和完善的抢救措施，不用紧张。但是，由于每个人的体质不同，有可能发生以下不良反应。常见的不良反应如下。

(1) 轻度反应。恶心、打喷嚏、面部潮红、皮肤出现荨麻疹等。

(2) 中度反应。恶心、呕吐、胸闷、气急、头晕头痛、轻度喉头水肿、心跳加快、血压下降等。

(3) 重度反应。在上述症状基础上有进一步发展，表现为大片皮疹，皮下或黏膜下出血，血压急剧下降，脉搏细弱，严重喉头水肿，大小便失禁，甚至昏迷。

不良反应都在什么时候发生

不良反应根据发生的时间分为速发反应和迟缓反应。

(1) 速发反应。一般发生在注射后30分钟内，多数发生在注射后5~10分钟。70%的速发反应表现为瘙痒和轻度荨麻疹，大部分致命的重度反应也为速发型。

（2）迟缓反应。多发生在检查后30分钟到2天，一般以女性多见，多为轻中度反应，症状多为头痛、头晕、恶心、呕吐以及皮疹、皮肤瘙痒等，一般多在6小时内出现。

因此，做完CT检查的患者在候诊室休息15~30分钟，如果没有不适便可离开。

一般来说，CT适用于所有器质性疾病的检查，尤其是密度差异大的器质性占位病变的检查，若再结合病史和其他临床资料多可做出定性诊断。按部位分类，包括颅脑、头颈部、胸部、腹部、盆腔、脊柱、四肢。按病种分类，包括各种占位性病变（如肿瘤、脓肿）、外伤、炎症、先天性疾病、发育异常、退行性病变、血管疾病等。

CT检查不适用于哪些患者

CT检查具有电磁辐射，怀孕期间，禁止做CT检查。如果确因病情需要，也要慎重考虑并对腹部采取一定的保护措施，以免X线对胎儿造成影响。另外，对幼儿应该慎用。对碘造影剂过敏者禁止行CT增强扫描。CT对一些弥漫性炎症及变性病变的检查效果稍差：如对肝炎，CT检查无多大价值；对胃肠道内病变的检查，CT不如内窥镜。

头部CT检查的适应证有哪些

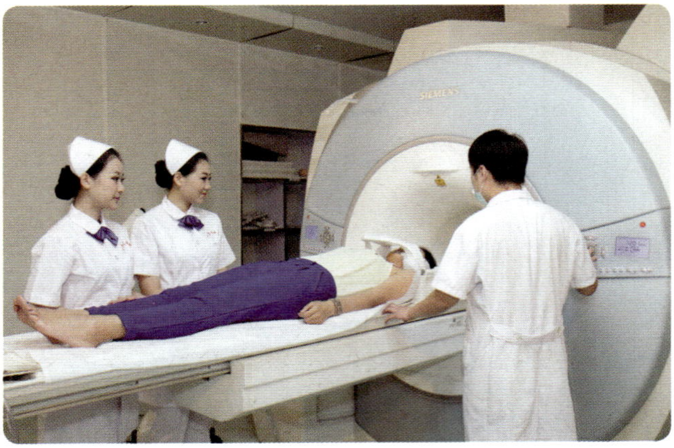

（1）适用于脑血管异常（脑出血、脑梗死）、外伤、萎缩、积水或先天畸形等，一般只做平扫，脑肿瘤或怀疑颅内炎症等行平扫及常规增强扫描。

（2）鼻咽肿瘤、囊肿，息肉等鼻咽部病变及外伤性病变。鼻咽癌放疗前后需要进行增强扫描。

(3)耳颞部先天畸形炎症、脑桥小脑角肿瘤，或者怀疑颅底骨折，常规平扫。

(4)眼眶部外伤、球后部肿瘤或血管畸形等常规平扫，必要时增强。

(5)颈部主要应用在喉部肿瘤、囊肿、息肉、炎性病变以及甲状腺肿瘤、囊肿、炎症的扫描。

胸部CT检查的临床应用

胸部外伤、肿瘤、炎症、纵隔肿瘤、胸部病变、器官异物、术后评价等常规做平扫。血管性、肿瘤性病变加做增强扫描。

腹部CT检查的临床应用

适用于肝弥漫性病变、肝肿瘤、肝脓肿、肝寄生虫病、胆囊结石、胆管先天畸形、胰腺炎、胰腺肿瘤、脾脏病变以及肾结石、肾肿瘤、囊肿、炎症、外伤、肾上腺增生、肾上腺肿瘤、胃肠疾病、胃肠道肿瘤、肠套叠、肠梗阻、阑尾炎等疾病的辅助诊断。

此外，在男性可观察有无膀胱、前列腺和睾丸的良恶性肿瘤、前列腺增生等，在女性可观察有无膀胱、子宫和卵巢的良恶性病变和其他。对于腹主动脉夹层、腹主动脉瘤、肝血管及肾动脉异常或狭窄的诊断，须行增强扫描。

骨骼及四肢CT检查的适应证有哪些

适用于骨折、脱位、骨肿瘤、关节结核及炎症、骨缺血性坏死等，也适用于椎体外伤、肿瘤、老年退行性改变、椎间盘突出、椎体结核、肿瘤骨转移等。

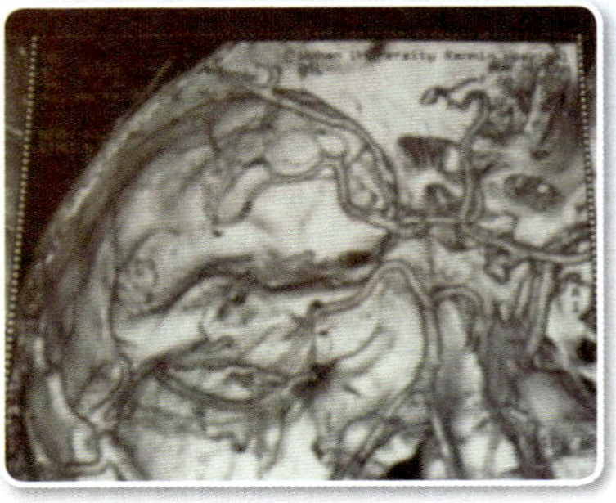

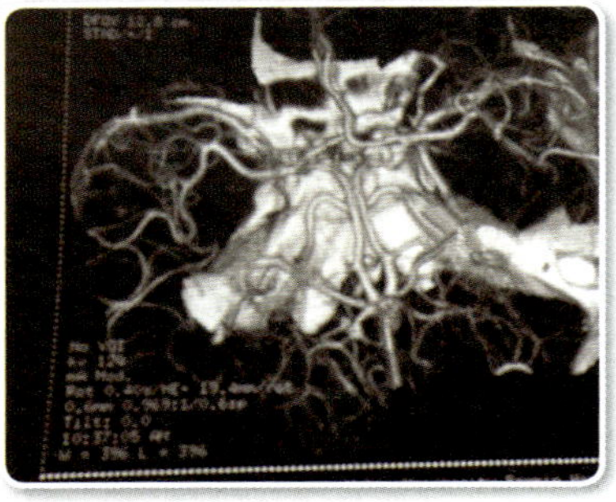

CTA的适应证有哪些

CTA是以螺旋CT尤其是以多层螺旋CT扫描成像为基础，通过血管内注射对比剂，以达到显示全身各部位血管（包括动脉和静脉）为目的的一项检查技术。在临床上通常所说的CTA就是CT动脉成像和CT静脉成像。CT的适应证如下。

（1）血管成像可以显示血管腔内、管壁和腔外病变。全身各大脏器的血管都可以行CTA检查，对大脏器的血管可以显示到3～4级分支水平。对于一些带有金属支架不宜行MRA检查的大血管病变患者也可以行CTA检查。

（2）CTA具有较高的空间分辨率，而且可以从不同的角度显示图像，在许多血管病变的检查方式中有望成为新的金标准。

CTA的禁忌证有哪些

一些不适合X线检查的人群，如孕妇、过敏体质、血清肌酐水平升高，尤其是继发于糖尿病肾病、脱水、充血性心力衰竭、高血压、年龄大于70岁，合并使用肾毒性药物，如非类固醇类抗炎药等患者，甲状腺功能亢进未得到控制、严重肾功能不全等。

冠状动脉CTA

冠状动脉检查无创性，一直是人类的梦想。自从多层螺旋CT发明后，使得这一梦想成为现实。冠状动脉CTA无疑是螺旋CT的突破性进展技术之一，自8层螺旋

CT开展尝试性冠状动脉CTA检查，到16层CT使用，最后到64层螺旋CT使冠状动脉CTA成为常规检查，无疑代表着人类科技的进步。目前的研究显示，该方法可以部分取代冠状动脉造影（插管法），作为冠状动脉狭窄的初步筛选和冠状动脉支架及搭桥术后初步评估的首选方法。由于扫描速度和分辨率的限制，目前的多层螺旋CT对冠状动脉远端或小血管分支的评价有一定的限度，对其管腔的评价有一定困难，此外，心律失常会影像图像的采集甚至使心电门控失效，严重影响图像质量，冠状动脉钙化一方面可以产生图像伪影，另一方面其密度可以与对比剂的密度相似，使评价冠状动脉管腔狭窄变得困难，甚至不可靠。因此，对于严重冠状动脉钙化、心律失常的患者以及对冠状动脉的细小分支，目前多层螺旋CT的评价作用仍然有限。

心脏CT的限度

对于较小的心内结构缺损，由于心脏的波动和分辨率的影响，多层螺旋CT不容易显示，对于心脏瓣膜的运动，如狭窄和反流等显示没有超声显示直观。

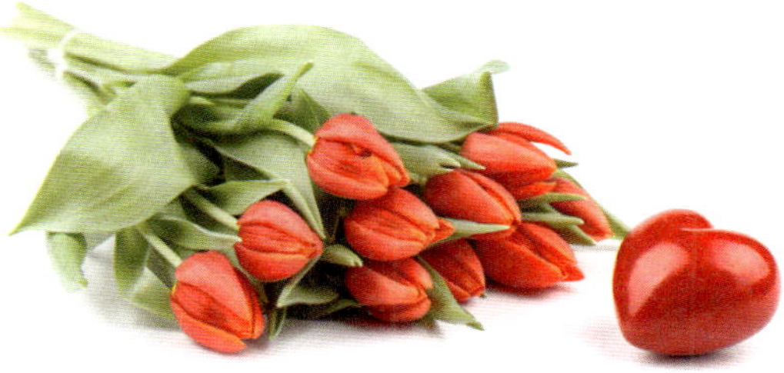

（本章编者：张如意）

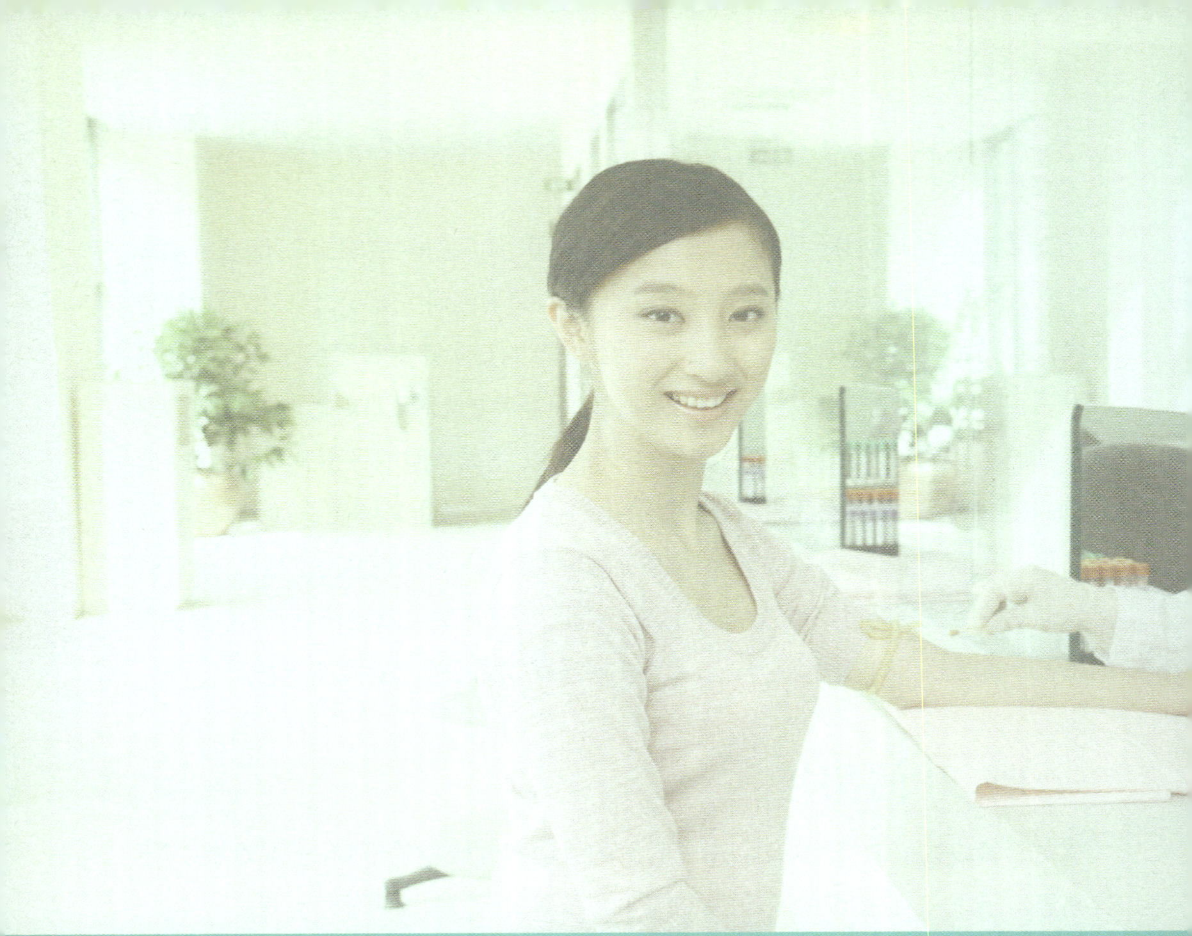

NEIJING JIANCHA

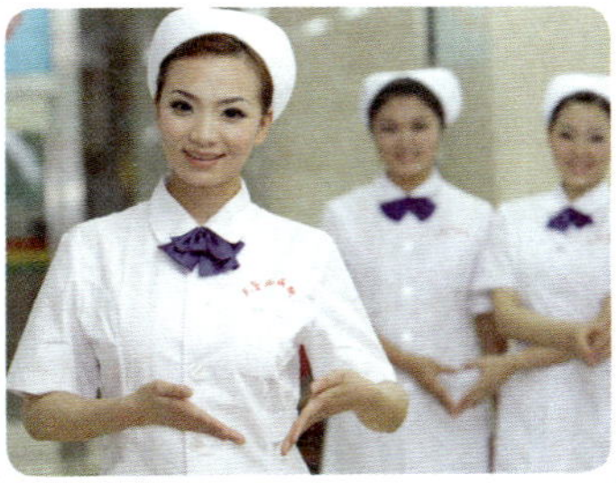

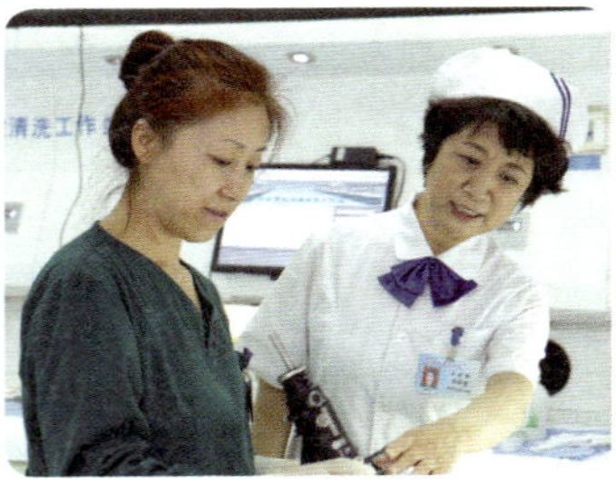

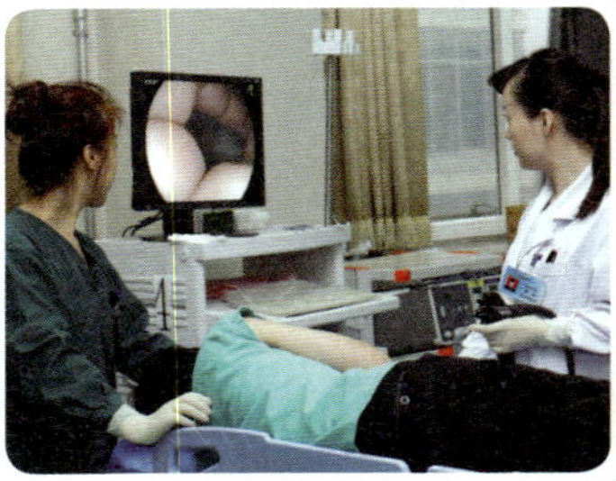

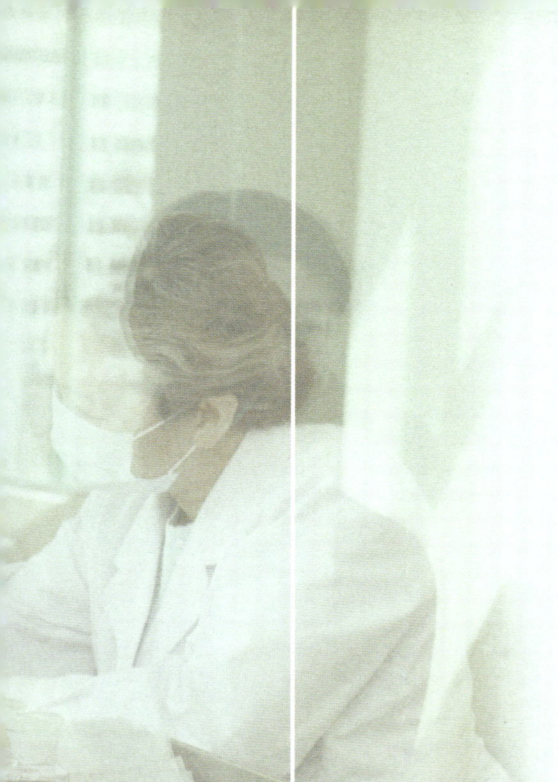

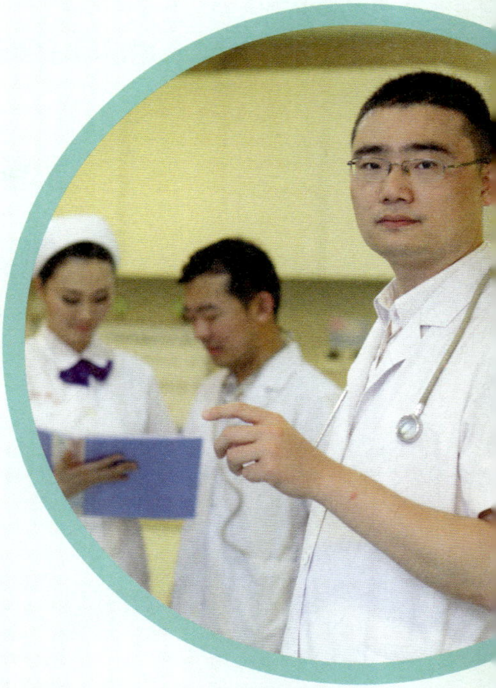

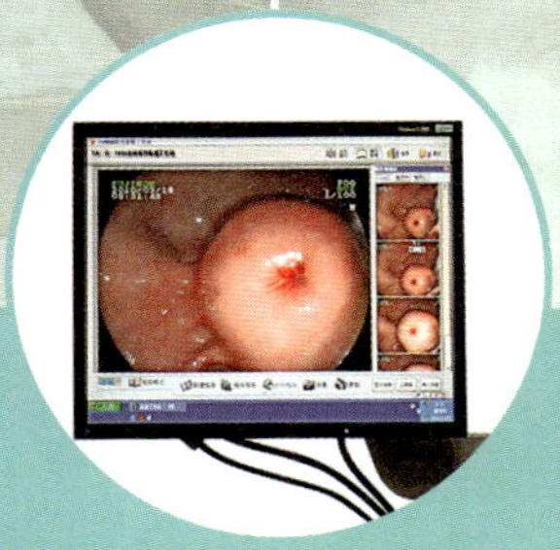

内镜检查

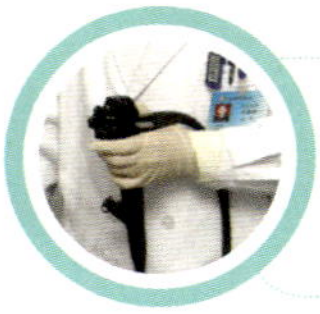

电子胃镜检查

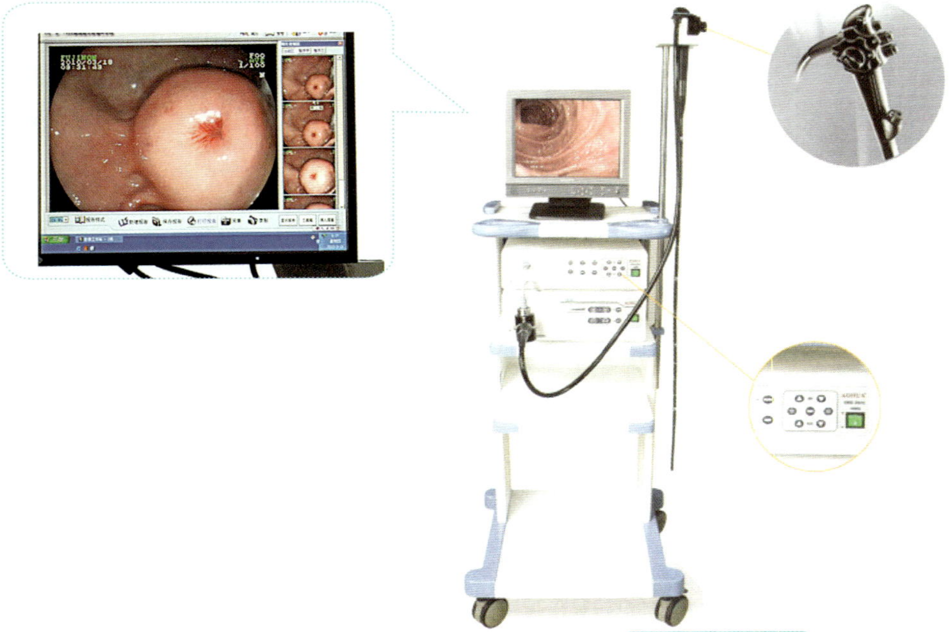

电子胃镜检查

为什么要做电子胃镜检查

电子胃镜检查主要是检查食管、胃内和一部分十二指肠病变情况，整个过程可以录像、拍片（对有病变的部位照相）可以做诊断治疗前后的对照。电子胃镜检查对于诊断食道、胃与十二指肠的疾病是必不可少的。对于肝病患者，做电子胃镜检查的主要目的是了解有无食管与胃底静脉曲张，从而有助于了解患者是否存在早期肝硬化。许多乙肝患者，常规肝功能检查均显示正常、甚至彩色B超检查也未发现肝脏异常，然而电子胃镜检查显示存在食管与胃底静脉曲张，提示这部分患者存在早期肝硬化，应及时治疗。通过胃镜还能进行很多治疗，例如治疗肝硬化、食管静脉曲张，切除食管、胃和十二指肠息肉，治疗上消化道出血，取出上消化道异物等。

什么情况下需要做胃镜检查

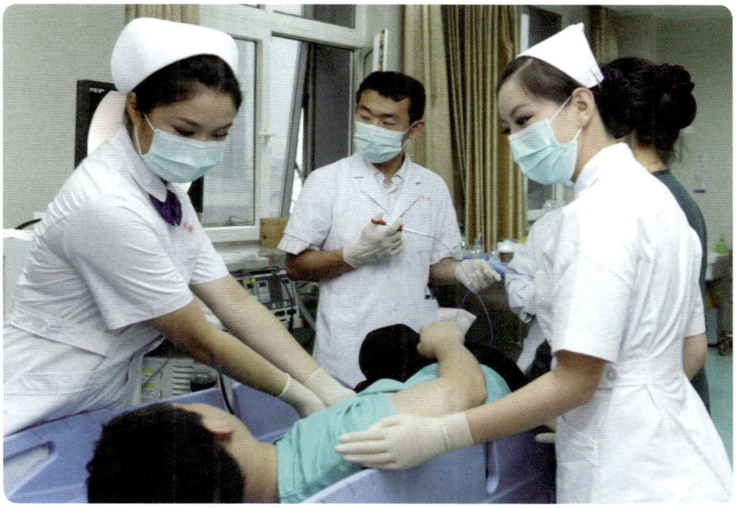

消瘦原因不明的患者可以无任何临床症状，而有不明原因的体重减轻。失血原因不明，患者可以出现黑便或柏油样便，无明显腹痛。上腹不适，仅有上腹痛而无其他症状，或者上腹疼痛伴有恶心、呕吐等症状。X线钡餐造影或CT、B超检查怀疑胃、食管、十二指肠形态改变或局部增厚等改变时。需要长期随诊的患者，如患有溃疡病、胃息肉、萎缩性胃炎、Barrett食管炎等癌前病变。40岁以上有肿瘤家族史的正常人亦可每年行上消化道内镜检查，以便发现及治疗癌前病变。上消化道狭窄，息肉，良性肿瘤可行内镜治疗者。

哪些人不能做胃镜检查

（1）相对禁忌人群。一般性精神紧张，非器质性精神紧张。轻度心律失常与窦性心动过速、心房纤颤等。肺气肿血氧饱和度轻度低于正常。

（2）绝对禁忌人群。精神失常不能合作者。严重心肺功能不全或器质性病变者，如严重心律失常、心力衰竭、呼吸困难等。可疑上消化道穿孔或穿孔的急性期。咽喉部疾患内镜不能插入者。胃、食管化学性烧伤的急性期。脊柱严重畸形者。

胃镜检查前饮食方面有哪些注意事项

在检查前应禁食、禁水至少6小时以上。检查前一天的晚餐应进食无渣饮食（如稀粥、米汤、面汤等易消化、清淡、无刺激性的饮食），并在夜间12点后就不能进食，以达到检查的标准。幽门梗阻或贲门失迟缓的患者在胃镜检查前2~3天即应开始禁食，并每日清洁洗胃，否则胃内食物潴留会影响内镜观察，如为幽门梗阻患者，在检查前1天晚上必须彻底清洗胃内容物，直到冲洗液清亮为止。在洗胃后胃管抽出以前，患者采取头低足高仰卧姿势，以使胃内残留液完全排出。如果已做钡餐检查，必须在钡餐检查3天后再做胃镜检查。

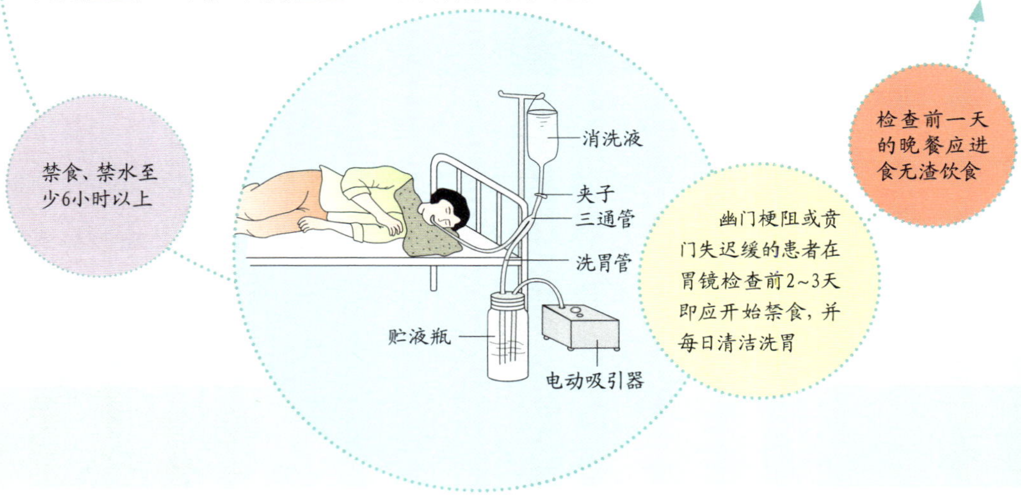

做完胃镜检查后什么时间可以进食？还需要注意哪些方面

检查后不要立即饮食和饮水，因为检查中服用的麻药作用还没有完全消失，避免引起呛咳等不适。2小时后进温凉饮食，注意避免温度过高引起的黏膜损伤。检查后1~4天，可能感到咽部不适或疼痛，但无碍于饮食，可照常工作，病情较重者可休息。术后当天不宜进行驾驶、水上及高空作业。术后数日内，严密观察有无黑便等并发症的出现，如有不适，及时复诊。

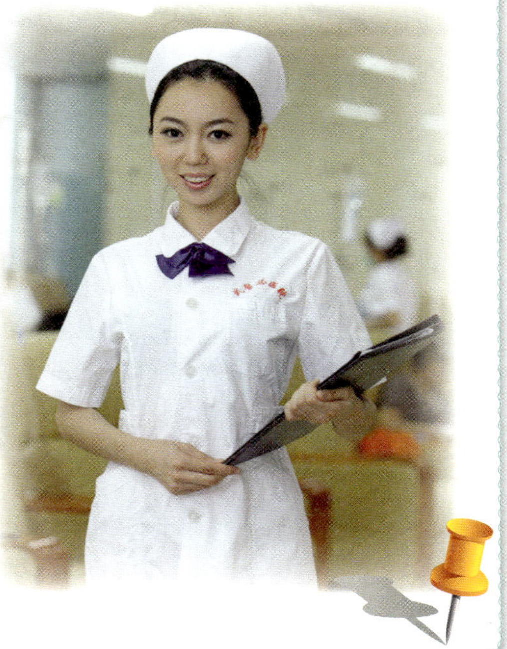

胃镜检查可能会出现哪些并发症

（1）严重并发症。包括①穿孔：国外报道大约占内镜检查的0.3%。最常见部位为食管下段及咽喉部梨状窝，占穿孔的50%。往往由于患者不配合或检查者操作过于粗暴，使用侧视镜通过贲门时易发生穿孔。穿孔一旦发生，患者立即出现上腹部剧痛无法忍受，或出现纵隔颈部皮下气肿，应及时拍片定位，如发现纵隔气肿或气腹等现象，应及时手术治疗。②心脑血管意外：国外报道，发现心脑血管意外可能与进镜后引起迷走神经兴奋有关。由于检查致心脑血管意外死亡者报道少见，报道内镜后脑梗死或脑出血者实属罕见。③感染：国外报道上消化道内镜检查后可出现吸入性肺炎，约占0.07%，可能为患者严重体弱或使用过度镇静剂所致；50%食管静脉曲张患者在行硬化治疗后可出现暂时性菌血症。此外，由于内镜污染而传染疾病，如丙型、乙型病毒性肝炎等，亦鲜有报道。

（2）一般并发症。包括①下颌关节脱臼，可进行手法复位。②喉头痉挛，应立即退出内镜以解除呼吸困难。③食管贲门撕裂，往往由于检查中患者过度呕吐所致。④咽部感染或脓肿，是由于操作内镜引起损伤。

胃镜检查时医生常用的麻醉方式有哪些

全麻

特点为完全无痛苦，易于为患者所接受。用普鲁泊福（丙泊酚，也称异丙酚）静脉滴注或静脉注射。对全身血压影响极小，检查后患者可即刻清醒活动，无不适之回忆。

局麻

采用喷雾法或口服法，一般采用2%利多卡因。口服，可采用利多卡因凝胶。口服后可以减轻检查时的刺激症状。

在做胃镜检查前需要常规做的化验项目有哪些

需生化、澳抗和性病两项的化验结果再行胃镜检查。如高血压或者心脏病的患者应提前通知医生。

胃镜检查的同时还能做哪些方面的治疗呢

胃镜除了能用来检查胃内病变外，还能检查食管和一部分十二指肠。不少人认为胃镜检查是很痛苦的事，其实不然。现在的胃镜已经做得非常细致，直径仅为1厘米，使用时检查者几乎感觉不到痛苦。不仅如此，通过胃镜还能进行很多治疗，例如治疗肝硬化、食管静脉曲张，切除食管、胃和十二指肠息肉，治疗上消化道出血，取出上消化道异物等。

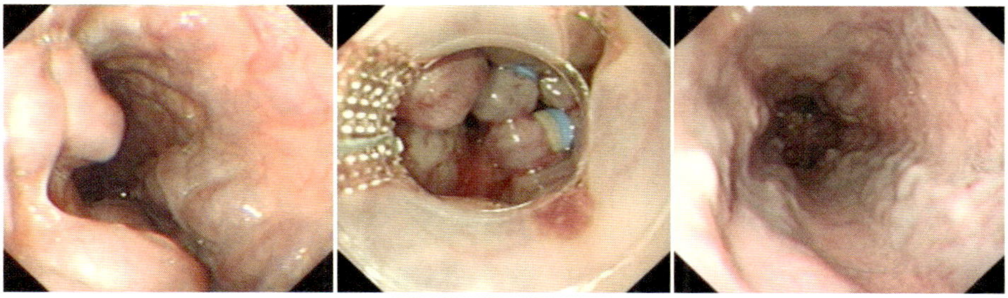

食管静脉曲张

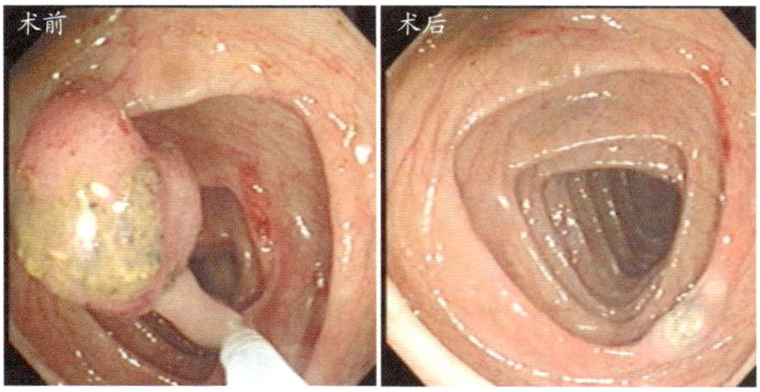

胃和十二指肠息肉

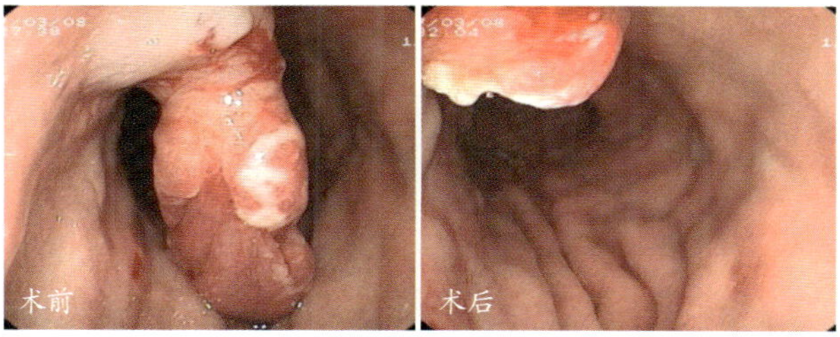

胃和十二指肠息肉

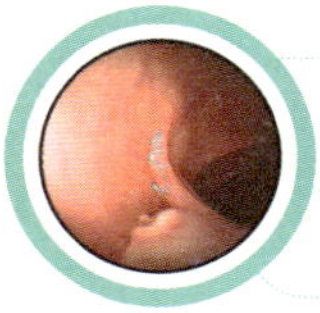

电子肠镜检查

肠镜检查主要起什么作用

电子肠镜检查主要用于对原因不明的结肠出血、慢性腹泻、结肠息肉需电凝切除者或结肠术后需复查者进行明确诊断的检查。电子肠镜是经肛门将肠镜循腔插至回盲部，从黏膜侧观察结肠病变的检查方法，为目前诊断大肠黏膜病变的最佳选择。它是通过安装于肠镜前端的电子摄像探头将结肠黏膜的图像传输于电子计算机处理中心后显示于监视器屏幕上，可观察到大肠黏膜的微小变化，如癌、息肉、

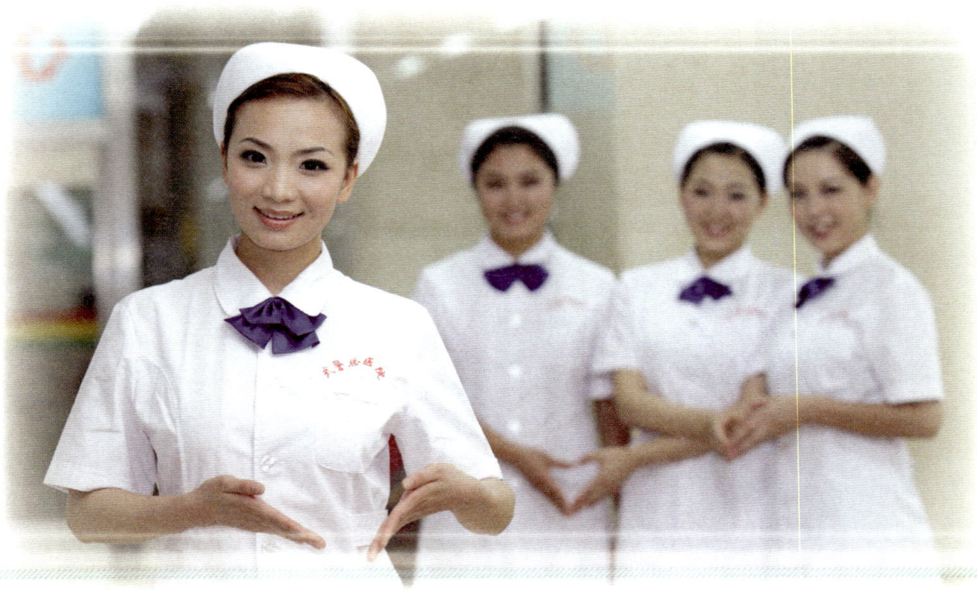

糜烂、出血、色素沉着、血管曲张和扩张、充血等，其图像清晰、逼真。电子结肠镜还可以通过肠镜的器械通道送入活检钳取得米粒大小的组织，进行病理切片或其他特殊染色，对黏膜病变的性质进行组织学定性，如炎症程度、癌的分化程度等进一步分级，有利于了解病变的轻重，指导制订正确的治疗方案或判断治疗效果。通过肠镜器械通道还可对结肠一些或病变如息肉、出血、异物等进行内镜下治疗。

肠镜检查前需要做哪些准备

（1）检查前应空腹。肠道的充分清洁是肠镜检查的基本条件与要求。彻底清洁的肠道既可保证检查的准确性，避免漏诊细小病变，又可避免因肠道清洁不佳而增加进镜的困难，减少不必要的痛苦。服用清肠剂前保持空腹（胃内没有食物，包括牛奶与豆浆等流质食物）是肠道得以彻底清洁的基本保证。

（2）检查前2~3天的低纤维饮食对原来排便有困难者是很需要的。一般来说，上午接受肠镜检查者，可选择于检查前1天，进食易消化无渣饮食（如稀粥、牛奶、蛋羹、面条、面包、馒头、豆腐等），不吃蔬菜、咸菜、鱼、肉类及水果。

（3）检查前1天晚上空腹服用清肠剂。若做普通肠镜（非麻醉肠镜），也可于检查当天早晨空腹时服用，排泄干净后即接受肠镜检查；下午检查者，则于上午服用清肠剂。如做麻醉肠镜，则应保证于检查前6小时喝完清肠剂以确保安全。方法是检查前1天晚，睡前服果导2片，检查当日早晨4点，硫酸镁50克冲水喝，走动10分钟后，喝温白开水2000毫升（60分钟内喝完）。或是使用肠道清洁剂，以聚乙二醇电解质液最为常用，通常2000毫升左右，于检查前空腹状态服下。快者可在半小时后、慢者一个多小时后即出现腹泻，直至出现水样泻、清水样泻而达到彻底的肠道清洁目的。检查前的最后一次排出物不是清水，而仍有粪渣者，应配合其他辅助清洁肠道的方法，如清洁灌肠。有条件者可用大肠水疗机进行大肠水疗，以进一步提高肠道的清洁度。

除有血便和脓血便外，还有哪些情况需要做肠镜检查

消瘦原因不明，下腹不适，患者有大便习惯改变或无症状均可考虑行结肠镜检查。脓血便或血便，不能简单地诊断为菌痢或痔疮进行治疗，应及时行结肠镜检查以便发现早期结肠癌。钡灌肠或腹部CT、B超可疑结肠形态改变或肠壁增厚者。需要长期随诊的患者（如慢性溃疡性结肠炎、克罗恩病、结肠息肉及结肠癌术后追踪观察），40岁以上有肿瘤家族史的正常人，可每年例行结肠镜检查。

哪些人不适合做肠镜检查呢

不是所有的人都适合做肠镜检查。有这些情况的人不适合做肠镜检查：下消化道严重梗阻，不能排气排便者；精神病变为器质性，不能合作者；心肺功能严重不全者；有腹部疝气或切口疝者；可疑结肠穿孔者；肛门、直肠畸形或高度梗阻，结肠镜不能插入者；脊柱严重畸形者。

肠镜检查有哪些并发症和不利因素

（1）穿孔。可以因为肿瘤或炎症使肠壁变薄，充气后穿孔，或由于结肠镜通过直乙交界狭窄、降乙交界狭窄时操作过于粗暴所致。穿孔发生后，患者立即出现全腹剧痛、肌紧张、压反跳痛，立位腹平片可确诊，应及时进行手术治疗，否则患者可在数小时内进入休克阶段，甚至危及生命。

（2）心脑血管意外。如晕厥、心律失常，包括心动过缓，甚者心跳停止，但罕见报道。

（3）出血。检查后少量便血，可能与活检钳或息肉电切后及镜身打攀压迫有关。应注意观察，出血量大时应及时输液治疗，必要时内镜下止血治疗。

(4)感染。由于镜检而发生的交叉感染罕见报道。

(5)月经期不宜做此项检查。

做无痛肠镜检查对患者有什么影响

主要特点为完全无痛苦，全麻，易于为患者所接受。用普鲁泊福静脉滴注或静脉注射。对全身血压影响极小，检查后患者可即刻清醒活动，无不适之回忆。

做肠镜检查前需要携带哪些化验检查项目

需要携带GPT、HBsAg、抗HCV、抗HIV化验单。疑有结肠息肉者，请带凝血四项化验单。如做钡灌肠，请携带X线片。

患者采用左侧卧位，放松并取出义齿，松开衣领及腰带。

做完肠镜检查后应注意哪些方面？能吃辣的吗

肠镜检查后，注意是否有腹痛、腹胀等不适，应2小时后进温凉饮食（如易消化的稀饭、稀粥、面汤、片汤等，温度不宜过高，以减少对黏膜的刺激），避免进食刺激性、辛辣的食物，注意观察排便的颜色、性状及量，是否带有黏液、脓血等情况，如有异常，及时就诊。

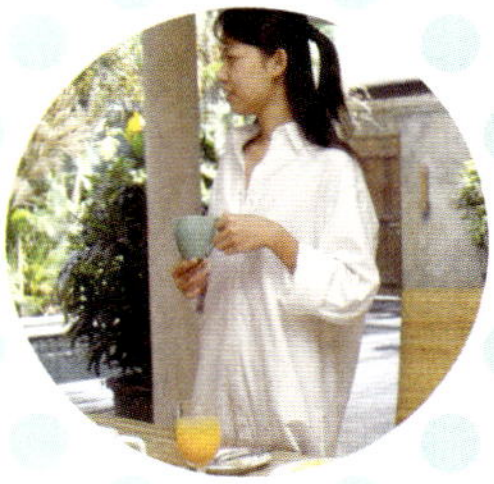

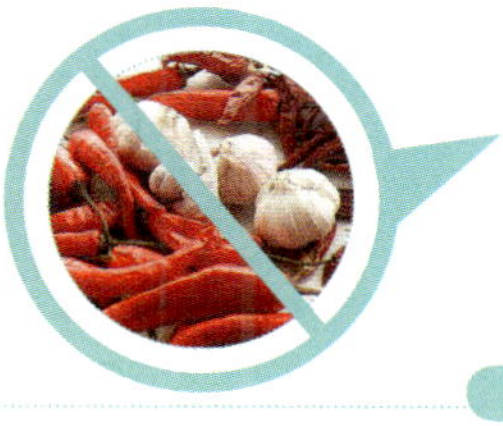

忌食刺激性、辛辣的食物

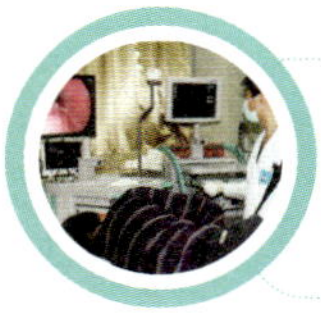

食管镜检查

什么是食管镜检查

食管镜检查(esophagoscopy)是将食管镜插入食管内对病变进行检查和治疗的一种方法。与支气管镜一样,食管镜亦有硬管和软管两种类型。

哪些人可以做食管镜检查呢

除食道狭窄的患者,细胞学检查阳性,钡餐阴性或可疑,需定位诊断和组织学定性诊断者;钡餐病变位置肯定,但良性、恶性鉴别困难者;局限于黏膜的早期癌需作镜下切除、电凝或激光治疗者;中晚期患者可了解癌外侵程度、肉眼分型、组织学分类和肿瘤分期,以利于制订术前治疗计划;内镜下对癌性狭窄的姑息治疗,如置入合金支架、冷冻、激光等疗法的应用。

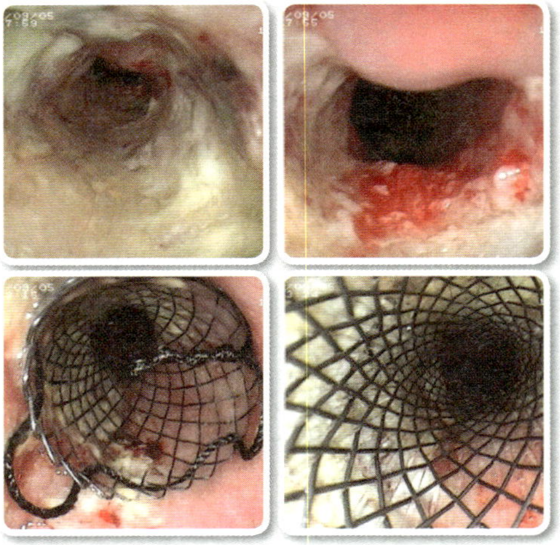

食管癌狭窄支架安置术

有呕血现象能做食管镜检查吗

有呕血者不能做食管镜检查，特别是严重出血性疾患，或近日有呕血、咯血者，同时有全身状况极度虚弱，严重心肺功能障碍，急性呼吸道感染，癌有深在溃疡伴有穿孔先兆征象者。

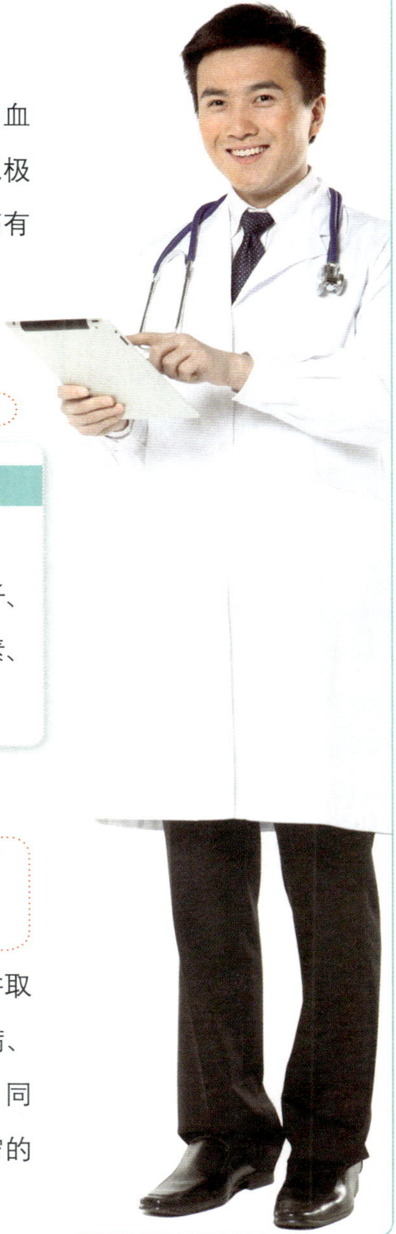

检查前有哪些用物准备呢

食管镜检查前应做的用物准备有：

（1）食管镜、取异物钳、取组织钳。

（2）其他用物：电源插头、备用灯芯、卷棉子、喷雾器、标本瓶、氧气装置及用具、0.1%肾上腺素、1%丁卡因（地卡因）、滑润剂等。

食管镜检查除能取异物外，还能做哪些检查和治疗

通过食管镜检查可以诊断食管异物的位置并取出异物外，还能通过食管镜检查诊断食管憩室病、食管狭窄病及食管肿瘤取活体组织做病理检查，同时通过食管镜检查扩张食管，具有治疗食管狭窄的作用。

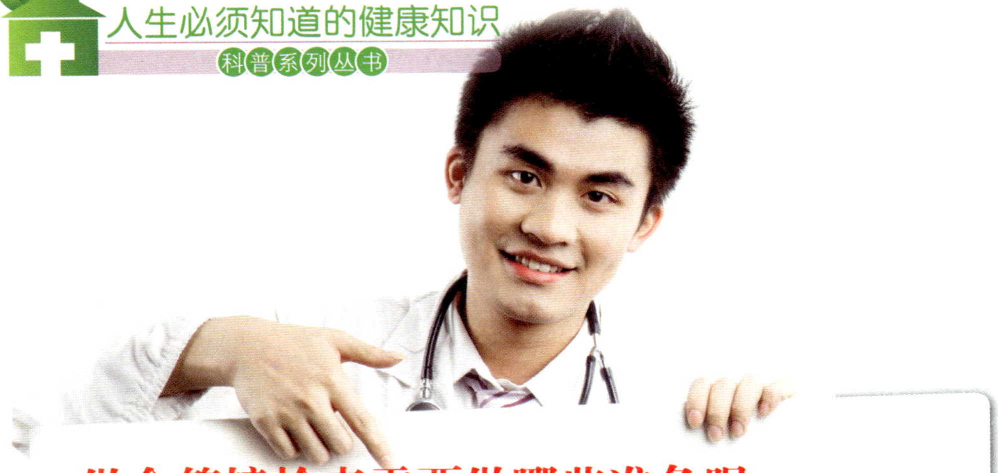

做食管镜检查需要做哪些准备呢

（1）检查前6小时禁食水，检查前30分钟注射镇静剂及阿托品0.5毫克。

（2）要向患者说明检查目的和方法，以解除顾虑取得合作。

（3）检查前用漱口液含漱，有上呼吸道炎症者应延期检查。

（4）如有义齿应取出。门齿松动者应特别注意，避免术中碰掉，流入气管，造成窒息。

（5）嘱患者全身放松，保持头高位及正中位，如有不适可作手示。对小儿应解开衣领，用约束带固定双手。

（6）用少量麻醉药喷入患者咽部。1~2分钟后再喷入1次，若无药物过敏反应，可按常规方法麻醉。用2%~4%可卡因行咽喉部喷雾3~4次，总量不超过300~400毫克，或用0.5%~1%丁卡因（地卡因）咽喉部喷雾3~4次，总量不超过60~70毫克。

（7）食管镜术中护士应注意观察患者的脉搏、呼吸、面色及插管的时间等。

早、中期食管癌患者在内镜下的表现及分型是怎样的

早期食管癌内镜下表现及分型

（1）糜烂型。最常见，约占早期食管癌的半数以上，局部充血，黏膜失去正常

光泽，病变周围边界清楚。糜烂区呈粗颗粒状，黏膜皱缩或伴有单发或多发性小结节。

（2）斑块型。多呈局灶性、灰白色，稍高出黏膜平面。表面粗糙或糜烂，有时并发微小癌性结节或似沙粒样小颗粒。

（3）小结节型。表现为孤立或多发性小结节，表面易碎裂出血。有时呈息肉状，周围绕以正常黏膜。此种单发或多发结节，偶可离开主灶形成卫星病灶，可能构成早期癌的多点来源。

（4）粗糙型。食管部分黏膜粗糙，进而增厚、不规则，失去正常外观。

（5）隐匿型。另有少数病例，食管黏膜无明显形态改变。

中晚期食管癌内镜下表现及分型

由于病程长短和细胞学类型不同，内镜下表现的形态、大小、外侵和狭窄可有很大差异。肿瘤似蕈状、肉芽状、菜花状、桑葚状或息肉状。颜色为淡红、暗红或灰白色不等，瘤体表面常有深浅不等的溃疡，被覆坏死组织，质脆，易出血。主要向腔内生长的癌肉瘤，可见癌蒂与管壁相连。癌至晚期或为缩窄型者则显示高度狭窄，其上方食管明显扩张，镜管难以通过。深在溃疡或高度狭窄患者，在咬取活检时尤应避免盲目从事，以免发生穿孔或大出血等并发症。

做完食管镜检查后应注意哪些方面

检查后嘱患者吐出涎液，注意有无痰内带血或咽喉疼痛。检查后2小时内禁食、禁水，以防发生误咽性炎，2小时后开始进食，防止误吸。术后嘱患者稍加休息，观察有无并发症发生，如有胸腹疼痛、发热、气短等症状时应及时检查颈部，如发现皮下气肿，则可能为食管穿孔，需急症处理。

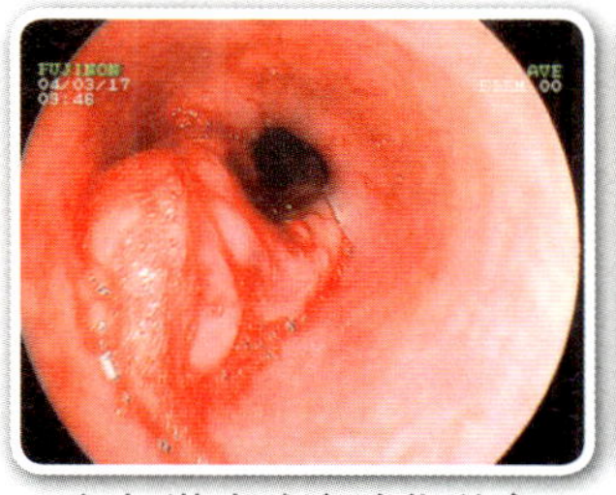

氦氖激光治疗消化道癌

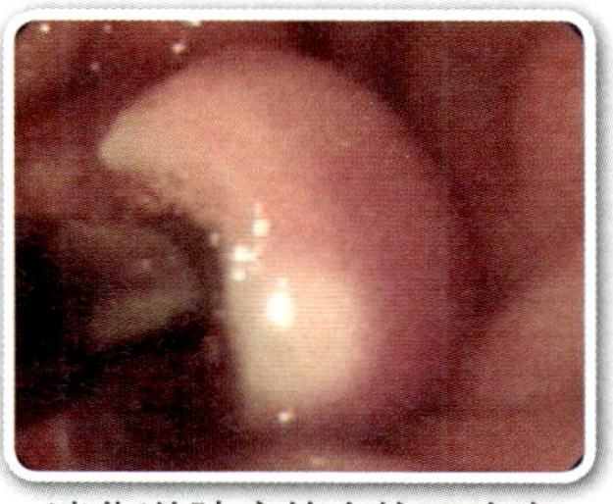

消化道肿瘤的内镜下治疗

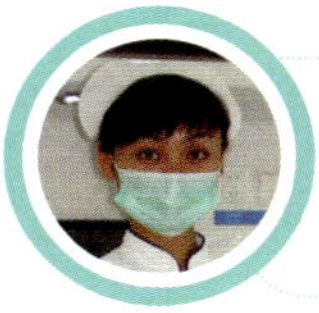

纤维胆道镜检查

什么是纤维胆道镜检查

纤维胆道镜是近年来随着纤维光学的发展而发明的一种主要用来诊断胆道疾病的新器械，和纤维胃镜、纤维十二指肠镜等一样，它也是一条由许多光学纤维组成的空心管子。医生在手术中切开患者的胆总管做胆总管探查时，就可以将纤维胆道镜从胆总管的切口放入胆道内。通过它可以直接看清胆道内的病变，从胆道镜中还可以放入取石网、活组织钳、细胞刷和冲洗管等器械，对诊断和治疗许多胆道疾病有很大的帮助。

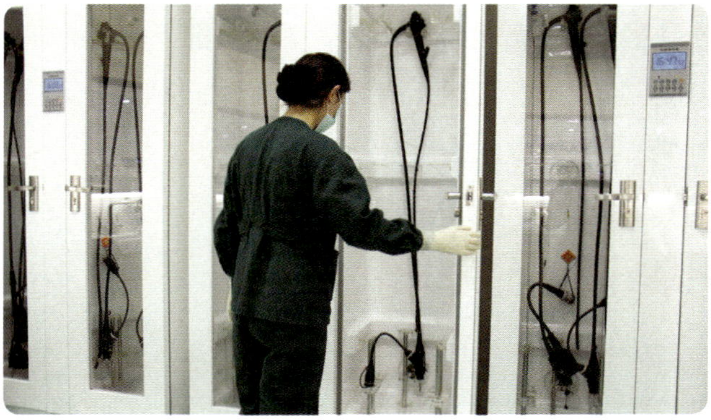

纤维胆道镜能做哪些检查和治疗

（1）确定胆管病变的部位和性质。通过纤维胆道镜可以直接窥视胆总管、肝总管，甚至肝内胆管的管壁和管腔，帮助确定胆管有无炎症、肿瘤、管腔有无狭窄。如发现胆管内有肿瘤或管腔狭窄，不能确定其性质时，可以用活组织钳夹取一小块组织作切片检查，或用一种专门的小刷子擦刷病变的部位，然后再作细胞检查。

（2）确定胆道内有无结石遗留。有的患者在手术后经过“T”管造影，发现胆管内还有结石残留，对这些患者有时可以先将“T”管拔除，立即把纤维胆道镜从“T”管的瘘道插到胆道内，然后再插入取石网将胆石取出，这样就可避免用再次手术的方法来取出胆石。

（3）胆管结石是目前消化外科的常见疾病，在国内许多医院仍以手术治疗为主要手段，但是手术残余结石的发生率极高，特别是肝内胆管结石超过50%，是造成多次手术的原因，也使手术十分困难。胆囊切除术中进行纤维胆道镜检查治疗为胆总管结石、残余结石找到了简便、有效的方法。由于纤维胆道镜的镜身细软，直径3~6毫米，可以直接插入肝内外胆管及其分支，可以进行冲洗、取石、止血、造影、取活检等检查和治疗。

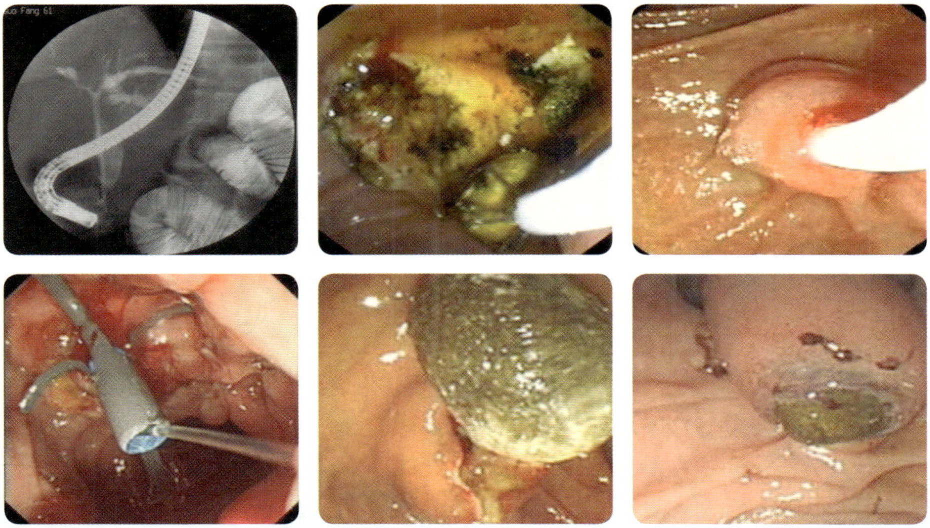

纤维胆道镜下逆行胰胆管造影（ERCP）检查及治疗

乙型肝炎患者能做纤维胆道镜检查吗

乙型肝炎活动期的患者不能做。以下患者不宜做此项检查：处于休克等危重状态的患者，严重心肺疾病者，精神病患者或严重智力障碍者，胆道出血患者，脑出血患者。

纤维胆道镜检查前需要做哪些准备

（1）手术前一天晚上，医护人员要将纤维胆道镜放入一密闭箱内，用40%甲醛加高锰酸钾氧化熏蒸，取石篮及活检钳也可以熏蒸。胆道镜等也可浸泡消毒。无论是浸泡法还是气熏法，均需保护硬质目镜部分，以防液体或气体进入镜内而损坏镜身。

（2）手术前一天，医护人员要检查冷光源，交直流变压器性能是否良好，冷光源灯泡应准备1只备用，以防灯泡坏了延长手术时间。

（3）做好术前各种辅助检查，如血、尿常规，肝肾功能，血糖，电解质，梅毒，丙型肝炎，艾滋病，出凝血时间，胸部X线摄片，B超，心电图检查等。医护人员还要了

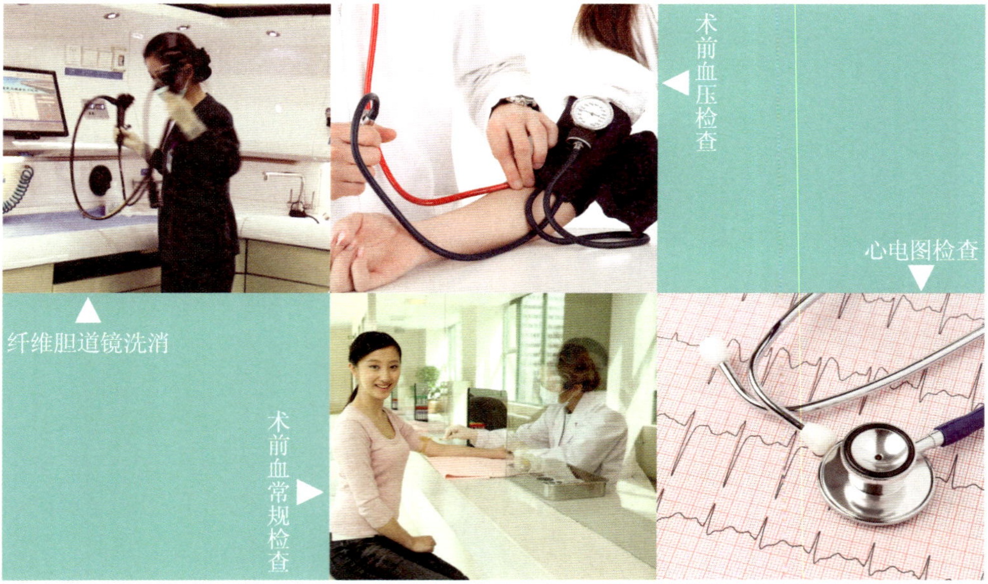

解患者的基本情况，常规测体温、脉搏、呼吸、血压。了解患者的药物过敏史，做好青霉素皮试。

（4）术前1天备皮需清洗患者腹部，上至双乳头下，下至耻骨联合，左右为腋中线，特别是脐部，腹腔镜胆囊切除术主切口紧靠脐缘，清洗不彻底，易造成此切口感染。可用棉签蘸液体石蜡或双氧水浸泡脐窝，待其内积垢充分软化后拭净，再用碘附棉球在脐窝内擦拭数次，最后贴上消毒纱布块。注意擦拭脐窝时动作要轻，以免擦伤皮肤，影响手术。

术前，患者应洗澡。术前12小时禁食，4小时禁水，术晨留置胃管、尿管，将胃液、尿液引出，以免误伤胃及膀胱。术前1天休息好。保持室内环境清洁安静，增加舒适感，夜间入睡困难者，可给予适当的镇静剂，保证充足的睡眠。术前30分钟，肌肉注射阿托品0.5毫克和苯巴比妥钠0.1克，或只肌肉注射阿托品0.5毫克。患者进手术室后，铺好麻醉床，备好吸痰器、吸氧管和心电监护系统，随时接患者返回病房。

纤维胆道镜检查术中手术室护士应该如何配合医生做好检查

（1）心理护理。胆囊结石患者通常都有很长的病史，反复发作而害怕开刀。手术护士应给予细心的关怀，使患者放松。

（2）协助麻醉师上好麻醉，摆好手术体位，做好手术清点工作，准备一副无菌输血器给洗手护士，冲洗胆道用。悬挂一瓶无菌生理盐水在患者左边待用。

（3）常规消毒铺巾，进腹，切除胆囊。切开胆总管，若是准备用胆道镜作检查，胆总管的切口应不大于1厘米。将胆道镜从熏箱中拿出，表面用无菌生理盐水冲洗干净，以免刺激胆道黏膜。连接冷光源，调好亮度。将输血器一头插入准备好的悬挂的生理盐水中，一头取下针头接在胆道镜上，将吸引器接在胆道镜上。打开输血器调节开关，使胆道扩张，手术医生一边观察一边推进胆道镜，如发现细小结石可以通过胆道镜上的吸引器吸出来，如吸引器不能吸出可用取石篮从胆道镜侧孔放入取石。纤维胆道镜的方向调节钮只能将镜头往上下两个方向弯曲，但是可以通过镜身的旋转使胆道镜灵活地进入各级胆管内。检查完毕取出胆道镜放置“T”型管缝合胆总管，常规清点关腹。

纤维胆道镜术后如何进行镜子清洗

胆道镜检查完毕后先将冷光源亮度调到最暗，然后关闭冷光源电源。纤维胆道镜表面用清水冲洗干净，内道用50毫升注射器抽水加压冲洗，直至冲出的水干净为止。用氧气把内道的水吹干，调节钮上油，备用。

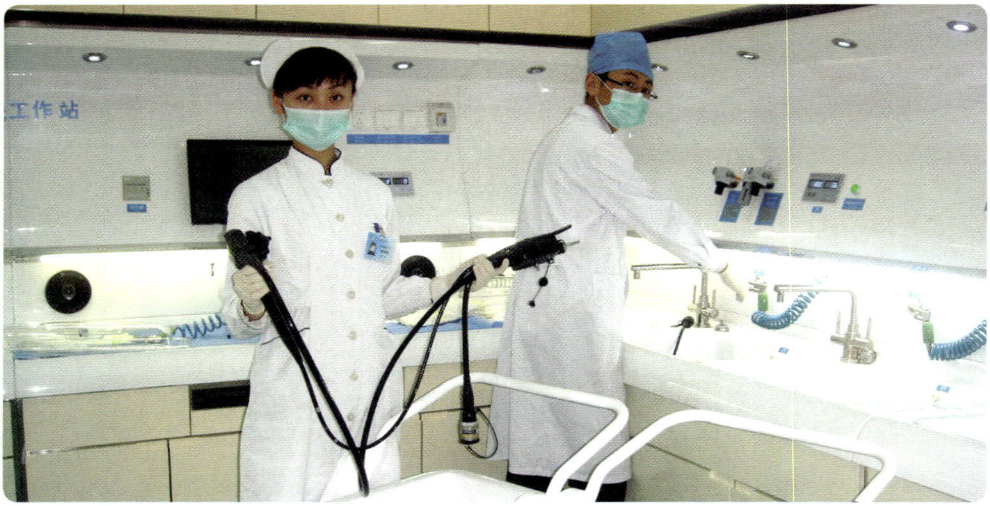

做纤维胆道镜手术时医生应该注意哪些方面

医生取放纤维胆道镜时应轻拿轻放，不能折叠和过分弯曲，以免损坏光导纤维。由于胆道镜是直视检查，医生操作时很容易将手套碰到口罩，如果手套被污染应提示医生更换。冲洗胆道用的生理盐水用完应及时更换。甲醛是有害气体，不能把熏箱放在手术间内，但应把熏箱放在离手术间最近的地方。胆道镜比较长，取胆道镜时应严格无菌，不能污染。

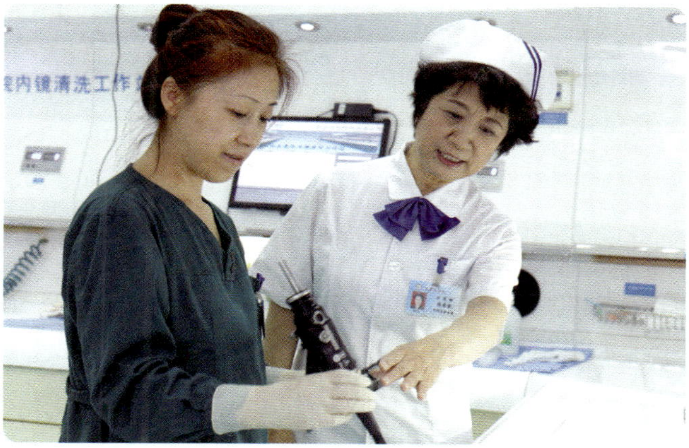

纤维胆道镜检查对胆囊切除和胆道取石的患者有哪些好处

胆囊切除术中纤维胆道镜检查能发现遗漏的结石，又能及时予以取石，故术后残余结石率大多可降至2%以下，使患者免去了术后胆道镜检查的痛苦，更提高了手术的成功率。应用纤维胆道镜取石不仅疗效好且痛苦小，成功率可达92%~97%。由于胆道镜操作属于创伤性操作，术后可能出现多种并发症，加强术后护理尤为重要。

做完纤维胆道镜检查后应如何进行护理

术后常规使用抗生素3天。维持胆道引流1~2天，再次胆道造影，观察有无漏取的结石，如造影发现有结石，须再次取石，直到取尽。保持引流管固定通畅，防止滑脱，尤其是防止患者翻身时牵拉而滑脱，如一旦发现滑脱，即刻更换引流管并重新插入。观察胆汁引流情况，如漏口或引流管有大量胆汁溢出，提示仍有结石或胆管下端炎性水肿，应采取造影或胆道镜检查以明确原因进行处理。

胆道镜术后并发症有哪些？应如何加强护理

（1）T管脱落。T管放置后要妥善固定，必要时予以缝线固定，以防滑脱。T管脱落后及时发现，及时重新放置，以免间隔时间太长瘘管闭塞使T管重新放入困难。

（2）胆汁性腹膜炎。如拔T管时动作粗暴，导致瘘道或胆管损伤以及胆道镜操作不当导致胆道穿孔等，均可引起胆汁性腹膜炎。术后应密切注意观察患者腹部体征，如有腹膜刺激症状应立即通知值班医师及时处理，必要时应剖腹探查。

（3）胆道出血。在经胆道镜取石操作过程中，应动作轻柔，如损伤胆管黏膜及黏膜下血管，可引起胆道出血，术后应注意患者生命体征、腹部伤口敷料及T管引流量性状的改变。

（4）发热。因手术刺激及操作中污染均可导致感染，而引起发热。术后应观察体温变化，使用抗生素及对症治疗，使体温恢复正常。

（5）腹泻。在操作中持续冲洗，使过多的生理盐水注入肠道，可引起腹泻，一般不需特殊处理，可适当予以静脉补液，以防止水电解质失常。

纤维胆道镜术后出院应该注意些什么

出院后宜进低脂饮食，忌油腻，油炸食品。口服利胆药3~6月，如熊去氧胆酸。妥善固定管道以防脱出，一旦脱出立即到医院处理，保持管道引流通畅，防止堵塞，定期冲洗。定期门诊随访。

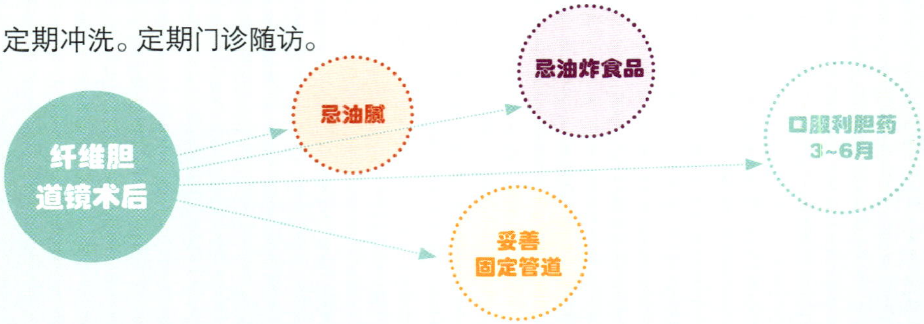

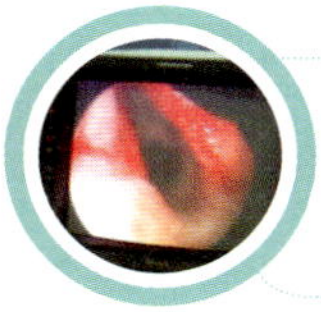

纤维喉镜检查

什么是纤维喉镜检查

纤维喉镜检查是一项耳鼻喉科的常规检查，是用光导纤维制成的软性内镜，其优点是可弯曲，可以详细检查鼻、咽、喉部的各种病变情况，而且可以动态观察声带在呼吸和发声时的图像。纤维喉镜视野清晰，并有放大作用，可在屏幕上直视，是耳鼻喉科非常实用的诊疗工具。

怎样做纤维喉镜

纤维喉镜从鼻腔或口腔导入，通过鼻咽、口咽到达喉咽，可对喉部及喉咽部进行检查，可以诊断声带息肉、声带小结、慢性咽喉炎、声带麻痹、声带囊肿、声带白斑、喉乳头状瘤、喉癌、喉狭窄、会厌囊肿、鼻息肉、取出异物、进行常规检查和活检手术，为特殊患者留置胃管，如间接喉镜不满意，可采用此项检查。

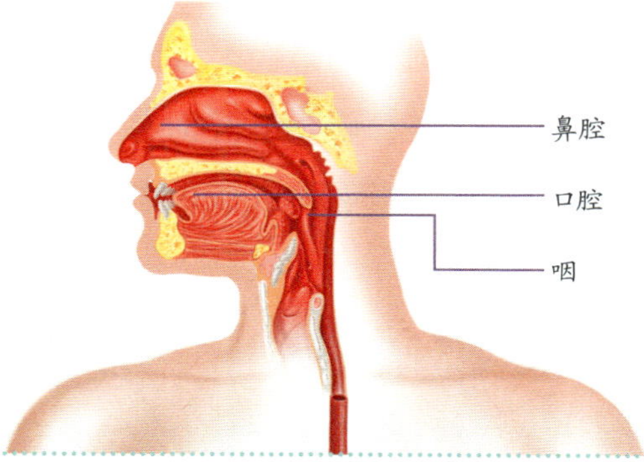

可以对声嘶做诊断吗？和胃镜一样吗

当然可以。喉镜的镜体纤细，是一项无痛检查，所以不用担心。纤维喉镜和胃镜的区别是比较大的。

（1）纤维喉镜光照亮度好，分辨率高，图像有放大作用，视野清楚，对正常组织无损伤。

（2）可从鼻咽到喉部进行扫描式检查，能观察到各部位的微小病变，操作灵活，定位准确、不易漏诊。

（3）纤维喉镜有吸引功能，可吸除周围分泌物，易于发现隐匿性异物和病变。

（4）接受检查痛苦小，安全可靠。

（5）通过监视器，可以录像和采集图像资料，便于保存。

（6）喉钳的钳头小，便于在狭小空间移动，夹持精确，可以活检及切除声带小结和息肉。

做这项检查需要患者怎样配合

检查前请缓慢深呼吸，放松心情，取坐位或平卧位。医生先给清理鼻腔内分泌物。如纤维喉镜经鼻腔插入，先用麻黄碱或1%丁卡因间断喷鼻腔3次，每次间隔5分钟，表面麻醉及收缩鼻腔黏膜。如经口腔插入，应用1%丁卡因分别于咽侧壁、咽后壁及舌根处喷射3次，每次间隔5分钟。喷雾口咽时请发“啊——”音；喷雾喉咽及喉腔时，用消毒纱布包裹舌前1/3并向外拉出，这时请发“衣——”音。喷完麻药后，再将镜体从鼻腔缓缓送入鼻咽部，以观察鼻咽的各壁，对有可疑的病变部位，用活检钳取活检，做病理组织学检查，最后做好图像采集，或通过彩色打印机将图像打印在报告上。

做这个检查患者需要做什么准备

检查前的晚上患者需要保证充足的睡眠，必要时可使用小剂量地西泮（安定）。检查前4小时禁食，以防操作时呕吐，导致气管误吸。如果有药物过敏史，请提前告诉医生。另外，准备好痰杯和毛巾或卫生纸等，以利于检查前后清理痰液用。检查当日可由好友或亲属陪同。有活动义齿的取下义齿。全身放松，平稳呼吸，平视前方。禁咳嗽及吞咽动作。检查过程中，可能出现恶心、呕吐等，请不要紧张，放松心情。

做完纤维喉镜有什么注意事项

（1）检查后1~2小时内禁止饮食，因为麻醉作用尚未消失，避免误咽。

（2）检查后可因麻药的作用出现咽喉不适、吞咽困难，麻药过后即可恢复。

（3）检查后近期内勿吸烟、饮酒，避免进食辛辣刺激性食物。

（4）如取病理，检查后2小时进温凉的流质饮食或软食，并且应尽量少说话使声带得到休息。检查后痰中带血较常见，请不要紧张。

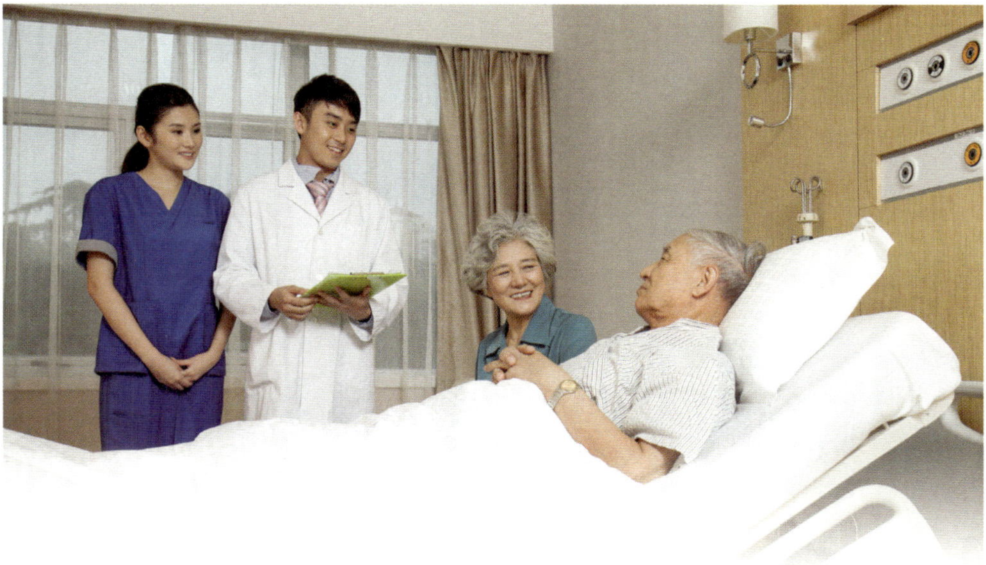

（本章编者：陈新华）

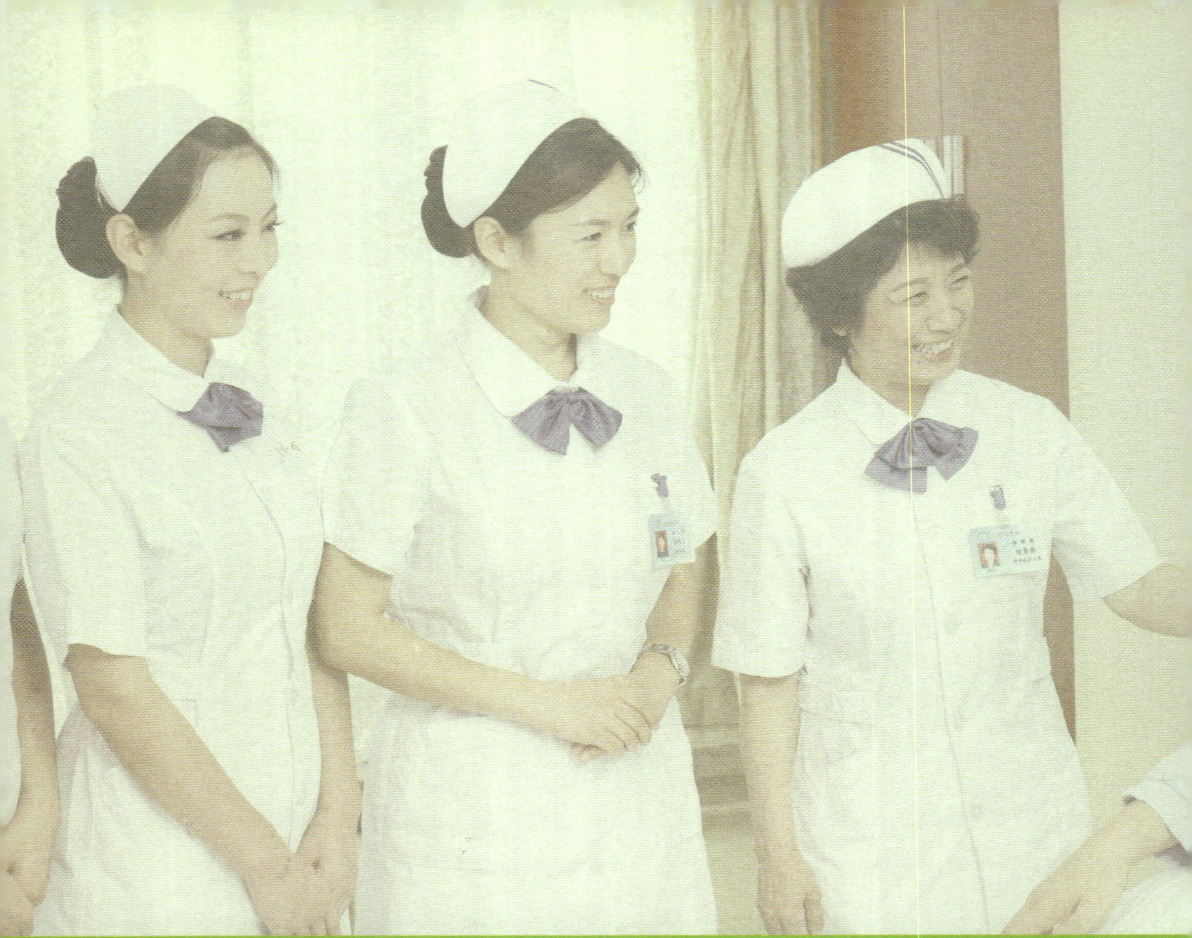

JIERU JIANCHA

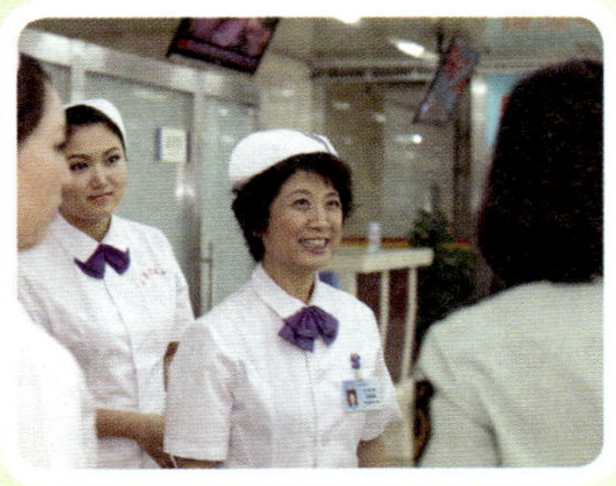

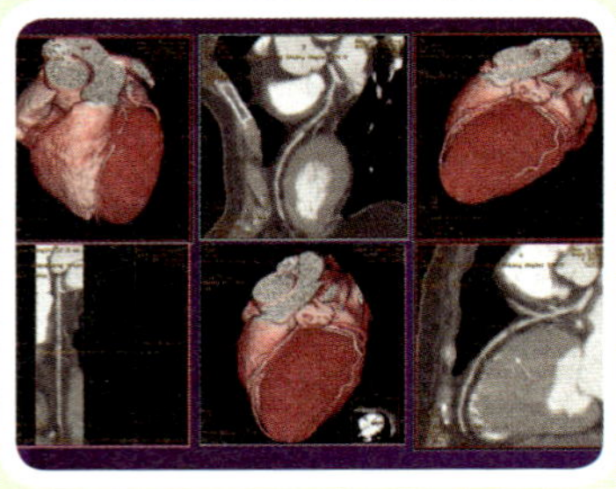

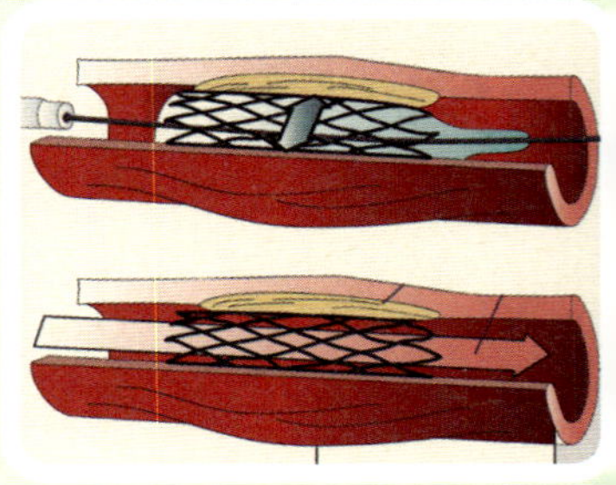

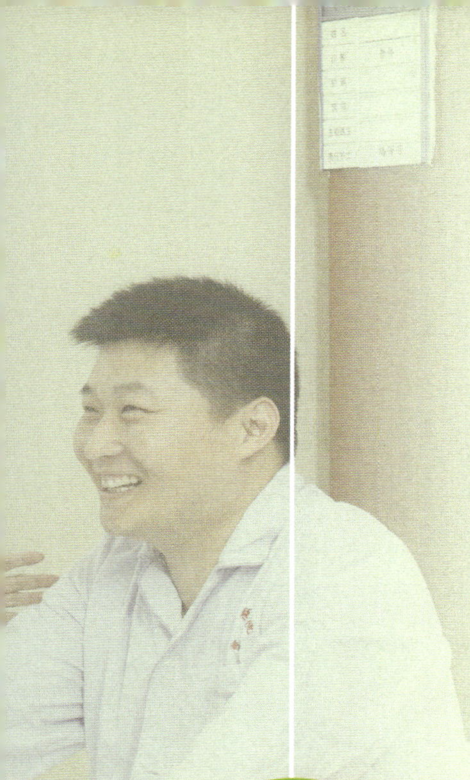

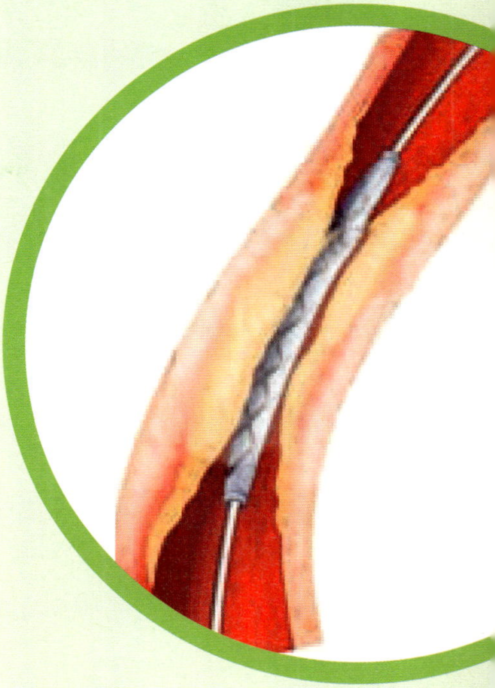

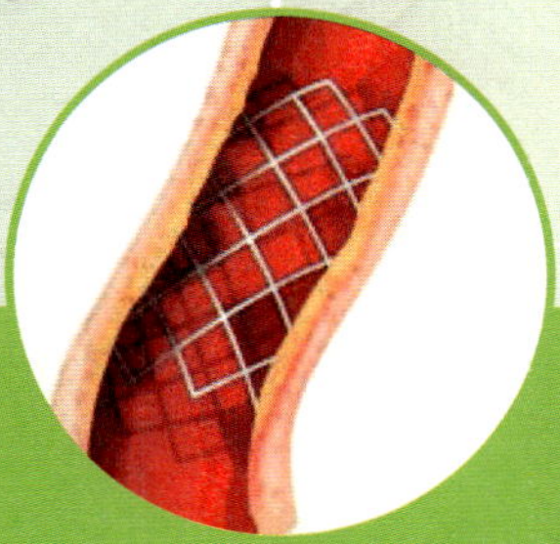

介入检查

什么是介入治疗

你也许知道内科的药物治疗、外科的手术治疗、放疗科的放射治疗……可是不一定听说过介入治疗吧?！什么是介入治疗呢? 介入治疗是利用现代高科技手段进行的一种微创性治疗。就是在医学影像设备的引导下，将特制的导管、导丝等精密器械，引入人体，对体内病态进行诊断和局部治疗。介入治疗应用数字技术，扩大了医生的视野，借助导管、导丝延长了医生的双手，它的切口（穿刺点），仅有米粒大小，不用切开人体组织，就可治疗许多过去无法治疗、必须手术治疗或内科治疗疗效欠佳的疾病，如肿瘤、血管瘤、各种出血等。介入治疗具有不开刀、创伤小、恢复快、效果好的特点。

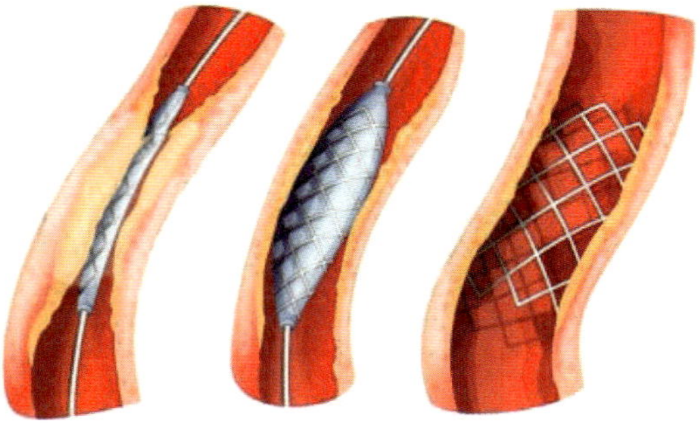

微创性治疗——支架用来打开动脉阻塞

介入治疗的适应证有哪些

介入治疗中的栓塞疗法，对各种良性肿瘤，如肝血管瘤等，有很高的治愈率。对各种出血性疾病，如支气管扩张或肺癌引起的咯血、口腔出血，妇产科疾病或产后引起的大出血，外伤所致的内脏出血等，有着立竿见影的止血效果，已基本取代手术治疗。人体有许多“管道”，除了分布十分广泛的血管分支外，还有食管、气管、胆管、输尿管等。人体管道的狭窄所引起的疾病很多，如血管狭窄会引起高血压、食管狭窄会引起吞咽困难、胆道狭窄会引起梗阻黄疸……这些窄了的管道靠吃药是难以疏通的，而手术又创伤大、风险大。介入治疗可以利用球囊扩张狭窄的管道，也可以在管腔中置金属支架建立人工管道。以支架治疗肾动脉狭窄为例，治疗时，医生穿刺股动脉后，在高清晰度X线机引导下，将特制的导管置入肾动脉狭窄处，然后推出压缩在导管内的支架；支架一经推出，即膨胀到原设计尺寸，并稳定、均匀地撑开狭窄处；血管通畅后，就能有效地改善肾脏的血液循环。

什么是心脏介入治疗

将心脏导管器械，通过桡动脉或股动脉血管插入，在X线的引导下，进入人体心脏的冠状动脉。用这根导管，可以推注造影剂进行心脏或心脏血管的造影；可以放进电极人为地调整心跳的节律；也可以在冠状动脉内进行微小手术，即用一个小气囊撑开狭窄的冠状动脉，长期留置金属支架撑住冠状动脉。目前所使用的支架有裸支架和药物涂层支架，后者还可以在血管内缓慢释放药物。

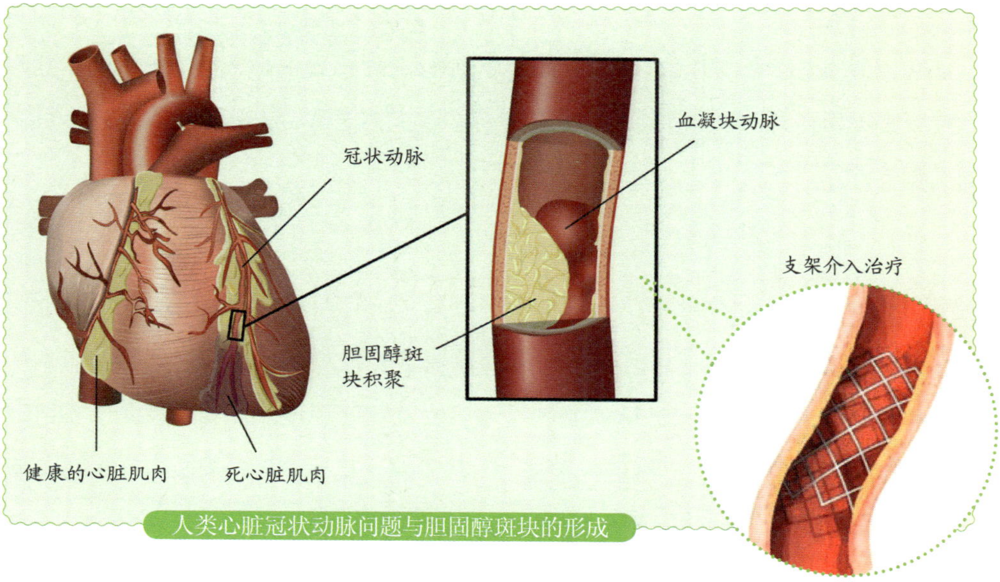

人类心脏冠状动脉问题与胆固醇斑块的形成

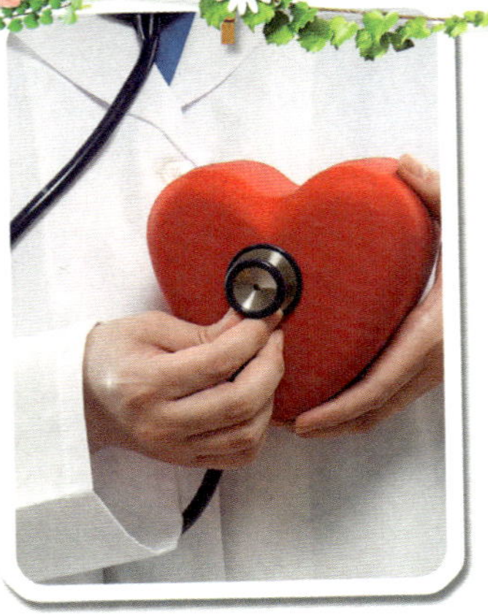

心脏介入治疗的优点

介入治疗具有不必开胸，手术时间短，住院时间短，恢复快，并发症少，风险小，简便、安全、无痛苦等优点。目前已经成为广大冠心病患者乐于接受的治疗技术。

“介入治疗堪称冠心病患者的一剂‘良方’”这种说法对吗

可以这么说。在国际公认药物、介入和外科治疗三大治疗冠心病手段中，介入治疗以其不用开刀、痛苦小、恢复快、并发症少的特点著称，是一种直接、安全、可靠的微创治疗。

冠心病介入治疗的过程是怎样的

采用全球心血管医生所公认的唯一的诊断金标准“选择性冠状动脉造影术”（SCA），诊断出冠心冠状动脉病变的具体部位及狭窄程度。然后再根据诊断结果进行微创手术“经皮冠状动脉腔内成形术”（PTCA）及“冠状动脉支架安置术”，使狭窄或闭塞的冠状动脉恢复到正常的通畅状态。

什么是冠状动脉造影

冠状动脉造影是指用经皮穿刺的方法（穿刺大腿窝部的股动脉或手腕部的桡动脉），将导管送入冠状动脉开口，先注入显影剂清楚地显示（通过电影技术）冠状动脉病变的部位、狭窄程度、性质等方面的情况，从而为冠心病诊断提供可靠的解剖和功能方面的信息，为介入治疗或冠脉旁路移植术方案的制订提供科学依据。冠状动脉造影术是诊断冠心病的“金标准”。

术后会影响患者的生活质量吗

不会。术后即刻缓解和消除心绞痛症状，数小时后患者可下床活动。绝大多数患者术后的工作和生活能力可完全恢复到患病前水平。

冠脉介入治疗术包括冠状动脉造影技术、经皮冠状动脉腔内球囊成形术、冠状动脉支架置入术、冠状动脉斑块旋磨术、激光血管成形术等。

什么是经皮冠状动脉腔内球囊成形术

是指将带有球囊的扩张管插入到冠状动脉狭窄部位，然后充气加压，使球囊扩张，通过对冠状动脉壁上粥样斑块的机械挤压及牵张作用，扩张狭窄血管腔，降低血管狭窄的程度，从而增加冠脉血流量，改善局部心肌血液供应，使心肌缺血引起的各种症状如胸痛、胸闷减轻或消失，从而达到治疗的目的。

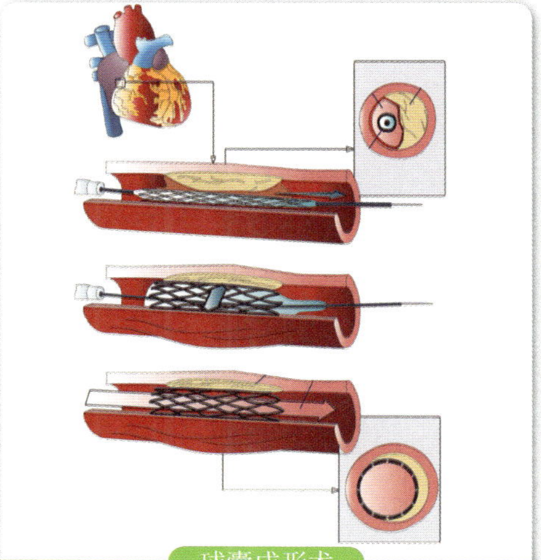

球囊成形术

什么人需要做冠状动脉造影

（1）有不典型胸痛，临床上难以确诊，尤其是治疗效果不佳的患者。

（2）无症状但运动试验明显阳性，特别是运动核素心肌灌注扫描亦阳性的患者。

（3）对临床上已经确诊的冠心病患者，当考虑采用经皮冠状动脉介入治疗（PCI）或冠状动脉旁路移植术（简称“搭桥”）时，必须先进行冠状动脉及左心室造影，明确病变的部位、程度及左心室的功能情况，以正确选择适应证，制订治疗方案。

（4）用于瓣膜病、肥厚型梗阻性心肌病等非冠心病的心脏病手术前。

急性心肌梗死的介入治疗有哪些方法

积极挽救濒临死亡的缺血心肌，限制和缩小梗死面积可以最大限度地减少心脏泵功能衰竭或与其相关的致命性心律失常以及心脏破裂的发生，是急性心肌梗死治疗的重要目标之一。而如何使急性闭塞的梗死相关血管尽早恢复前向血流，实现早期再灌注（早期血运重建）是达到上述目标的关键。心肌梗死急性期的介入性治疗主要包括冠状动脉内溶栓术、冠状动脉内血栓吸引术和急诊经皮冠状动脉腔内成形术（PTCA）或急诊PTCA+冠状动脉内支架植入术（ICS）。

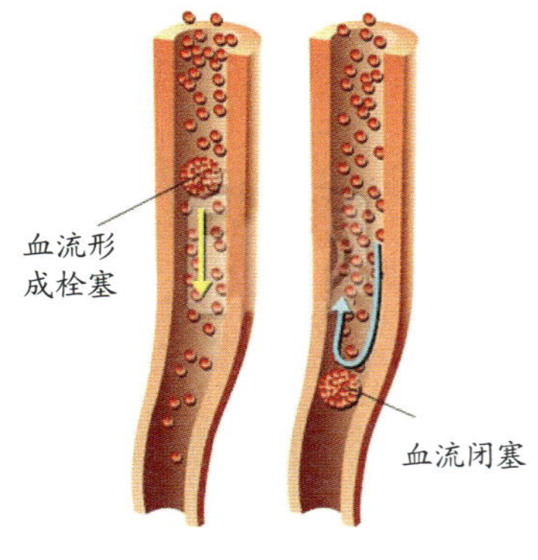

栓塞

急性心肌梗死行介入治疗（PCI）的好处是什么

PCI能使梗死相关血管很快再通，再通率高，残余狭窄轻；能更有效地改善心肌梗死患者的左室功能，挽救濒死的心肌，缩短住院时间，降低住院期间的病死率、梗死后心绞痛发生率及再梗死发生率；特别是有溶栓禁忌证（近期有手术、外伤及出血史、难治性高血压）及心源性休克的患者将获益更大。

冠状动脉造影/PCI术前患者应如何配合

（1）有条件的可洗澡，保持皮肤清洁。

（2）术前一日行手术野备皮，右上肢或会阴部。

（3）根据需要由护士做碘过敏试验。

（4）练习床上排尿排便。

（5）手术当日晨可少量进食水，遵医嘱给予术前口服药。

（6）保持精神放松，手术前夜必要时可用镇静剂。

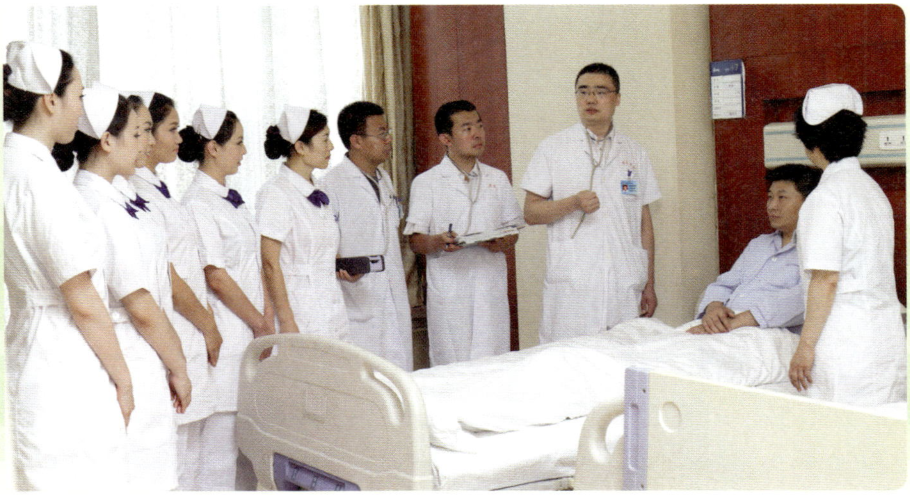

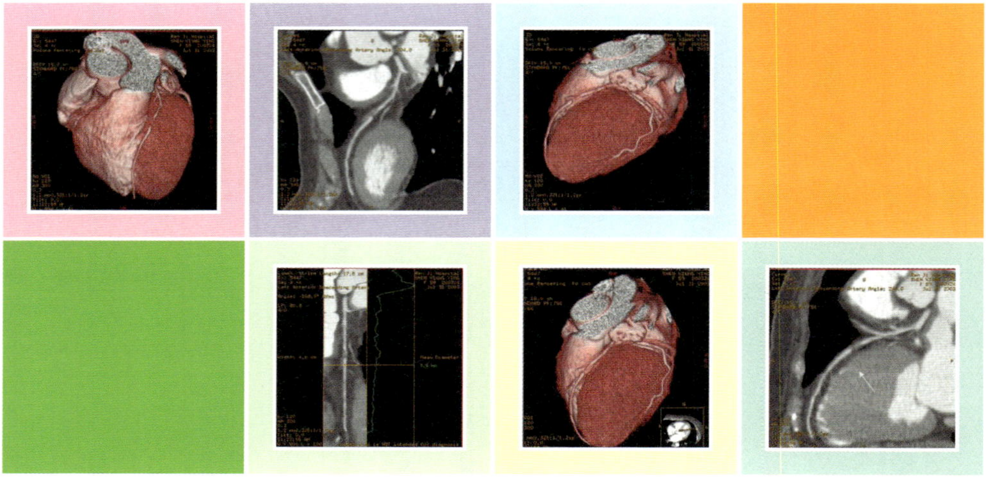

冠状动脉造影/PCI术中患者应如何配合

（1）保持精神放松，心情过度紧张可导致血压升高、心率增快，不利于手术进行。

（2）平卧在手术台上，双臂伸直于躯干两侧，按照医生的要求做即可。

（3）如有不适，及时告知医生，尽量保持手术体位，不要乱动。

冠心病介入治疗途径 选择桡动脉好还是股动脉好

实践证明经桡动脉途径具有患者痛苦小，心理压力轻，减少了由于交感神经张力增加对治疗带来的全身不良影响，并发症少、止血方便,无需卧床休息、不影响抗凝或溶栓药物的连续使用、术后即可拔除鞘管等优点,并且桡动脉的解剖基础是基于手掌为双重供血，即桡动脉和尺动脉通过掌深弓和掌浅弓之间相互吻合交通形成丰富的侧支血供，即使桡动脉于术后发生闭塞，因有尺动脉代偿供血，亦不容易引起手部缺血，因此经桡动脉介入治疗成为冠心病患者介入手术的常规途径。

冠状动脉造影/PCI术后有哪些注意事项

（1）若穿刺桡动脉，用桡动脉夹加压包扎，术后每隔15~30分钟放松一次，4~6小时撤除。

（2）若穿刺股动脉，则以弹力绷带加压包扎，沙袋压迫6小时，术肢制动24小时。

（3）适当多饮水，促进造影剂排泄。

（4）切忌私自放松夹子、移开沙袋或活动需制动的肢体。注意局部有无出血情况，如有应及时通知医护人员处理。

冠状动脉造影检查可能有哪些并发症

主要并发症包括：①死亡，发生率0.03%~0.08%。②心肌梗死，发生率0.05%~0.07%。③脑血管并发症，发生率约0.07%。④其他可能发生的并发症，过敏反应、低血压、心律失常等。

冠心病介入支架治疗术后可能出现哪些症状

术后可能出现心前区不适或疼痛，原因可能如下。

（1）支架作为异物撑张在冠脉内，犹如安装义齿的人一样会有不适感，加上患者心理上过度紧张而出现心前区疼痛不适，但与术前心绞痛完全不同，心电图和心肌酶谱正常。短期内可自愈。

（2）术后并发急性血管闭塞，冠脉内血栓形成或急性心肌梗死。此种情况需要急诊冠脉造影确诊及急诊再次介入治疗才能治愈。此外，还可能出现腹胀，腰痛，恶心呕吐及失眠等症状，一般1~3天就会消失。

心前区不适

心前区疼痛

介入支架术后患者何时下床活动

术后患者下床活动时间要根据病情确定，急性心肌梗死患者因部分心肌坏死需较长恢复期，一般术后4～5天下床活动，但出现心律失常，心源性休克和心衰等严重并发症时，则需5～10天下床。一般冠心病患者术后24小时即可下床活动，3～4天后即可出院。

冠心病患者介入支架治疗何时可以上班工作

冠心病患者介入支架治疗后，从根本上解决了冠状动脉狭窄问题，因此术后患者生活质量明显提高，一般术后7天即可上班工作。急性心肌梗死患者术后3～8周后可上班工作。

冠心病介入支架治疗术后活动量如何掌握

术后活动应循序渐进，从轻工作逐渐过渡到较重工作，最大工作量最好不要超过术前的70%～80%，因为减少精神和体力的负荷对防治冠心病非常重要。活动内容可坚持游泳，步行，慢跑，慢速跳舞，骑车，打太极拳等。一般患者可胜任出差，出国等工作。

冠心病介入支架术后应该服用哪些药物

术后用药目的主要是为了防止再狭窄，主要药物如下。

（1）抗血小板药物。①阿司匹林300毫克，每天一次，一个月后改为100毫克，每天一次，长期口服。②硫酸氢氯吡格雷片（波立维）75毫克，每天一次。此药使用时间长短，各医院有所不同，一般1～12个月不等。

（2）他丁类调脂药。一般常用辛伐他汀（舒降之）等。即使胆固醇正常，也要服

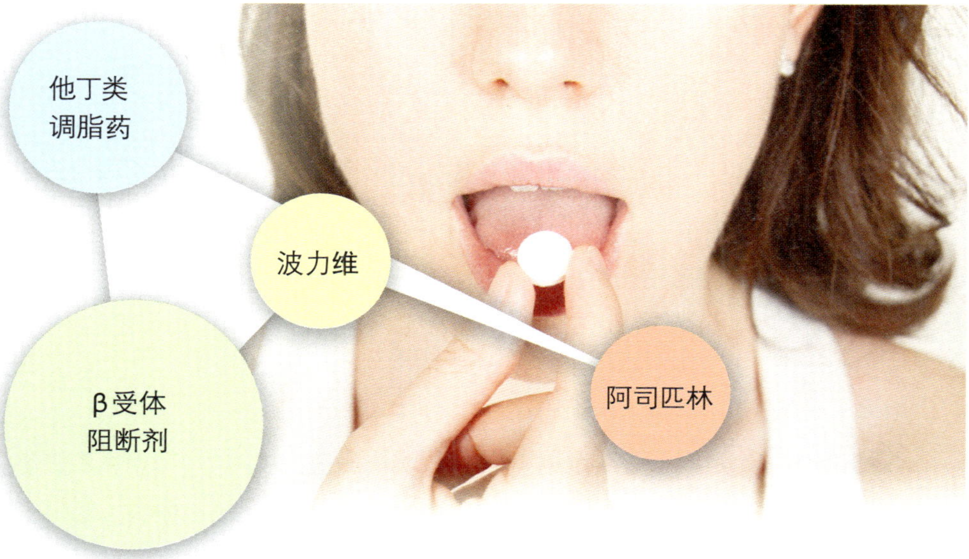

用。实践证明，此药预防再狭窄和新的冠脉狭窄有积极意义。最少使用6~12个月。也可长期服用。

（3）β受体阻断剂，例如美托洛尔（倍他乐克），比索洛尔（康可）等，如果没有禁忌证，建议长期服用。

（4）高血压及糖尿病患者长期使用降压药物和降糖药物。有效地把血压和血糖控制在正常范围内。

冠心病介入支架后是否需要服用硝酸酯类药物

硝酸酯类药物支架术后短期服用是有益的，剂量及疗程根据患者术后是否有心绞痛及缺血表现，对未扩张所有狭窄病变的患者，一般术后使用单硝酸异山梨酯（鲁南欣康）20毫克，每天2次，有助于控制冠心病症状及病情发展，对已扩张所有狭窄的患者，一般术后1~2周服用上述药物，以防止冠脉痉挛。

冠心病介入支架术后是否需要冠状动脉造影复查

介入支架手术成功后大约有15%左右的患者可能出现再狭窄，多半发生在3~6个月内，因此患者应该在术后6个月内做冠状动脉造影复查。一旦发现再狭窄可在此球囊扩张。扩张后一般不会再出现狭窄。

支架植入体内是否会塌陷、移位或生锈

介入支架一般采用的是不锈钢合金材料，具有很强的支撑力，耐腐蚀和塑型记忆功能，不会生锈和塌陷。术中操作扩张支架时所给予的高压力超过汽车轮胎压力的6~8倍，使支架紧紧地镶嵌于冠状动脉壁上，因此不会移位。

PCI术患者出院后应注意哪些问题

（1）继续服药以巩固疗效，预防再狭窄发生。如阿司匹林、硫酸氢氯吡格雷片（波立维）等抗血栓类药物，他汀类调脂药物。

（2）控制好血糖、血压，控制体重，戒烟限酒，避免情绪激动与劳累。

（3）定期复查：做好血糖、血压的日常监测；每隔2~3个月复查血脂、心电图1次；半年复查冠脉CT/冠脉造影。

（4）如有胸闷、心前区疼痛等不适，应及时就医。

介入技术在治疗先天性心脏病中具备哪些优势

随着器械的改进和经验的积累，介入性技术已经广泛用于先天性心脏病的治

疗，并成为多种单一畸形（如动脉导管未闭、房间隔缺损、室间隔缺损等）和复合畸形的根治性方法。对于复杂先天性心脏病而言，虽然介入性技术目前尚不能单独达到根治的目的，但可用于姑息性治疗或与外科手术相结合达到解剖和（或）功能矫治的效果。介入性技术的应用，可以使外科手术简化，并能有效地减少并发症，提高疗效，降低手术病死率。由于复杂先天性心脏病的病理解剖特点多样，几乎现有的每一项介入性技术都能用于相应畸形的治疗。

什么是房间隔造口术

房间隔造口术是最早报告用于复杂先天性心脏病姑息性治疗的介入性方法，也是介入心脏病学领域最早用于临床的技术。该技术主要是通过球囊导管或微型切割刀撕裂并扩张房间隔，以造成或扩大动房间交通达到治疗目的。其主要适应证包括：①完全性大动脉错位；②左心发育不良综合征、二尖瓣闭锁、主动脉闭锁；③右心发育不良综合征、三尖瓣闭锁、室间隔完整的肺动脉闭锁；④完全性肺静脉畸形引流（CAPVC）。房间隔造口术用于上述复杂畸形可以达到促进左、右心房血液混合，提高动脉血氧饱和度，改善左、右心功能和（或）发育情况的目的，保证患儿存活，为后期的外科手术创造更好的条件。房间隔造口术通常于出生后2周内行BAS效果最佳，超过1个月后，则卵圆孔瓣增厚，房间隔撕裂较困难，可能需使用切割导管。

经导管封堵术安全吗

经导管封堵术已经成为单纯房间隔缺损、动脉导管未闭、室间隔缺损等畸形的根治性方法，并积累了大量的临床经验。复杂先天性心脏病外科手术后若出现遗漏的上述畸形或上述畸形在外科手术后再通，都可以参照单纯畸形的介入治疗方法进行处理。

（本章编者：荆丽敏　李　红）

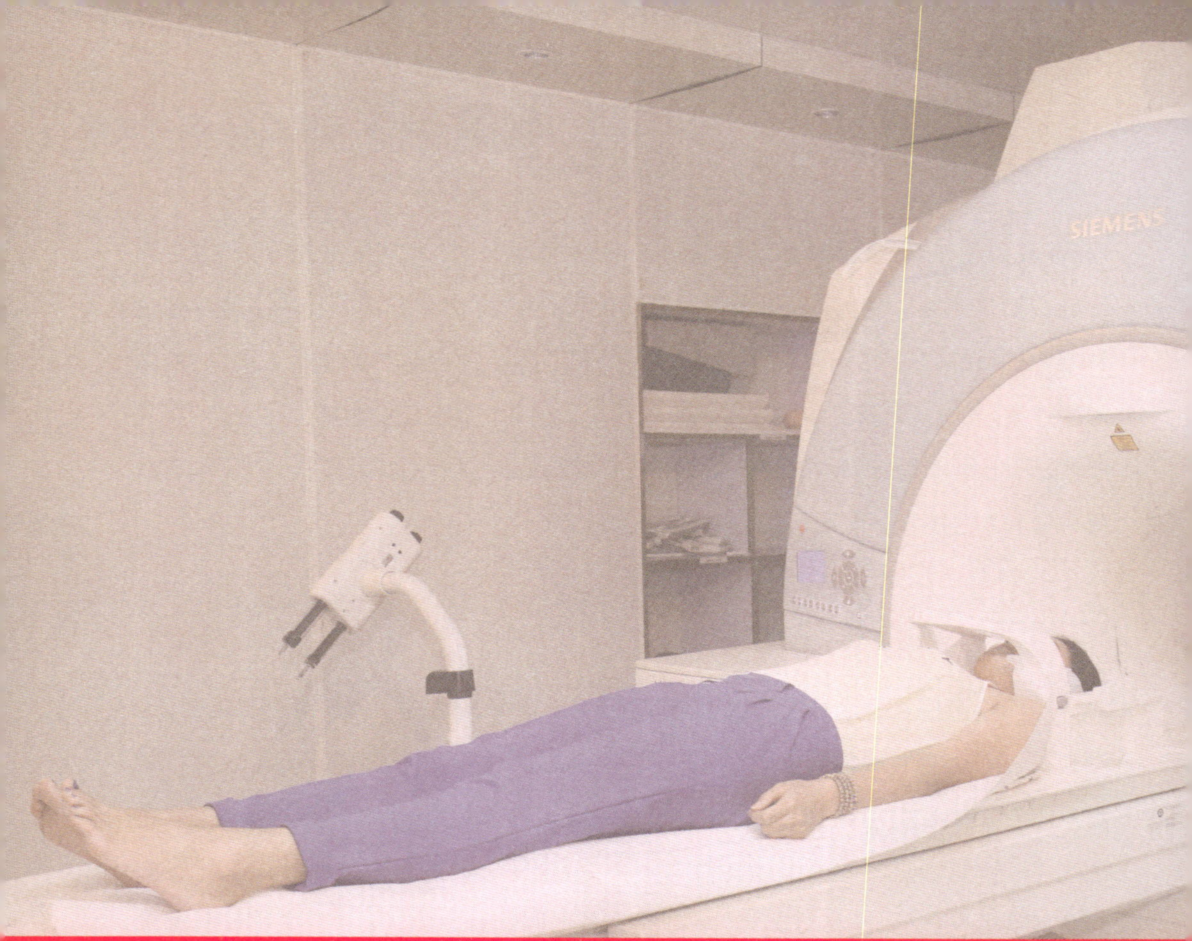

LINCHUANG HEYIXUE JIANCHA

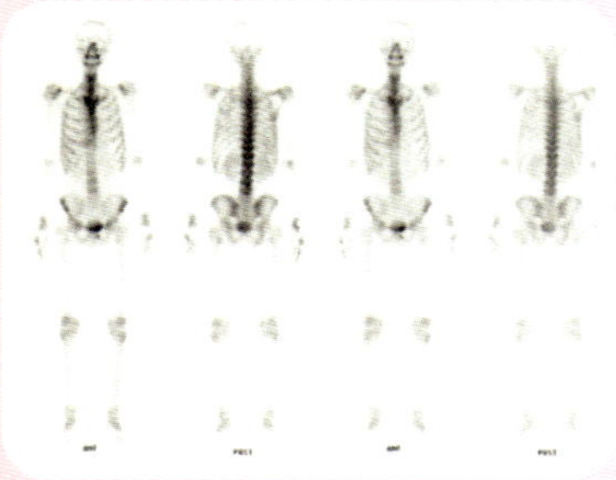

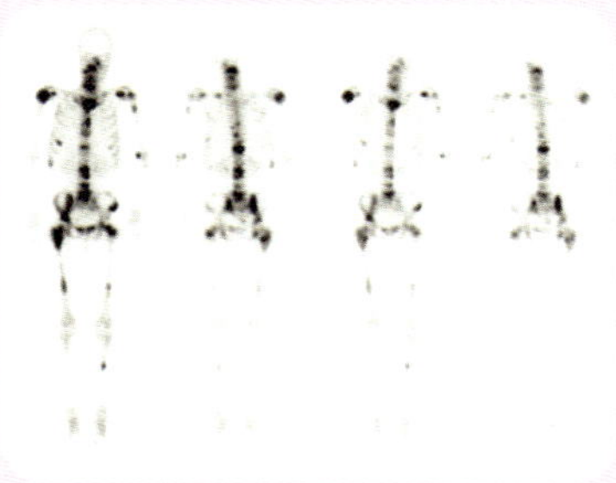

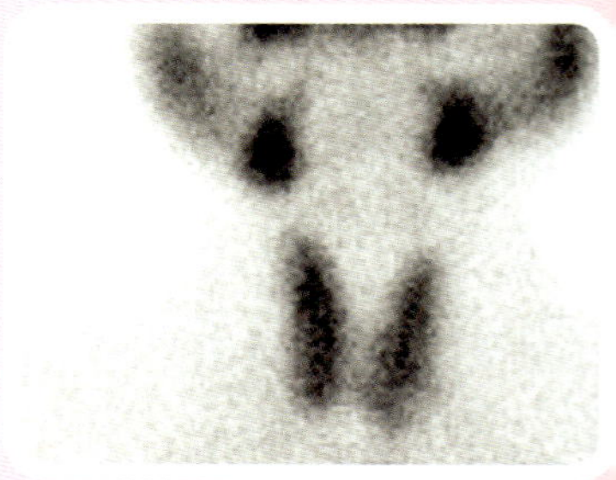

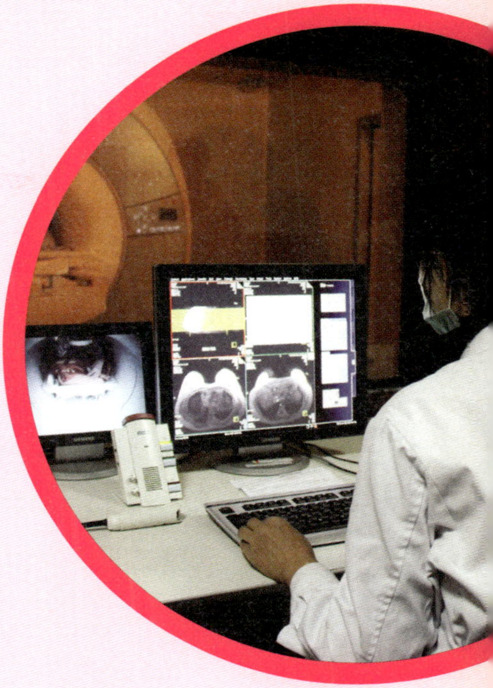

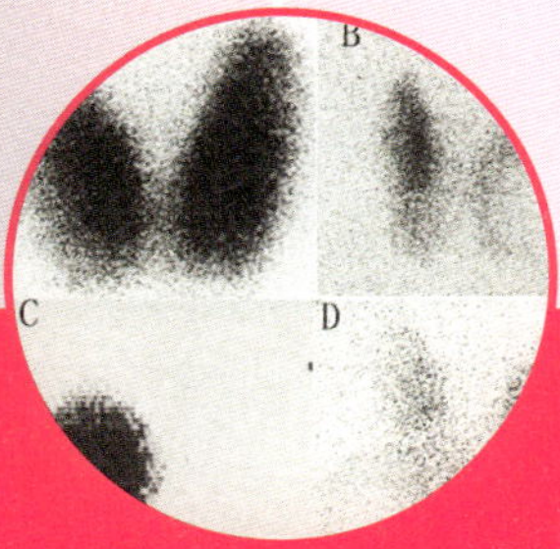

临床核医学检查

什么是核医学

核医学是现代影像医学的重要分支，是利用放射性核素有关物理特性与放射性药物的药代动力学原理对疾病进行诊断性显像、检测以及治疗的一门医学学科。现今，核医学是临床医疗工作中不可或缺的影像技术之一，发挥着重要和独特的作用。核医学按其应用可分为诊断核医学和治疗核医学。诊断核医学分为依赖ECT（单光子计算机断层显像仪）或ECT/CT开展的检查单元，依赖PET（正电子断层显像仪）或PET/CT开展的检查单元，以及体外放射免疫分析单元。

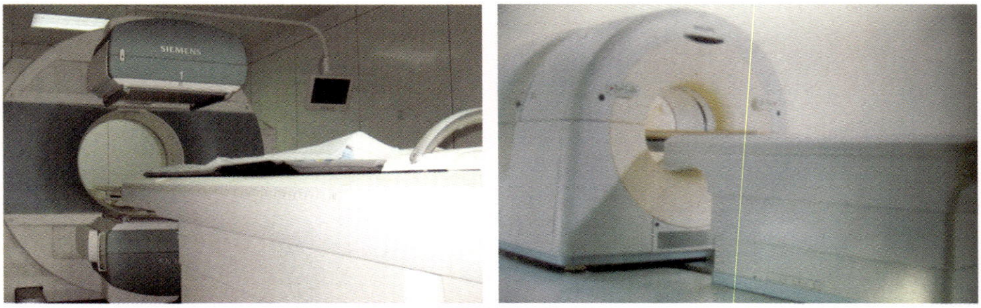

ECT.CT机

常用医用放射性核素有哪些

目前，在核医学科中使用最广泛的放射性核素有4个。用于ECT检查的碘-131（^{131}I）、铊-201（^{201}Tl）、锝-99（^{99m}Tc）和用于PET检查的氟-18（^{18}F）。ECT检查90%以上的显像剂是^{99m}Tc标记的药物，不同的器官显像，使用不同的药物；^{131}I还用于甲状腺功能亢进症和分化型甲状腺癌的治疗。用于PET或PET/CT检查主要是^{18}F标记的脱氧葡萄糖（^{18}F-FDG），占据PET/CT临床工作量的95%以上，主要用于肿瘤显像、脑代谢显像和存活心肌的评估。

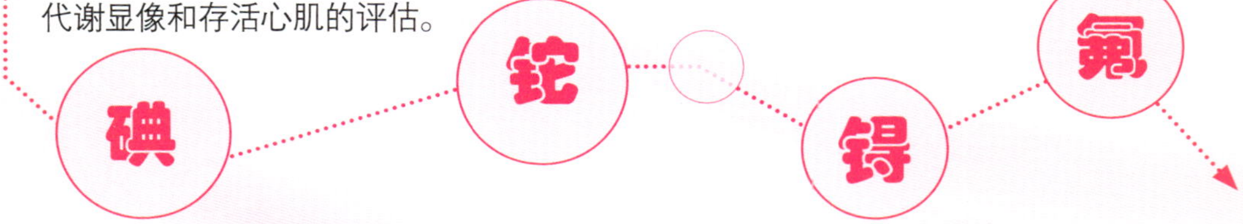

医用放射性核素和“核武器”放射性核素有何区别，它安全吗

放射性核素从被发现和研究的那天起，就注定了具备“魔鬼”与“天使”的双重身份，并且都源于同一个特性：放射性。第二次世界大战期间日本遭受的原子弹攻击与多年后前苏联切尔诺贝利核泄漏事故，带给人们的是“世界末日”的悲怆和恐慌，以及反射性地“谈核色变”。但就医用放射性核素而言，人们先入之见地视同于“核武器”。核武器中的核素是铀-235、钚-239以及超重氢。医用放射性核素与“核武器”既不是同一类型又不是同一能量级别，不应与“核武器”混为一谈。其实，单从一次放射性核素显像的辐射剂量来说，远远低于一次X线片或一次CT检查，而这两者几乎不被质疑，由此可引出两点思考，人们可能忽视了因反复的拍片或CT检查带来的潜在伤害，放射性核素检查只要按规范执行是安全的。从60多年的核医学的实践证明，医用放射性核素是非常安全、实用和有巨大价值的。

核医学检查的注意事项有哪些

（1）因为放射性核素检查有放射性，防辐射措施是必需的。核医学检查的场所、工作人员、患者以及家人需要有必要的保护性措施。对于患者而言，每年行2~3次放射性核素检查是安全的，但仍需限制年检查次数，以及两次检查的间隔时间。

（2）放射性核素检查前，医护人员应向患者告知相关知识，以及检查的必要性和防护原则。

（3）除胃肠道检查外，大部分ECT检查患者可正常饮食。大约5个半衰期后（常规检查约30小时），患者体内放射性接近正常，期间应避免接触婴幼儿。距离是最好的防护措施，在检查后24小时内，患者最好与他人保持适当距离。大剂量的^{131}I治疗应在具有防辐射处理的房间留观。PET/CT检查前日晚上清淡饮食，当日晨起禁食

水，血糖应控制在正常范围内（心肌显像除外）。注射放射性药物后，可大量饮水，加速放射性药物从尿液中的清除。

（4）核医学检查是功能显像，敏感度高而特异性较低，对检查结果要结合病史、化验结果以及其他影像资料进行综合评价。所以，在检查时应带上患者病历以及相关其他检查资料。

（5）由于放射性核素具有衰变性，不同的检查使用不同的显像剂，所以患者预约放射性核素检查后应按时来核医学科检查，如有特殊情况需取消检查应提前通知核医学科，否则会造成显像剂浪费和增加不必要的费用。

肿瘤患者为何要查骨显像，肿瘤骨转移有何特点

骨显像对肿瘤骨转移灶定位诊断具有其他影像技术无法超越的优势：其一，全面性。一次检查可完成对全身所有骨骼代谢情况的判断。其二，高敏感度。骨显像对轻微骨损伤即有反应，可早于X线或CT、MRI等影像学6个月发现病灶。现今，ECT/CT的广泛应用，可将ECT与CT各自的优势完美结合，既可早期发现病灶，又可

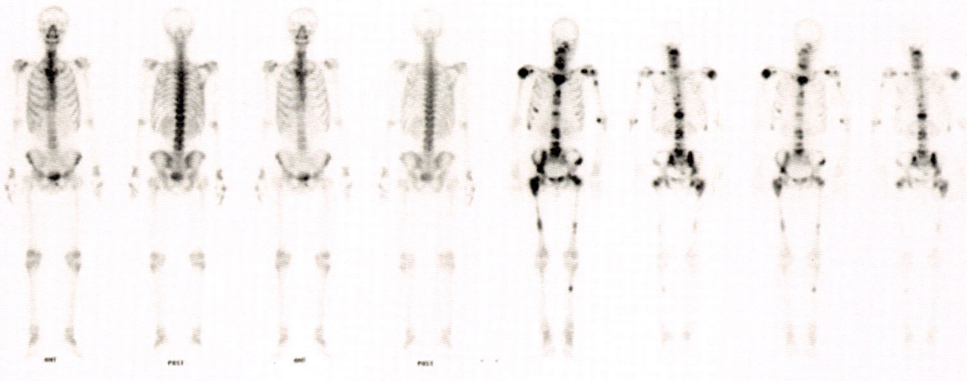

正常骨显像 ·· 肿瘤骨转移

准确定位，并能提供病灶局部精确的结构关系，达到了“1+1>2”的超值效益，改变了曾经单纯ECT诊断的局限性和“模糊性”。恶性肿瘤骨转移在^{99m}Tc-MDP骨显像上主要表现为部位不定与形态不规则的放射性异常浓聚灶。肺癌、乳腺癌、前列腺癌以及大肠癌等骨转移较为常见。骨显像对骨转移瘤检出率可达94.3%，而X线仅为60%，且早于X线3~6个月发现异常。骨显像敏感性极高，但特异性较低，适宜早期发现或筛查骨转移瘤，并对患者预后有极大的参考价值。骨转移的浓聚灶可为单发，也可多发。部位以肋骨、脊椎骨最为多见，其次为颅骨、髂骨、肩胛骨和股骨。因为良性骨病如外伤、骨关节退行性病变等骨显像也可出现异常浓聚灶，有时与骨转移瘤鉴别存在一定的困难，诊断就需要行局部断层、并结合病史以及其他影像资料综合考虑，必要时需定期复查，了解动态变化情况，一般来讲，良性病变随时间推移病灶变淡或消失，而骨转移病灶会扩大或出现新发病灶。另一个值得注意的现象是，在骨显像上部分多发骨转移可表现为超级骨显像或放射性缺损灶。超级骨显像的特征表现为全身骨骼放射性摄取异常浓聚，双肾不显影或显影较淡；但超级骨显像既可见于弥漫性骨转移患者，也可见于由甲状旁腺功能亢进所致的代谢性骨病患者。如骨转移局部为溶骨性病变或局部血供明显减低，骨显像则表现为局部减低区或缺损区。

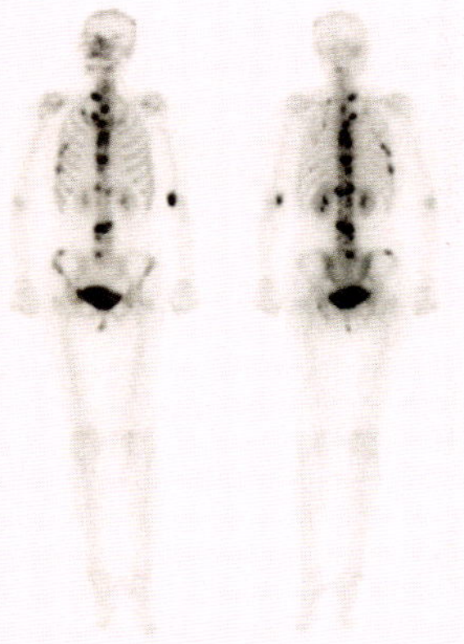

多发骨转移瘤：肋骨、脊柱、髂骨见大小不等多发浓聚灶

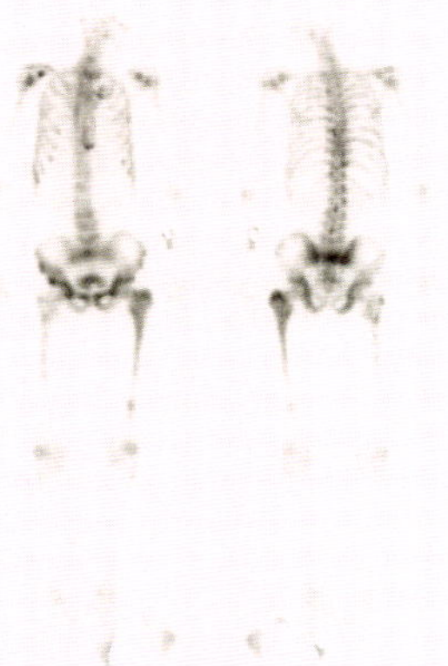

超级骨显像（多发骨转移瘤）：肋骨、脊柱、髂骨、股骨放射性摄取普遍异常最高，且不均匀；双肾影淡

骨显像能发现隐匿性骨折吗

回答当然是肯定的。骨显像在骨折24小时即可发现异常浓聚，可发现早期X线检查不能发现和遗漏的病灶。尤其在发现隐匿骨折和微小损伤有X线无法比拟的优势。军训或体育运动中常致应力性骨折，X线常为阴性，骨显像则可早期明确诊断。

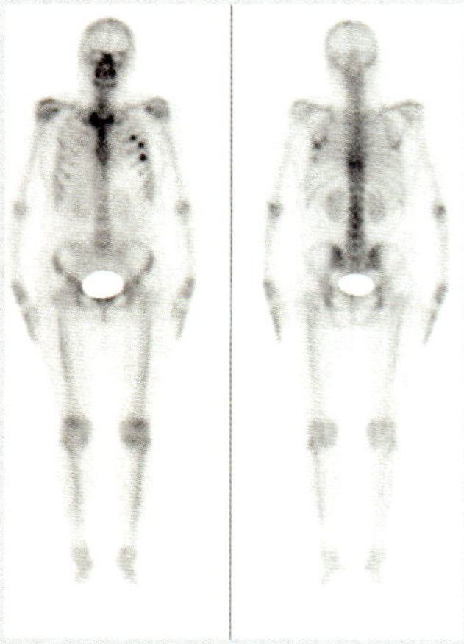

左3、4、5前肋应力线上多发浓聚；胸9椎体浓聚为压缩性骨折

外伤后多发肋骨骨折

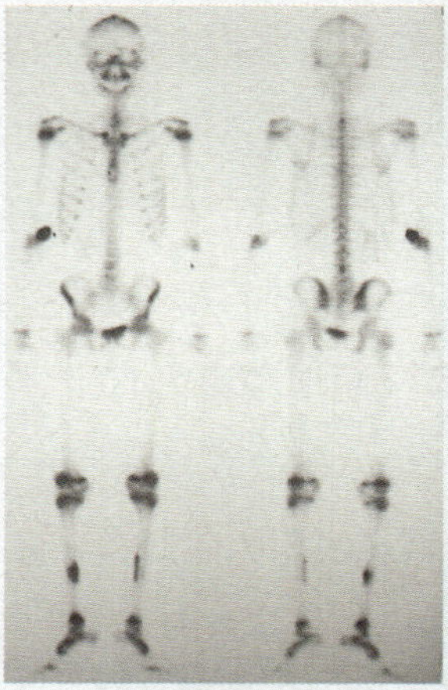

左：新兵军训后双侧胫骨应力骨折

应力性骨折

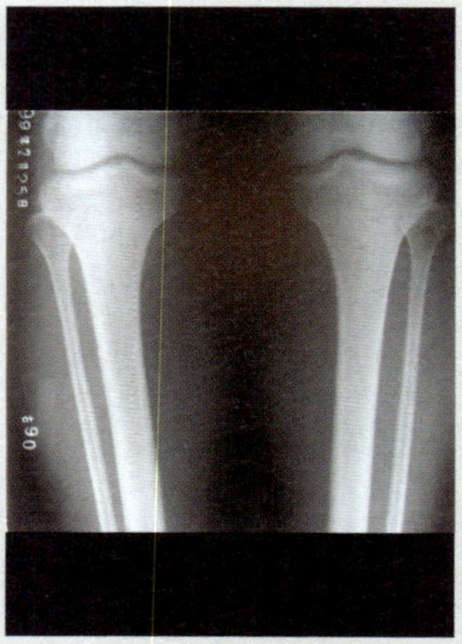

右：X线未见异常

应力性骨折

冠心病为何要行心肌灌注显像，原理是什么

心肌灌注显像的主要临床价值有三：诊断冠心病，评价缺血心肌的存活性，评价冠脉再通的疗效。心肌灌注显像药物为^{99m}Tc-MIBI（甲氧基异丁基异氰），静脉注射后流经冠脉到达心肌，被心肌细胞摄取，心肌细胞摄取的量与局部血流量成正比关系，据此，可以了解心肌供血情况。心肌灌注显像又可分为静息显像和负荷显像：前者是在安静状况下的心肌显像；而后者是在给予心脏一定“负荷”下的显像，又可分为药物负荷显像和运动负荷显像，负荷心肌灌注显像可以提高冠心病的检出

率。现今许多医院都开展了狭窄冠脉的介入治疗，成功挽救了许许多多濒临“死亡”的心肌，解除了患者心肌梗死或再次心肌梗死的危险，能有效避免心源性猝死。但是，冠脉介入治疗或“搭桥术”的前提是缺血心肌具有活性，判断心肌是否存活是核素检查的独特优势。

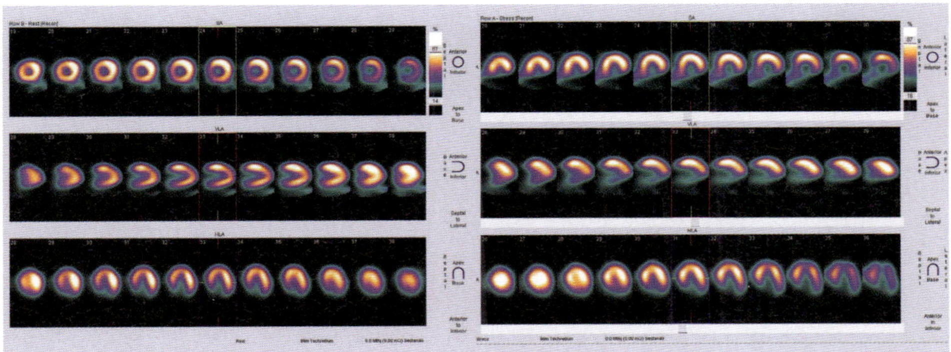

各壁心肌放射性分布均匀

壁与后壁心肌放射性缺损与稀疏，为心肌梗死所致

正常心肌灌注显像　　缺血心肌灌注显像

CT冠脉成像可以代替心肌灌注显像吗

CTA（CT冠脉成像）和心肌灌注显像均可对冠心病高危人群筛查，均是无创性心脏检查；但他们各自检查的原理不同，“目标”不同，且各有自己的优势，并不能相互替代。如果说心肌好比“一方水田”，血液是水，那么，冠脉正是引水入田的“水渠”。CTA或冠脉造影的目标是冠脉，是检查冠脉内有无粥样硬化斑块以及管腔的狭窄程度，关注的是“水渠”的通畅与否；心肌灌注显像的目标是心肌，是了解心肌有无缺血以及严重程度，关注点是“田里有无活水来”。对大多数患者而言，二者的检查结果是一致的，但也可少数“不匹配”。长时间的冠脉狭窄后，远端的心肌可以通过侧枝循环获得血供，会出现CTA异常，而心肌灌注显像正常；相反，一些供

应心肌的细小血管病变，虽然冠脉主干通畅，但患者会有心肌缺血症状，临床上称之为X综合征，则可出现为CTA正常，而心肌灌注显像局部血流减低。

为什么说甲状腺显像核心价值是功能评价

甲状腺是人体重要的内分泌器官。甲状腺能从血液中摄取无机碘，并合成、存储、分泌甲状腺素，在维持机体新陈代谢、生长发育方面起到重要作用。因为甲状腺有摄取碘的特性，临床上可用^{131}I显像来评估甲状腺功能。而锝与碘为同一族化学元素，具有相似的化学性质，现今多用^{99m}Tc取代^{131}I行甲状腺显像。许多临床医师都希望放射性核素甲状腺显像能区分良、恶性甲状腺结节，其实这高估了它的能力。放射性核素甲状腺显像中的“冷、凉、温、热”结节，只表示与正常甲状腺组织对比结节摄取放射性的程度，可视为一种功能指标，对鉴别良恶性帮助不大。放射性核素甲状腺显像的最大优势是评价甲状腺的功能，可早期诊断甲状腺功能亢进和甲状腺功能减退，可以早期诊断亚急性甲状腺炎。由于亚急性甲状腺炎的初期，患者表现为甲状腺功能亢进症状，血清甲状腺T3、T4水平增高，容易误诊为甲状腺功能亢进，而二者的治疗方向完全相反，放射性核素甲状腺显像能容易区分二者。真正甲状腺功能亢进患者的甲状腺显像表现为甲状腺弥漫增大，放射性摄取异常增高；亚急性甲状腺炎患者的甲状腺无放射性摄取或摄取极低，呈现“荒芜型”改变。正常情况下唾液腺与甲状腺一同显像，且放射性摄取大致相当，据此也可对唾液腺功能进行评估。

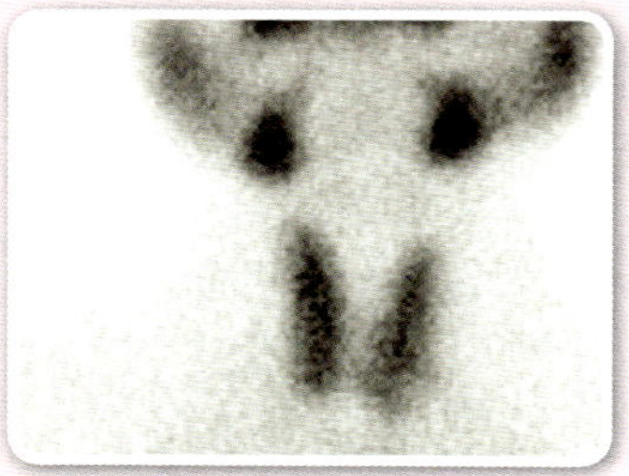

正常甲状腺与唾液腺放射性核素显像

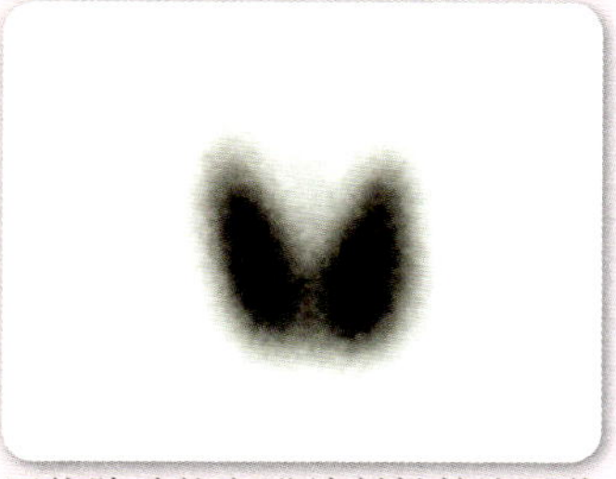

甲状腺功能亢进放射性核素显像

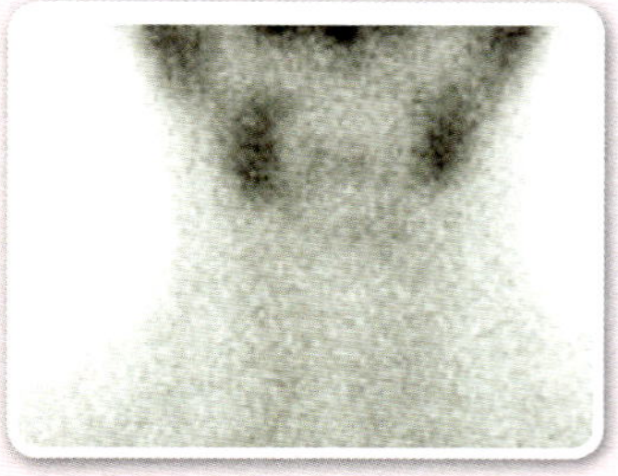

亚急性甲状腺炎放射性核素显像

肾脏手术前或活体肾捐献前为何建议检查分肾GFR

我们知道，在行一侧肾脏手术之前，手术医师应了解健侧肾脏的功能；在对活体肾捐献者术前，也应了解双肾各自的功能状况；只有在其肾脏功能正常时才可实施手术。如若不行检查，盲目手术，患者可能会因遗留肾或移植肾功能差，人为导致其肾功不全，带来更大的伤害，并可引发本可不必发生的医疗纠纷。在检查中，发现多例查体者的一侧肾脏无功能，

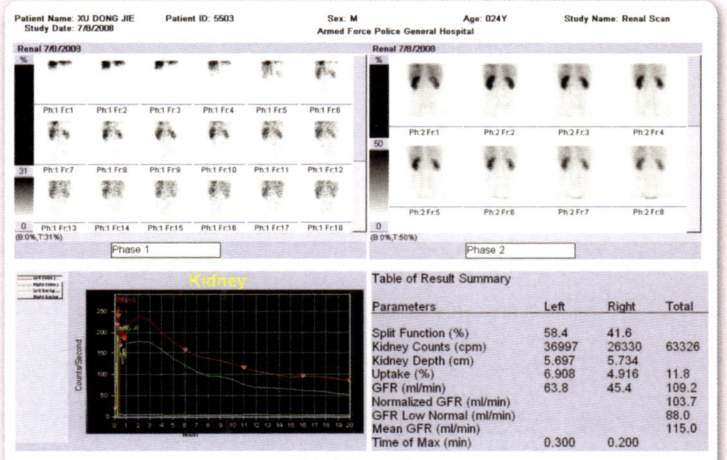

双肾功能正常

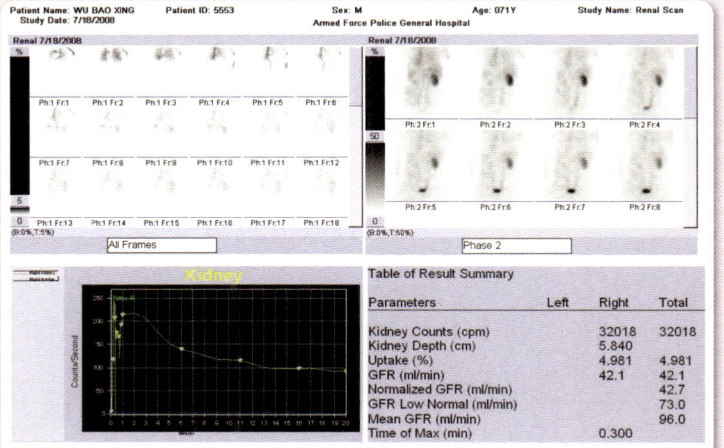

左肾无功能

而B超检查肾脏形态并无明显改变。另外，GFR测定可监测移植肾的功能状况。目前，放射性核素GFR测定是评估分肾功能最好的方法。测定GFR的放射性药物是^{99m}Tc-DTPA（二乙三胺五乙酸），性能稳定，静脉注射后90%由肾小球滤过排除，

无肾小管分泌与重吸收，故肾脏对其的清除率即为GFR。行GFR测定前，对患者充分水化，即检查前30分钟饮水300~500毫升；放射性药物需“弹丸”注射，注射药物后即刻启动双肾动态采集程序。检查结果从双肾动态图像、肾图和分肾GFR多方面分析。正常情况下，双肾于腹主动脉显像后4秒内显像，双肾放射性摄取为“由低逐渐增高—到达高峰—逐渐下降”的过程；分肾GFR在40~60毫升/分钟。

肝血池显像是诊断肝血管瘤的“金标准”吗

肝血管瘤为良性肿瘤，除非有证据证明将会发生“危险”，一般不予积极处理。B超、增强CT、MRI对大部分肝血管瘤能准确诊断，但对部分肝血管瘤仍难以与包括肝癌在内的其他肝占位病鉴别，并且如怀疑肝血管瘤应禁止行穿刺活检。目前，最准确的无创性诊断肝血管瘤的方法是体内标记红细胞法的肝血池显像，是公认的“金标准”。因肝血管瘤是由众多内皮发育不成熟的细小血窦“集合而成”，标记了放射性核素的红细胞进入血管瘤内的时间较长，一旦进入血管瘤内，滞留的时间也较长，利用这种“时间差”的特点，肝血池显像即可准确诊断肝血管瘤，其特异性可达100%；如肝血池显像病灶无放射性浓聚，则可排除肝血管瘤诊断。断层显像可提高肝血管瘤的检出率。

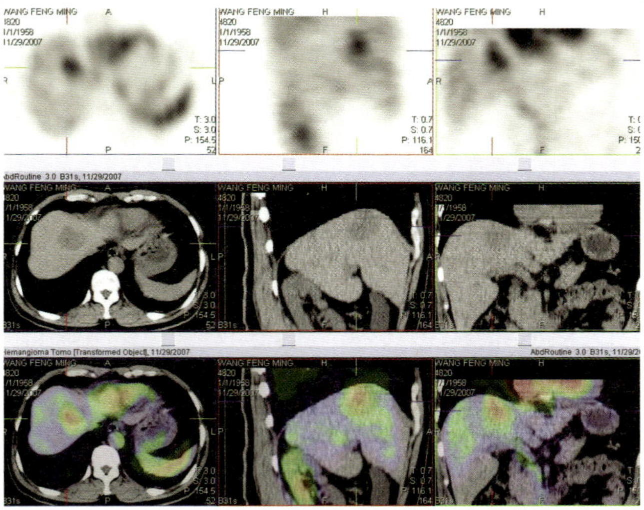

肝血池显像，右肝顶部血管瘤

PET/CT对肿瘤诊治的优势是什么

PET/CT的应用，带来了肿瘤病学诊治的革命性变化。肿瘤的诊断不再成为困惑临床的难题；肿瘤治疗也不再是“摸着石头过河”，而是可以在“看得见目标”下完成，尤其对肿瘤的放射性治疗而言，几乎可以做到“见到兔子撒鹰”。PET/CT的90%的工作是诊断肿瘤的，^{18}F-FDG是应用最广泛的非特异的肿瘤显像剂，结合CT、MRI，可以对肿瘤组织从形态学特征到代谢功能情况进行全面评估。^{18}F-FDG PET/CT在全面评价肺癌、乳腺癌、胃肠道恶性肿瘤、恶性黑色素瘤等效果良好。因肝脏代谢复杂，部分肝癌对FDG摄取不高，^{18}F-FDG PET/CT对肝癌的应用价值受到限制，但对于肝外转移灶有良好显示；应用^{11}C-乙酸 PET/CT可很好显示肝癌病灶。^{18}F-FDG PET/CT在肿瘤病学上

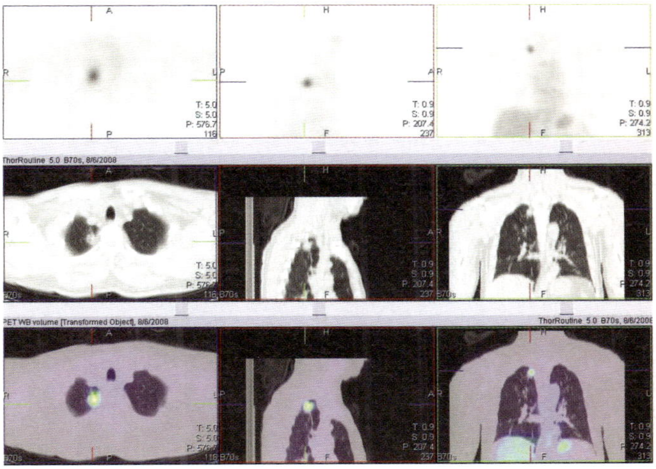

肺癌PET/CT图

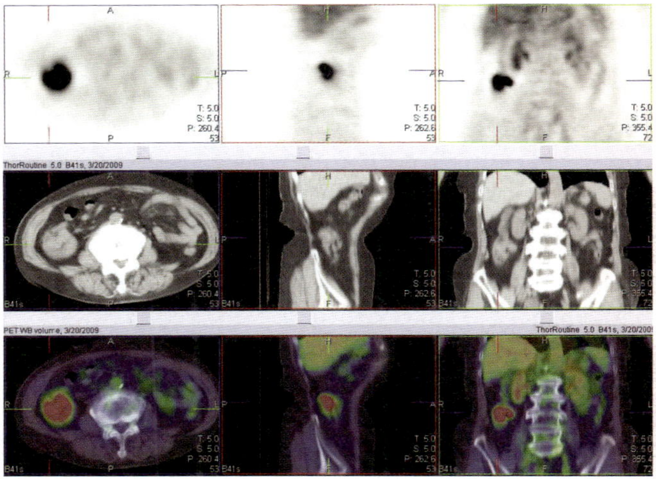

结肠癌PET/CT图

应用的价值由大到小排序为：对恶性肿瘤术前准确分期，指导制订合理的肿瘤治疗方案；精确指导肿瘤放疗，肿瘤的适形放疗和个体化放疗可以做到“有的放矢”；评价肿瘤治疗的效果；鉴别良恶性肿瘤；对肿瘤高危人群的筛查。

融合技术的出现会引发影像医学的飞跃吗

PET从20世纪90年代中后期应用于临床，给临床医师带来了丰富的病灶代谢信息，但是并没有解脱核医学影像在病灶空间分辨率差的困境。在21世纪初推出PET/CT，PET/MRI也即将推向临床，才真正带来影像医学的革命性变化。PET/CT的应用，不但带来了核医学的飞跃，也带来了肿瘤诊治的革命性变化，甚至带来了影像医学观念的更新。PET/CT融合技术的出现，预示着影像医学的未来必将是从CT、MRI与核医学的“分治”现况走向“统一”。各影像医学专业不再是各自为政，画地为牢，而是互相弥补和借鉴，目标一致，大影像医学时代已经来临。

^{131}I为何成为治疗甲状腺功能亢进的首选方法

甲状腺功能亢进症是常见的内分泌疾病，患者表现为一系列代谢增高和多系统症状：心率快、多汗、情绪易激惹、睡眠障碍、食欲亢进、大便增多、消瘦等、月经减少、阳痿等；血中甲状腺激素水平增高。因甲状腺功能亢进对多个系统造成损害尤其是心血管系统危害，需要早期积极治疗。常规的治疗方法有3种：药物控制、手术和放射性^{131}I治疗。药物治疗有诸多不足，如服药的时间长、对肝脏功能有损害、粒细胞减少，停药后易复发等。手术治疗有手术本身的风险，颈部遗留瘢痕，不易被接受。而^{131}I治疗甲状腺功能亢进已经走过了近60年的历程，其安全性、疗效得到肯定，是目前公认的治疗甲状腺功能亢进最好的方法，应作为首选。^{131}I治疗甲状腺功能亢进的原理是甲状腺有特异性摄取碘的功能，^{131}I大量聚集在甲状腺内，其β射线可以在近距离“杀死”部分甲状腺组织，从而达到与手术切除部分甲状腺相似的作用与效果。^{131}I治疗甲状腺功能亢进最大的疑虑在于部分患者可能成为永久性甲状腺功能低下，需要终身服用甲状腺素替代治疗。对于这个问题，基本达成统一的认识：①控制好^{131}I的剂量，最好能既有效控制了甲状腺功能亢进，又不造成甲状腺功能减退。②甲状腺功能减退是甲状腺功能亢进的自然病程，即使不用^{131}I治疗，也有甲状腺功能减退的可能。③甲状腺功能亢进对身体的摧残大，如在甲状腺功能亢进与甲状腺功能减退中二选其一，宁可选择甲状腺功能减退，因甲状腺功能减退有非常有效的替代治疗药物，且价格低廉。④因^{131}I治疗甲状腺功能亢进非常简便、有效、价格低廉，“激进派”学者主张一次性超大剂量给予^{131}I，直接达到甲状腺功能减退状态，彻底治愈甲状腺功能亢进，然后用甲状腺素替代治疗。

分化型甲状腺癌的治疗规范的模式是什么

甲状腺癌在恶性肿瘤中其生物行为相对较为“温和”，大部分早期手术切除后，不影响患者的自然寿命，即使是甲状腺癌转移的患者仍能“带瘤生存”较长时间。对于分化较好的甲状腺癌，其癌组织具备正常甲状腺的一些特性，如摄取碘，对于这类甲状腺癌，治疗模式基本固定下来，分三步走。第一步，外科次全切除。第二步，用大剂量^{131}I清除残余甲状腺组织和转移病灶，剂量为100毫居里，清除残余甲状腺组织就消灭了甲状腺癌复发的“土壤”，如发现还有转移病灶，需追加剂量。第三步，终生甲状腺素替代治疗。甲状腺素替代目的有二，其一维持体内正常甲状腺素水平，满足正常代谢所需；其二，降低血中TSH（促甲状腺素）的水平到达正常，减少刺激甲状腺癌复发的因素。分化型甲状腺癌经过“手术+^{131}I治疗+甲状腺素替代”规范治疗可使其复发率由单一手术的20%~30%降低到3%以下。甲状腺癌患者的^{131}I治疗需要有特殊的房间，排泄物需要特殊的存储、衰变处理。

（本章编者：蒲朝煜）

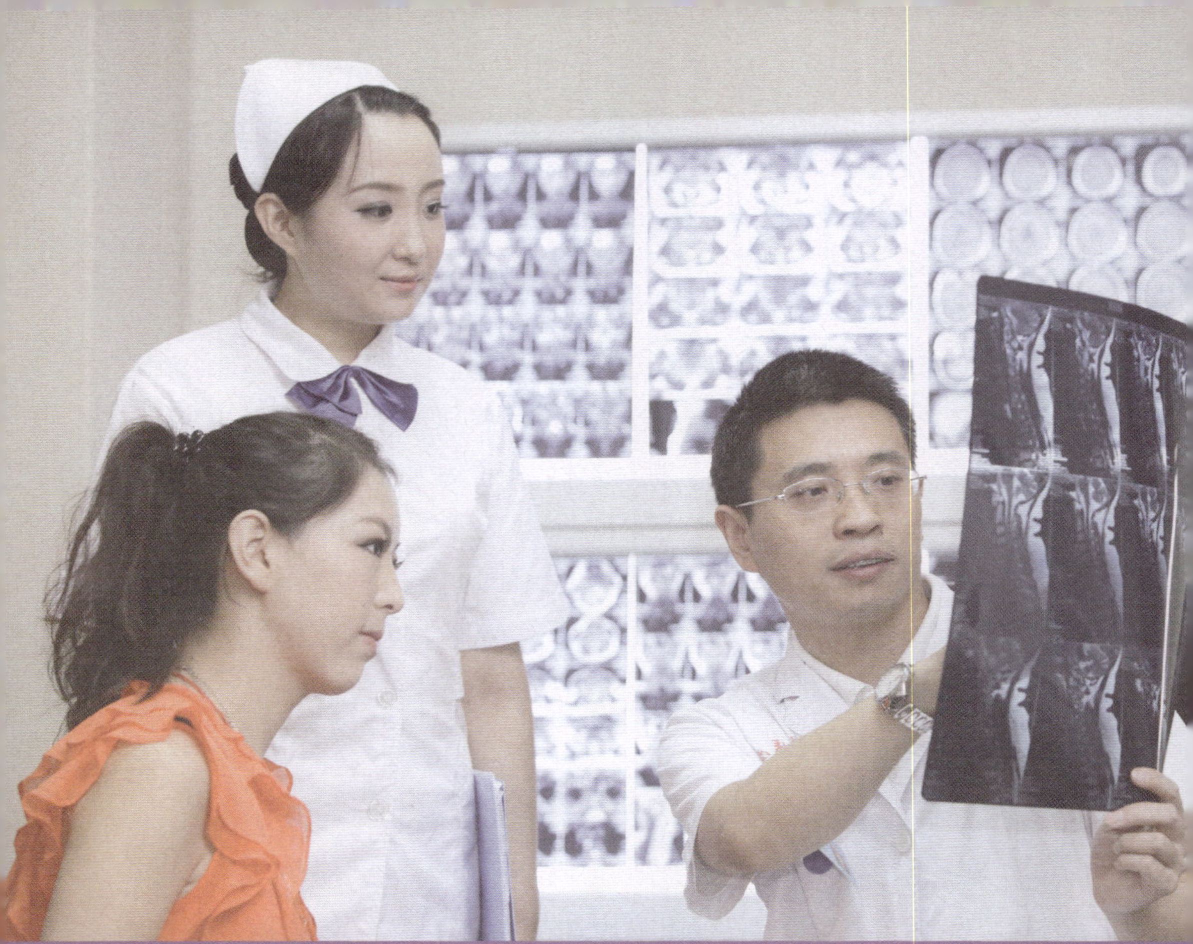

CIGONGZHEN JIANCHA

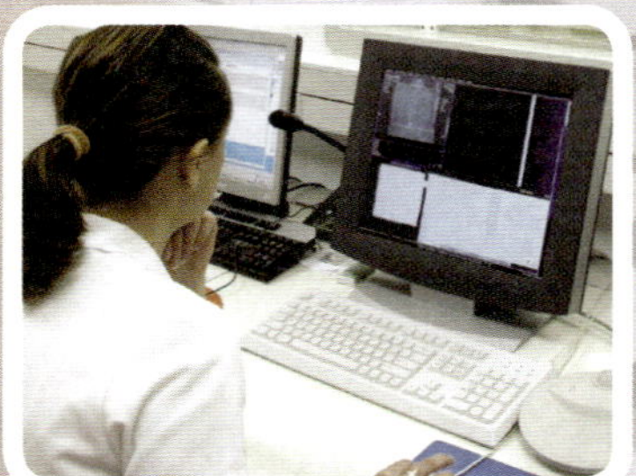

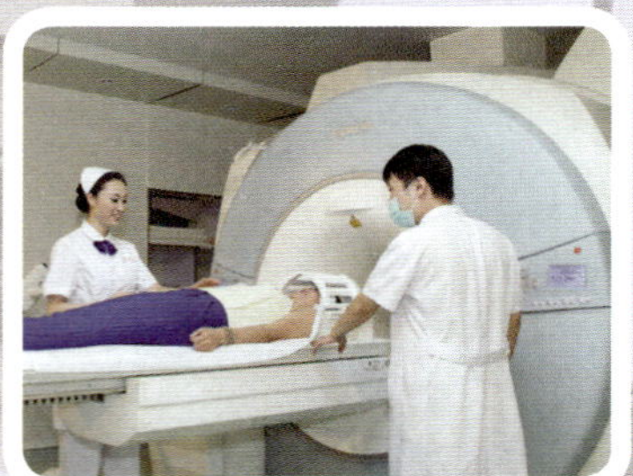

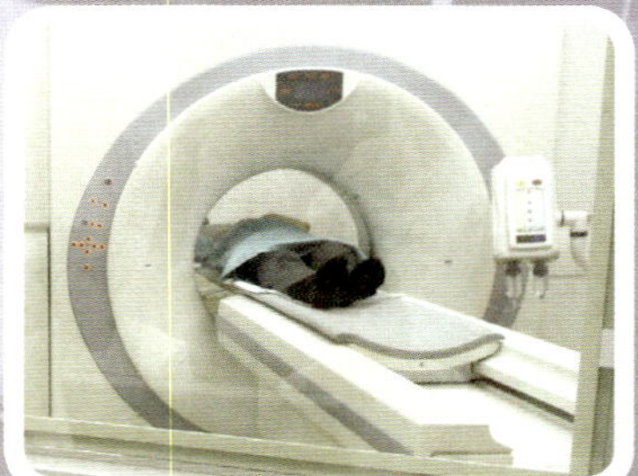

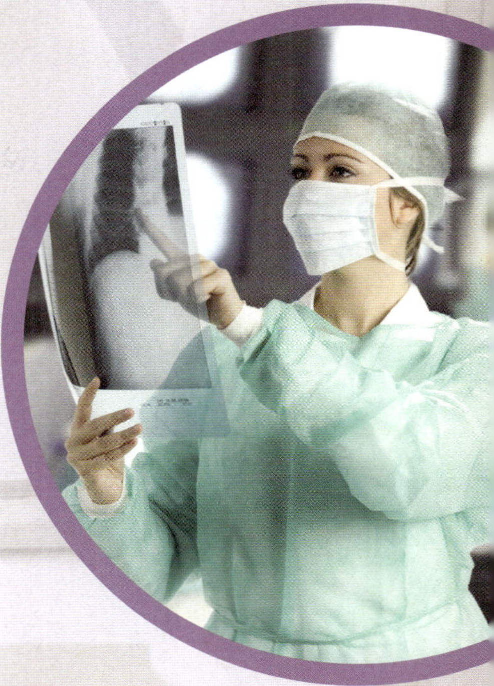

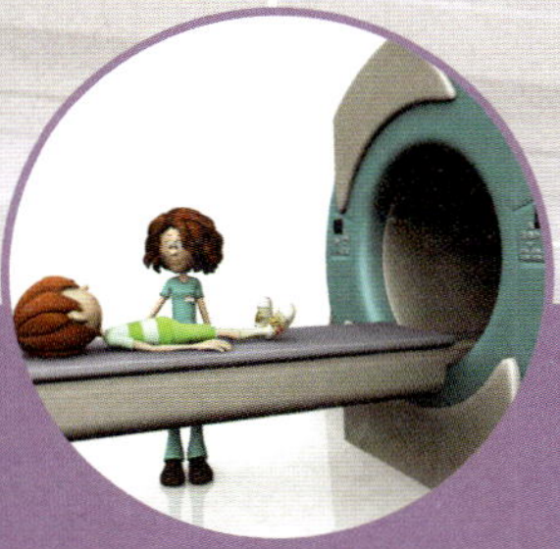

磁共振检查

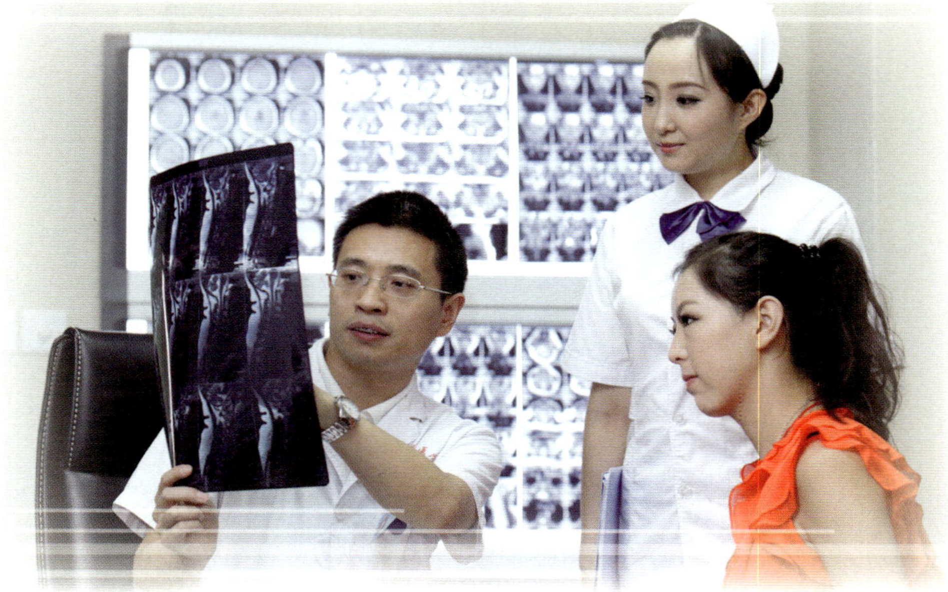

磁共振是如何被发现的

早在1946年的时候，美国物理学家Purcell和Bloch发现了磁共振现象。以后，许多科学家对MRI与人体的关系产生了浓厚的兴趣，进行了深入的研究。1972年，美国科学家Damadian发现了正常组织与癌变组织磁共振特性有很大差别。1973年，美国物理学家Lautorbur利用图像重建技术获得3个试管的磁共振图像。这一发现给MRI应用奠定了良好的基础。至1978年5月28日英国诺丁汉和阿伯丁大学的物理学家获得了第一幅人体头颅的磁共振成像NMR图像。1980年又获得胸部和腹部的NMR图像。最后在1984年美国有4家公司被批准生产磁共振扫描机，并正式应用于临床。这是世界上第一个MRI机器的诞生，而且开始了用磁共振扫描进行体检的先河，这对医学科学发展乃至人类做出卓越的贡献。

什么是MRI

MRI是英文magnetic resonance imaging的缩写，译成磁共振成像。实际上磁共振是一种物理现象。仅1944—2003年就有9位科学家因为磁共振成像方面的研究获得诺贝尔奖。这足以说明磁共振成像的伟大及其重要性。磁共振是将人体置于强磁场内，施加一定强度的脉冲激发后，采集人体氢原子发出的电磁波信号，用计算机重建图像的无创性检查方法。其优点是任意平面显示人体解剖结构，图像清晰，无电离辐射，患者无痛苦。

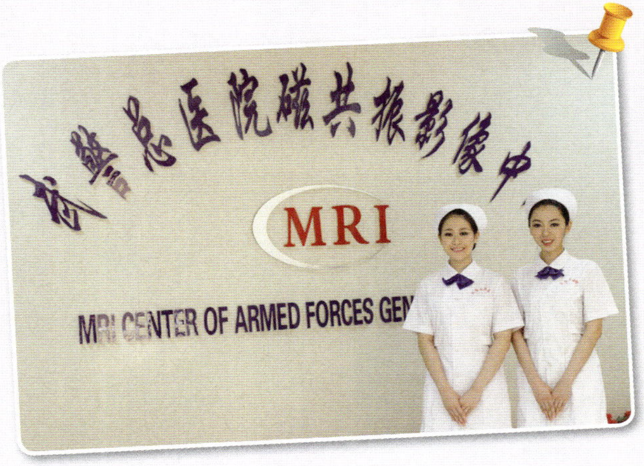

磁共振成像仪中的磁铁有多强大

磁共振成像系统中最大且最重要的部件就是磁铁。其质量1.5特斯拉=15000高斯、3.0特斯拉=30000高斯，与地球0.5高斯的磁场比较一下，就可以知道这种磁铁是多么惊人的强大。在允许受检者或工作人员进入扫描室以前，要全面清查他们身上的金属物品，还不仅仅是体外物品。因为有的受检者身体内会带有植入装置，而这些装置在有强磁场存在时对受检者是十分危险的。眼睛中的金属碎片就非常危险，因为这些碎片的移动可能造成眼睛的损伤甚至失明。装有心脏起搏器的受检者不能接受磁共振扫描，甚至不能接近扫描仪，因为磁铁可能导致起搏器失灵。大脑中的动脉瘤夹也是非常危险的，因为磁铁会使它们移动，导致撕破那些它们原本要修补的动脉血管。磁共振成像使用的磁场强大得惊人，所以一块手表飞离手臂进入磁共振成像仪是完全有可能的。

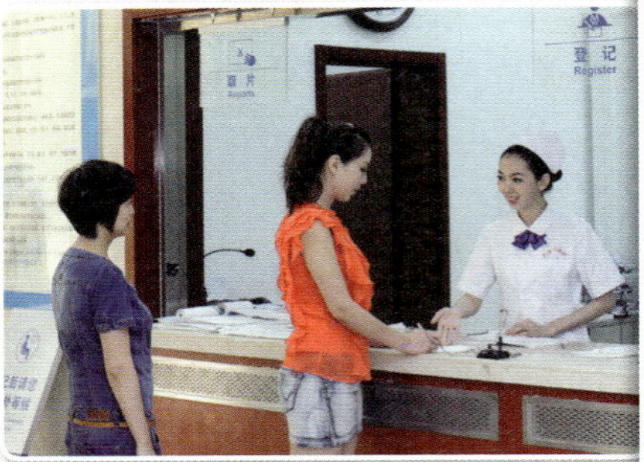
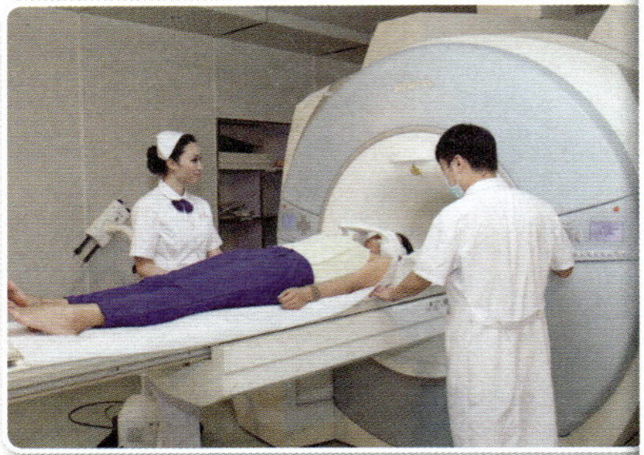
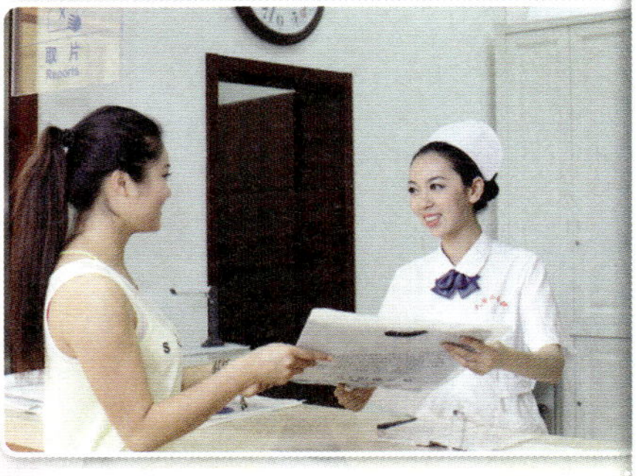

为什么需要做磁共振检查

因为磁共振仪对身体内部的观察效果仅次于将体腔打开。磁共振成像系统不采用电离辐射技术，这会让很多受检者感到舒适，且对比剂产生不良反应的概率很小。磁共振成像技术的另一个主要优势在于它能够对任何平面成像。磁共振成像系统可以创建横轴位图像、矢状位图像（沿纵向侧切面包）、冠状位图像（想想夹心面包的夹部分）或者中间任何角度的图像，而无需受检者移动分毫。而CT的矢状面和冠状面只能通过重建获得。如果接受过X线检查，就会知道每次拍摄不同照片时，都必须移动身体或管球的位置。3个梯度磁体使得磁共振成像系统可以精确选择需要成像的身体部位以及定位切面的方式。

MRA代表什么呢

MRA是英文magnetic resonanace angiography的缩写，译成磁共振血管成像。磁共振血管成像是无创性显示血管的检查方法，一般不需注射造影剂即能清晰显示全身各部位血管。时间飞越法（time of flight,TOF）是临床上应用最广泛的MRA方法。该技术一般采用TR较短的快速扰相GRE T_1WI序列进行采集，成像容积或层面内的静止组织被反复激发而处于饱和状态，此磁化量很小，从而抑制了静止的背景组织；而成像容积之外的血液没有受到射频脉冲的饱和，当血液流入成像容积或层面时就具有较高的信号，与静止组织之间形成较好的对比。

什么是MRCP

MRCP是英文magnetic resonance cholangiopancreatography的缩写，译成磁共振胰胆管造影。由于各种原因引起的胆道狭窄或阻塞，MR肝胆扫描均可显示胆道系统的扩张。扩张胆道内胆汁的主要成分是水，所以具有长T2弛豫时间的特点，加上脂肪抑制技术。由于周围组织弛豫时间比胆汁（水）短，可使胆道周围肝组织等呈极低黑色背景信号。这样扩张的胆道系统与周围形成强对比，即MRCP。MRCP能准确地显示梗阻部位、长度、范围和可能导致的原因。

MRCP显示胆系及胰管体尾部扩张

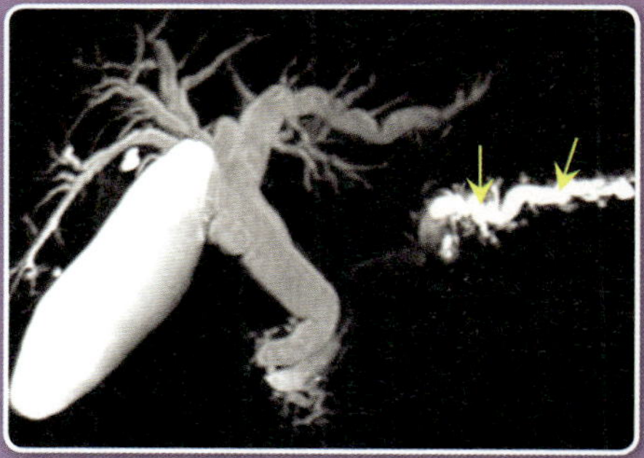

什么是MRU

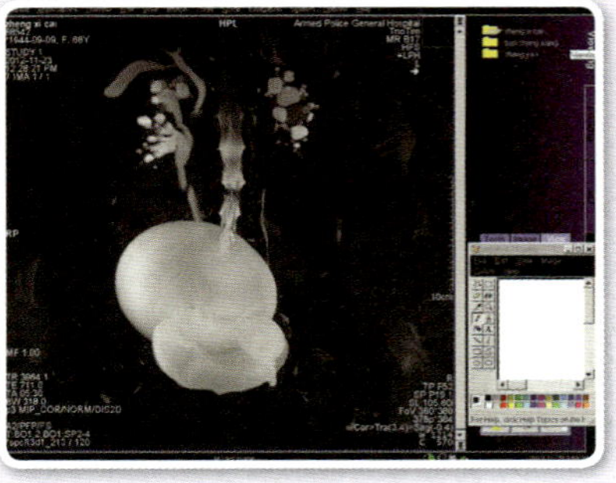

MRU是英文magnetic resonance urography的缩写，译成磁共振尿路成像。是现在广泛应用于临床的一种非损伤且不需造影剂即可显示肾收集系统、输尿管、膀胱磁共振成像技术。由于某些原因引起的泌尿系统狭窄或阻塞，造成肾盏、肾盂或输尿管积水，因水具有长T2弛豫时间的特点，加上脂肪抑制技术,使背景组织信号压低。这样积水的泌尿系统高信号与周围形成强对比，即MRU。

什么是MRS

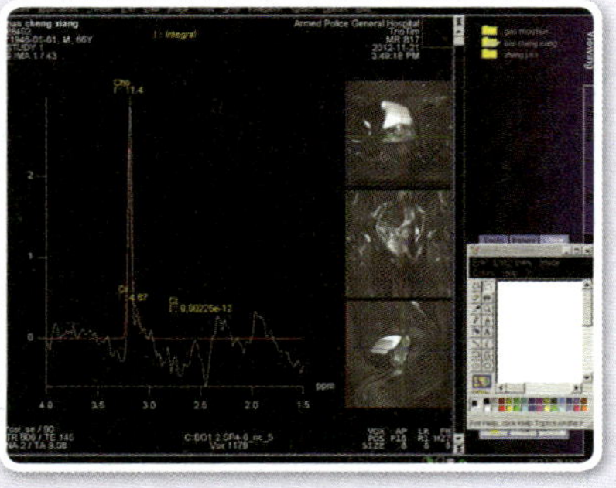

MRS是英文magnetic resonance spectroscopy的缩写，译成磁共振波谱。磁共振波谱是目前唯一能无创性观察活体组织代谢及生化变化的技术，可检测细胞内许多与生化代谢有关的化合物，提供活体细胞内化学代谢信息。如检测肿瘤的活性，测定心肌的存活及代谢状态。

磁共振报告单上的T_1WI、T_2WI信号是什么意思呢

T、W、I分别为英文time、weight、image的缩写，T_1WI和T_2WI分别称为T_1加权像和T_2加权像，分别代表纵向弛豫时间和横向弛豫时间，“加权”是“突出重点”

的意思。在不同加权像上，不同的组织或者病变会表现为不同的信号强度，可以通过信号强度的改变分辨病变所在的位置及特点，这些有助于疾病的诊断和鉴别。

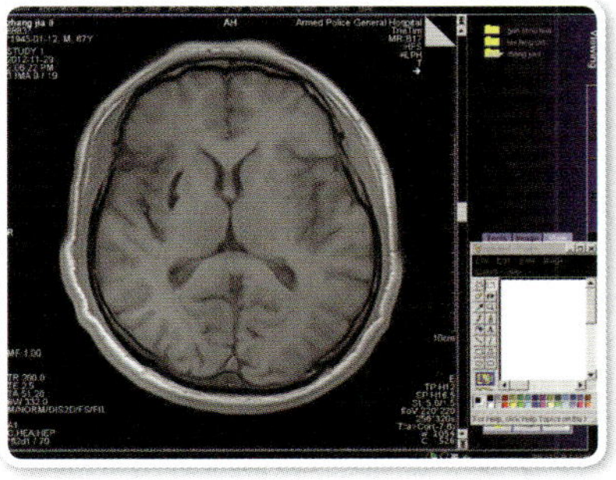

T_1WI 信号成像

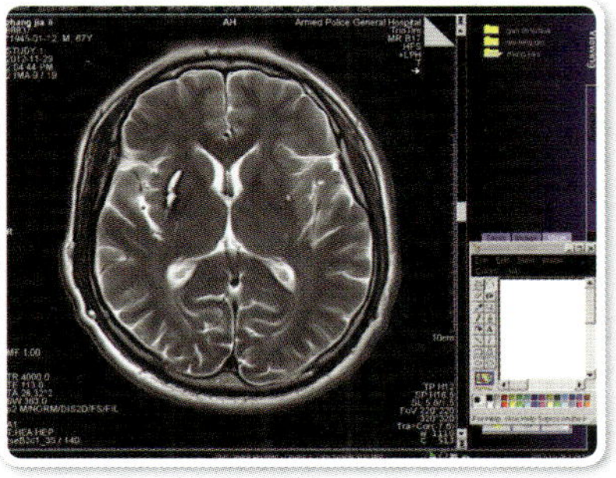

T_2WI 信号成像

什么是DWI

DWI是英文diffusion weighted imaging的缩写，译成弥散加权成像。弥散加权成像与传统的MRI技术不同，主要依赖于水分子的运动，MRI能控制活体组织中水分子的磁化状态，不影响扩散过程。临床在显示颅脑急性梗死、出血及全身占位性病变具有一定的特征性。

磁共振是不是检查全身

磁共振可以进行全身各器官的检查，但如果一次检查完全身时，所需时间很长，患者无法耐受。另外也没有一次检查一个部位检查效果好，所以还是应该术前确定检查的重点。磁共振反映的主要是内部脏器形态和结构的改变。比如占位性疾病、炎症、缺血、出血等效果较好。简单地说就是让我们眼睛可以看见身体的内部结构，它相当于一个透视眼，当然比X线透视更加准确。但有些疾病器官形态没有改变，仅仅是功能的改变，比如内分泌系统疾病的糖尿病、甲状腺功能亢进及血液系统疾病等磁共振诊断效果就不好，所以磁共振不是万能的。

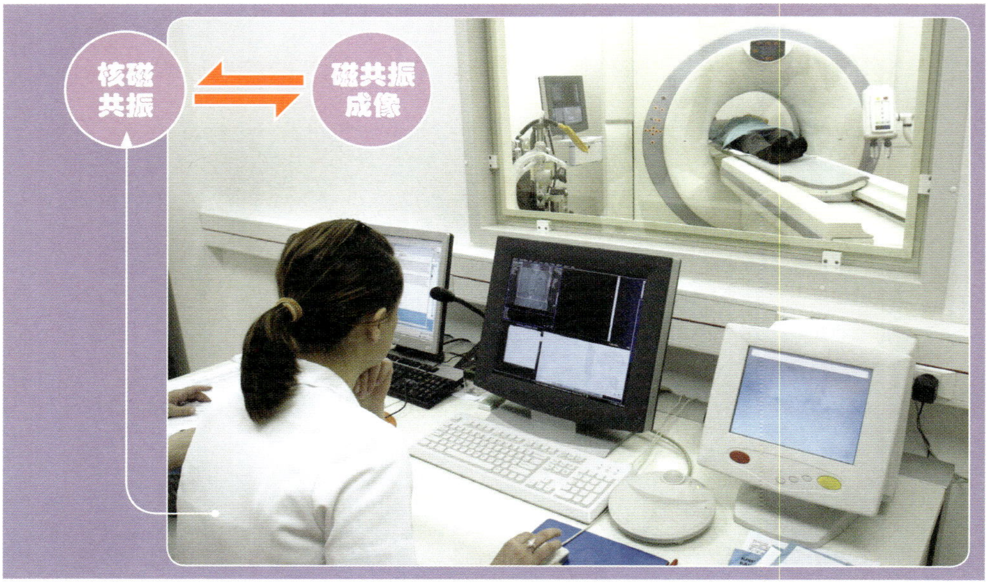

磁共振、核磁共振是一回事吗？有“核辐射”吗

核磁共振成像的“核”指的是氢原子核，因为人体约70%是水组成的，MRI即依赖水中氢原子。当把物体放置在磁场中，用适当的射频脉冲激励它，以改变氢原子的旋转排列方向，使之共振，然后分析它释放的脉冲信号，由于不同的组织会产生不同的脉冲信号，经计算机处理，就可以得知构成这一物体的不同的原子核的位置和种类，据此可以绘制成物体内部的精确立体图像。原子核在运动中，吸收与原子核运动频率相同的射频脉冲，即外加交变磁场的频率等于拉莫频率，原子核就发生共振，去掉射频脉冲之后，原子核磁矩又把所吸收的能量中的一部分以电磁波的形式发射出来，称为弛豫。共振和弛豫的过程叫作“核磁共振（Nuclear magnetic resonance，NMR）”。医生考虑到患者对“核”的恐惧心理，故常将这门技术称为“磁共振成像”。

磁共振检查需要注意些什么呢

（1）不要把金属物品，如钥匙、金属纽扣、机械手表、硬币、发夹、项链、活动义齿、手机等带入扫描间，以免影响磁场的均匀性，造成图像伪影，不利病灶显示。

（2）信用卡、医疗卡等带磁性的物品请勿带入扫描间，以免储存信息被消除。

（3）扫描前更换所有带金属挂钩、拉链的内外衣，最好穿棉制内外衣裤。

（4）女性患者请勿涂眼影，如有体内节育器，检查前应告知医生，以免影响检查效果。

（5）做肝、胰、肾、肾上腺等上腹部检查时要空腹。检查前可饮足量的水，以使胃与肝、脾的界限显示得更清楚。

（6）进行盆腔，包括膀胱、生殖系统检查者，检查前须饮水700~1000毫升充盈膀胱。

（7）体内有弹片、银夹、金属内固定物、假关节等存留的患者，要慎重给予检查，如必须进行检查时，应严密观察，以防检查中金属在高磁场中移动而损伤邻近的大血管和重要组织。

（8）装有心脏起搏器的患者、心脏瓣膜置换术后患者、体表有金属导线或其他含金属物质者、妊娠3个月以内的早孕妇女，严禁做MRI检查。

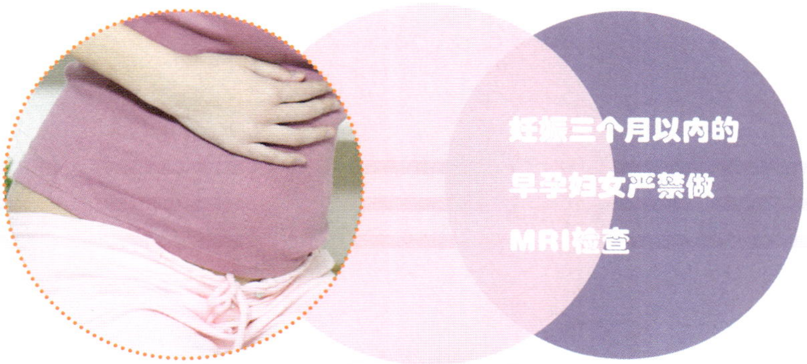

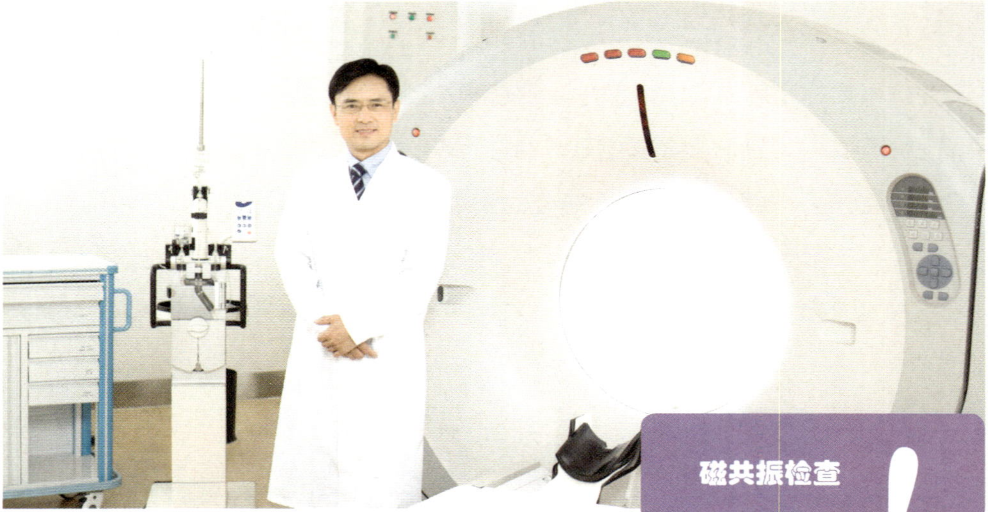

磁共振检查
有很多重要
的注意事项
！

体内有金属内固定物，不能确定是什么材质，怎么办

假如不确定体内金属内固定物的材质，建议根据情况选择其他检查方法，比如增强CT扫描加重建，脑血管造影，DSA等。

体内有钛板能做磁共振吗

体内有钛金属内固定物的受检者，进行磁共振检查时是安全的；由于钛金属不受磁场的吸引，在磁场中不会移动，在其周围产生伪影也较小，可以进行MRI检查。

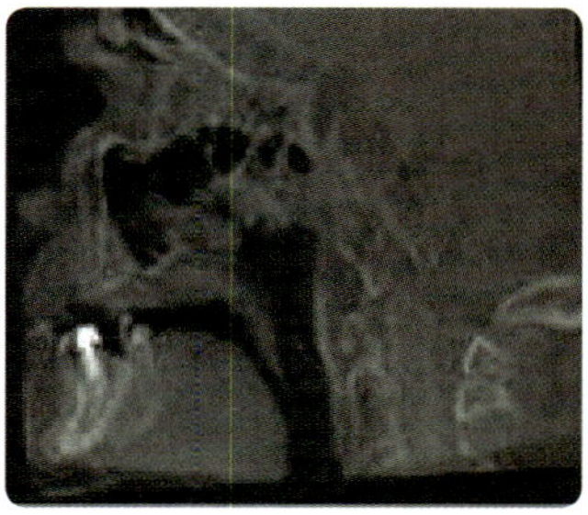

金属内固定物

为什么不能带活动性金属物品进磁场

被带入磁场的金属物品可能会成为非常危险的抛射物。例如，硬币、曲别针、钢笔、钥匙、剪刀、止血钳、听诊器和任何其他小的金属物品都可能在毫无征兆的情况下从口袋中被吸出，离开人体并直接高速飞向磁体的敞开位置（患者所在位置），因而对房间内的所有人造成威胁。信用卡、银行卡以及任何带有磁性编码的物品都会被大多数磁共振成像系统消磁。所以，如果没有严格采取预防措施，磁共振成像扫描机房可能会成为一个非常危险的地方。

安装有金属烤瓷牙还能做磁共振吗

数量较多的金属烤瓷牙会对头部磁共振的结果产生一些影响，如果做鼻咽部磁共振检查，需要特别精密的影像资料时，必须取下。数量少的金属烤瓷牙对磁共振的检查结果影响不大，只是做磁共振的时候有很大的磁场，要把身上的金属都拿掉，以免吸到机器里面。不做头部检查，金属烤瓷不用取下来，做磁共振检查的时候闭紧嘴即可。

做磁共振检查的时候为什么要戴上耳麦

在扫描期间，机器会发出巨大的噪声。噪声听起来就像持续、快速的敲击声。受检者可使用耳麦或耳塞以屏蔽噪声。噪声是梯度线圈引起梯度场高速切换所产生的。梯度场越大，噪声就越大。另外，佩戴耳麦可以方便受检者和技师的交流，听清楚技师检查过程中所发出的指令。

小孩不懂事，没睡着的时候能做磁共振吗

由于小儿对外界刺激敏感性强，对周围环境适应能力差，往往对检查不合作。MRI检查具有其特殊性，要求被检查部位无金属异物和保持静止不动，否则图像易形成伪影，影响检查的顺利进行和图像质量。如果扫描图像质量不佳，给诊断带来一定困难，易漏诊、误诊，延误病情诊断和治疗，造成不良后果及损失。为给临床提供准确的诊断依据，提高MRI室的工作效率，小儿扫描前要正确应用镇静催眠药物。

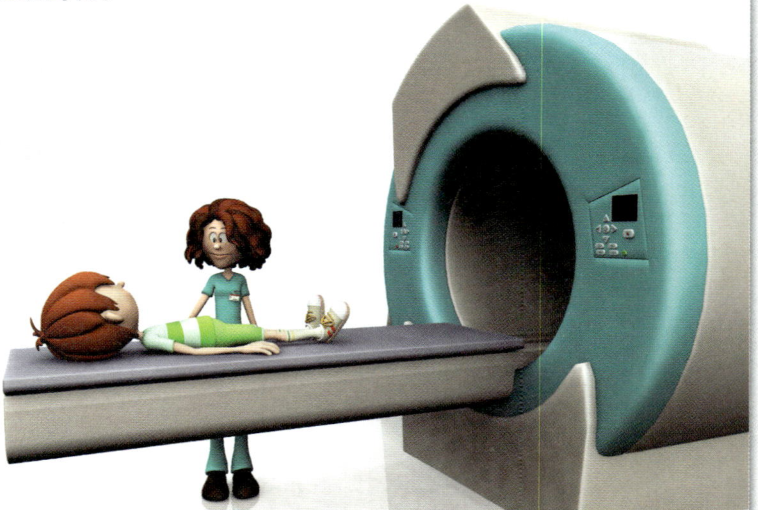

扫描前正确应用镇静催眠药物

有时控制不住自己动，做磁共振检查会有影响吗

MRI检查需要得到的是多组连续的影像，每组扫描时间为数分钟到十几分钟不等。如果身体不断移动，机器将不能确定身体的位置，所扫描的影像将会模糊不清，直接影响医生阅片诊断的准确性。

做完磁共振检查会感觉头晕，这正常吗

磁共振检查本身不会引起头晕。如果有头晕症状，首先明确是什么原因引起的。比如血压问题、血糖问题、体位问题、脑血管供血不足等都有可能出现头晕。

做了磁共振平扫之后为什么还要再做个磁共振增强扫描

磁共振检查大致分为平扫、增强扫描、血管成像、功能成像等。有些疾病，如肿瘤，平扫已显示病变，需进一步了解肿瘤的血供或明确肿瘤侵犯范围时需做增强扫描。是否需要增强扫描由医生在平扫之后决定。增强扫描所用的药物一般是安全的，不需做过敏试验，受检者没什么不良反应，但也有极个别受检者有过敏反应。磁共振成像对比剂通过改变正在接受检查的组织所在的局部磁场来发挥作用。正常和非正常组织对这个小变化的反应是不同的，从而提供不同的信号。这些不同的信号被传送到图像上，使得我们可以对很多不同类型的组织和疾病部位成像，而效果比不使用对比剂要好得多。

磁共振造影剂使用前需要做皮试吗？会过敏吗

不需做皮试。常用对比剂Gd-DTPA是一种用于磁共振成像的顺磁性造影剂，进入体内后能缩短组织中质子的T1及T2弛豫时间，从而增强图像的清晰度和对比度。经静脉注射后迅速分布于细胞外液，约1分钟血和组织中浓度已达到高峰，消除半衰期为20～100分钟，24小时内约90%以原形由尿排出。血液透析可将对比剂从体内排出。磁共振造影剂不良反应极少，个别患者给药后可出现面部潮红，荨

麻疹，恶心，呕吐，味觉异常，注射部位轻度热、痛感，支气管痉挛，心悸，头晕，头痛，寒战，惊厥，低血压等不良反应，亦有重症肌无力急剧恶化的报道。

患有幽闭恐怖症，害怕身体深入机器内部，怎么办

为了拍摄到最清晰的影像，被检查的部位必须对准扫描仪的中央。举个例子，如果需要对脑部进行MRI检查的话。那么脑部就得位于机器的内部；但如果做的是踝部的检查，只需把脚放到机器内部就行了，头部则不用。如果幽闭恐怖症的症状确实相当厉害，可以向医生反映。医生会提出相应的解决方案，例如服用镇静药等。如果真的需要用药物进行镇静治疗的话，最好有亲友陪同进行检查。多数幽闭恐怖症的受检者都能顺利完成检查。

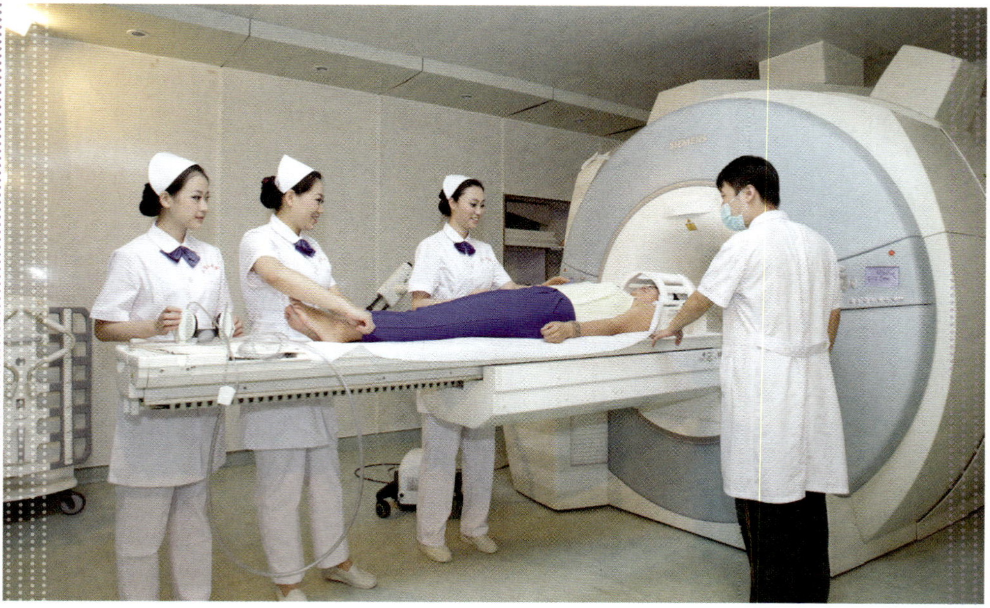

怀孕期间能做磁共振检查吗

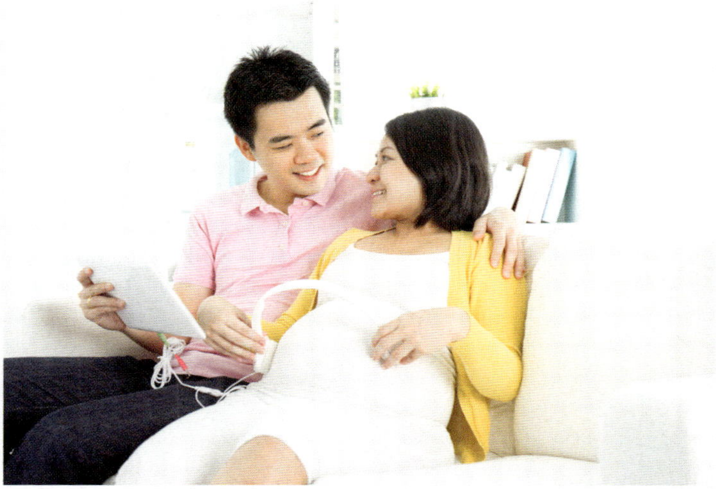

当今用于医疗成像的磁场的强度是否会对人造成生理损害还属于未知数。人们建议最好不要将大多数这类设施用于怀孕女性。这是因为磁场对正在发育的胎儿的生理影响所进行的研究还不够多。孕期的头3个月是最关键的，因为这是细胞复制和分裂最迅速的时期。对于是否允许怀孕受检者接受扫描，应在磁共振室医师和受检者的产科医师协商之后，根据具体情况来决定。无论如何，对于胎儿和母亲而言，进行扫描所带来的好处必须超过所造成的危害。大多数情况下，怀孕的磁共振成像技术人员仍可在科室继续工作，只是禁止她们进入机房。

（本章编者：董玉如）

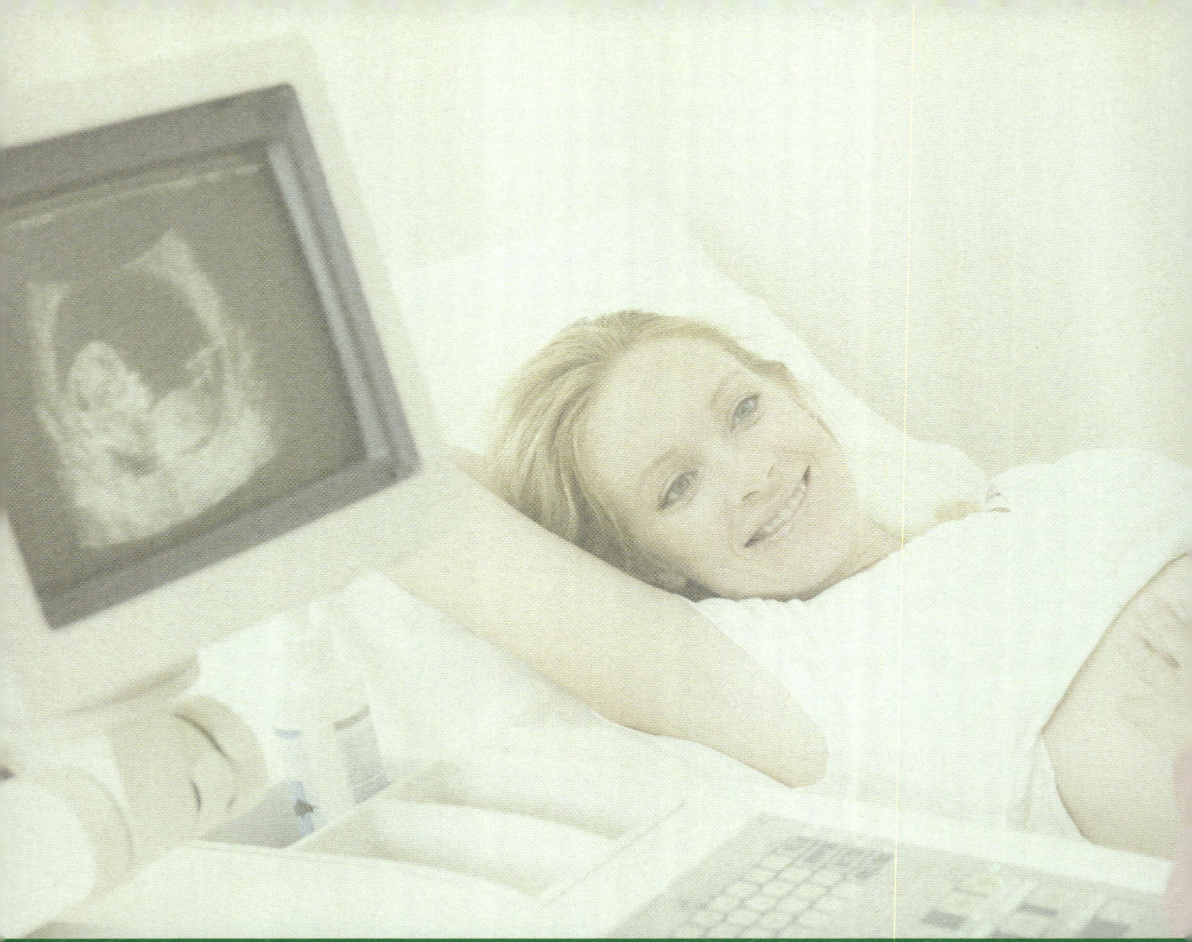

FUCHANKE JIANCHA

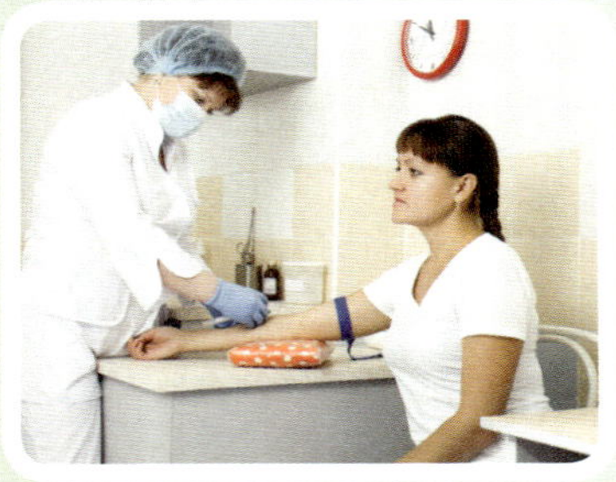

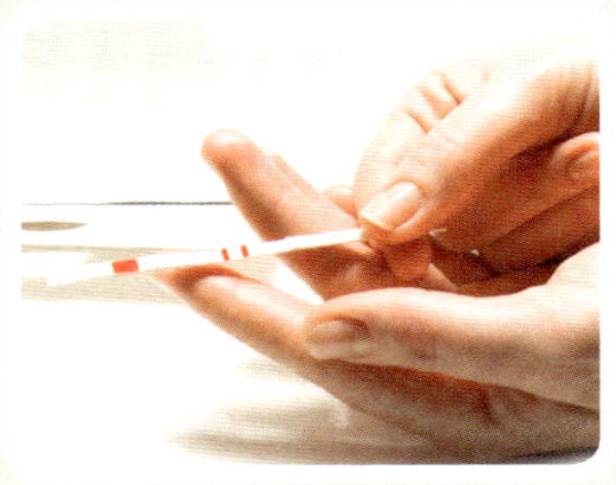

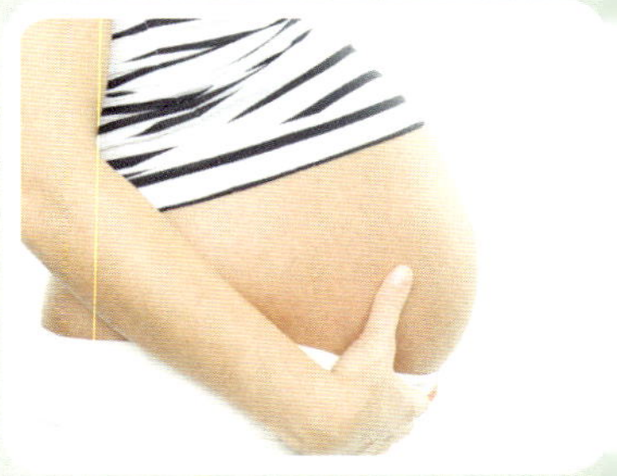

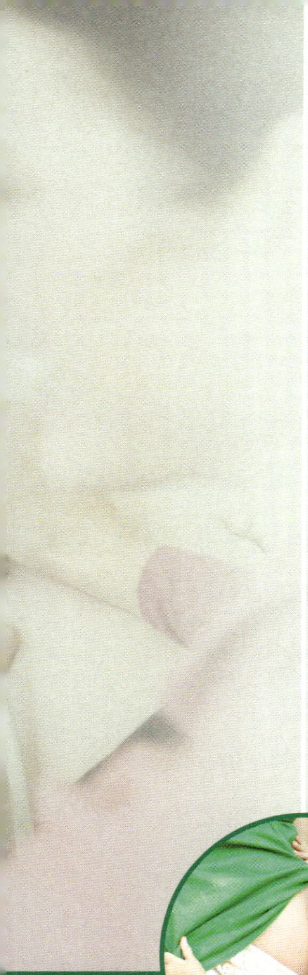

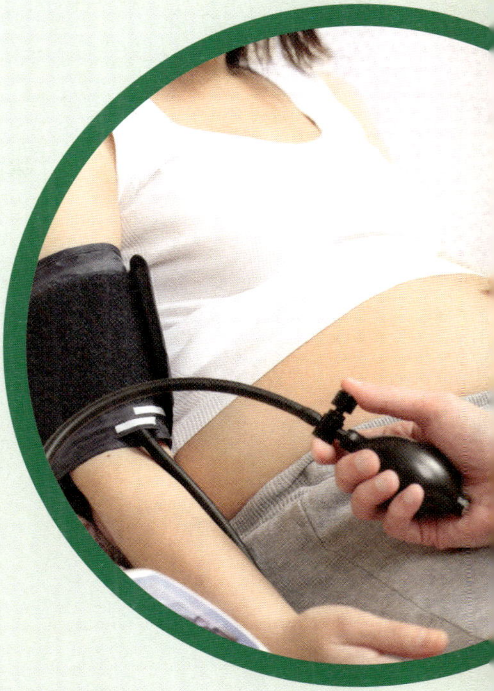

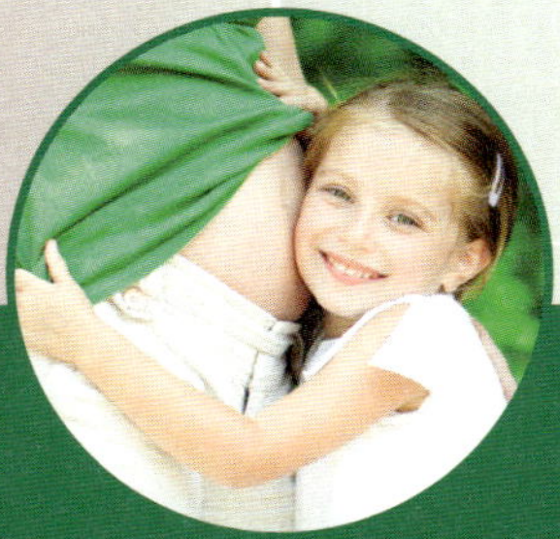

妇产科检查

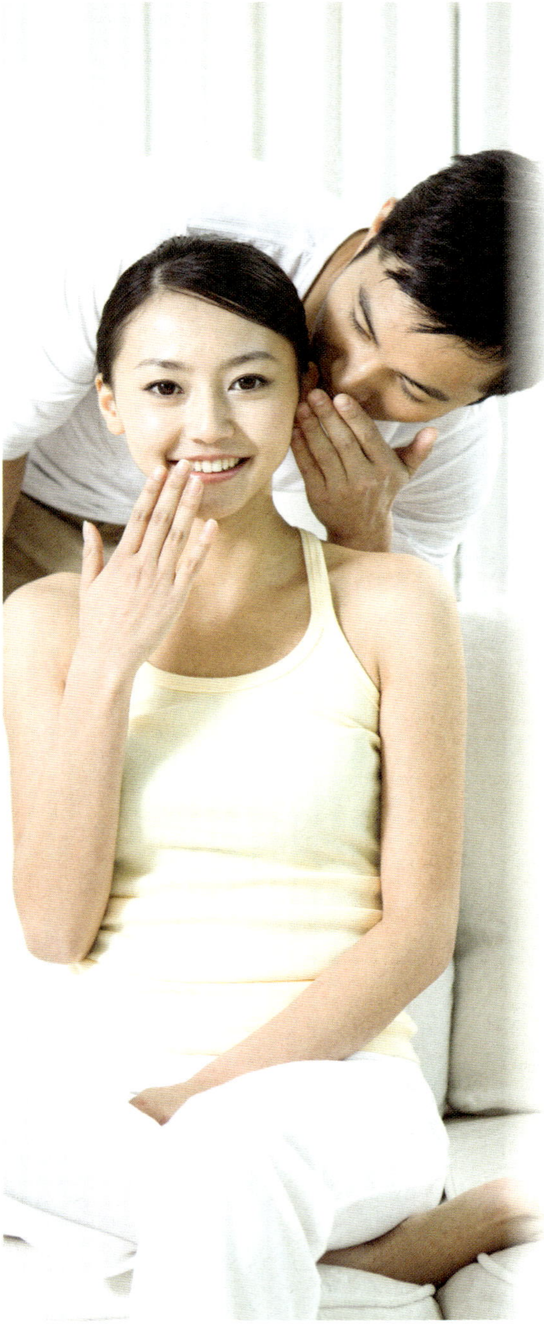

现在想怀孕，需要做哪些准备呢

（1）首次体检。包括询问家庭史和本人病史、测量基础血压、称体重、听心肺，妇科检查（白带常规、TCT、了解软产道有无异常，有无阴道纵隔、子宫颈、宫体有无畸形、肌瘤、旧裂等）。

（2）孕前适时增补叶酸。夫妇双方每日服用叶酸0.4毫克，不仅可以预防胎儿神经管畸形的发生，而且对于自然流产、胎儿宫内发育迟缓和孕妇贫血等症有着特异性疗效 。

（3）孕前医学检查和一般体检主要不同之处在于，孕前医学检查包括了影响胎儿正常发育和受孕的病菌筛查（血液、分泌物）和夫妻双方的生殖系统状况的检查。影响胎儿正常发育，容易造成胎儿畸形的病毒和病菌有巨细胞病毒、风疹病毒、弓形虫等，支原体和衣原体甚至还是有些夫妇不孕不育的罪魁祸首。医学上认为有几种疾病不宜怀孕：严重遗传性疾病；艾滋病、淋病、梅毒、麻风病以及医学上认为影响结婚和生育的其他传染病在传染期内；精神分裂症，躁狂抑郁型精神病以及其他重型精神病在发病期内；重要脏器疾病伴有明显功能不全阶段。

怎样知道自己怀孕了

（1）月经停止。平时月经周期规则，一旦超过10日，应高度怀疑是否怀孕。若停经2个月以上，则怀孕的可能性更大。停经是怀孕最早的症状，但不是特有症状。

（2）妊娠试验。目前应用广泛的早早孕诊断试纸方便、快捷。测验时最好选用清晨的晨尿。人体经过一夜的尿液积累，此时尿中的HCG浓度最高，用早早孕试纸最灵敏。具体操作步骤：留被检妇女尿（晨尿最佳），将带有试剂的早早孕诊断试纸条标有MAX的一端插入尿液中，尿的液面不得越过MAX线。1～5分钟即可观察结果，10分钟后的结果无效。结果判断：仅在白色显示区上端呈现一条红色线为阴性；在白色显示区上下呈现两条红色线为阳性，提示怀孕。试纸条上端无红线出现的话，提示试纸失效或测试方法失败。结果阳性者结合临床表现如停经，尿频，自觉乳房胀痛，停经6周左右出现畏寒，食欲缺乏，喜食酸物等可以确诊为妊娠。

（3）B超检查诊断早期妊娠快速、准确。

用早早孕试纸最灵敏

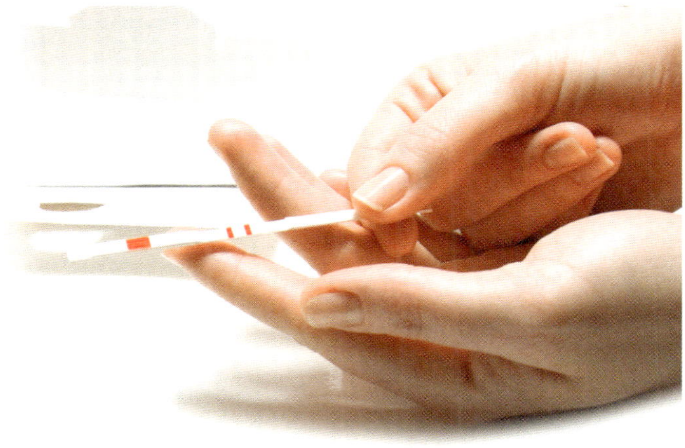

什么是TCT检查

其实TCT简单地说是排癌检查。TCT检测是目前国际领先的一种宫颈防癌细胞学检查技术。采用高精密度过滤膜核心技术和微电脑自动化控制系统，其方法制成的细胞膜片具有传统涂片无法比拟的优点。其原理是利用先进的液基细胞保存技术和计算机控制的过滤技术，收集到采样器上的细胞做出涂片来诊断霉菌感染、细菌感染、人乳头瘤病毒感染及疱疹病毒感染等。

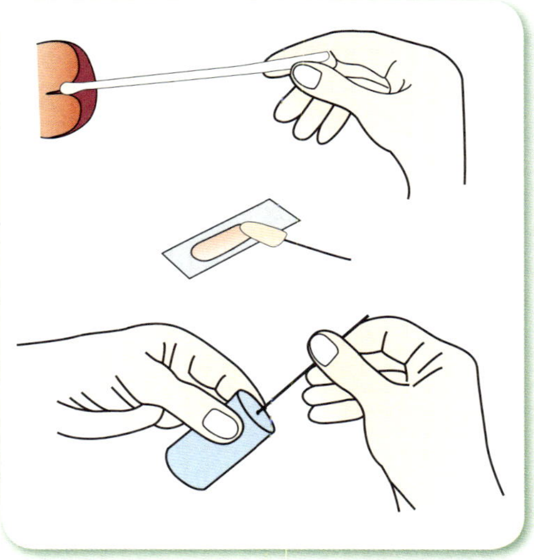

做TCT检查前的注意事项

（1）刮片前24小时内被检查者避免性生活。

（2）计划检查前24~48小时内不要冲洗阴道或使用置入阴道的栓剂，也不要进行阴道内诊检查。

（3）有炎症时先进行治疗，然后再刮片，以免片中充满大量白细胞和炎性细胞影响诊断。

（4）检查最好安排在非月经期。

白带常规检查什么

白带，即阴道分泌物，是女性生殖系统分泌的液体，为阴道黏膜渗出物、宫颈管及子宫内膜腺体分泌物等混合组成，其形成与雌激素、孕激素的作用有关。通过妇

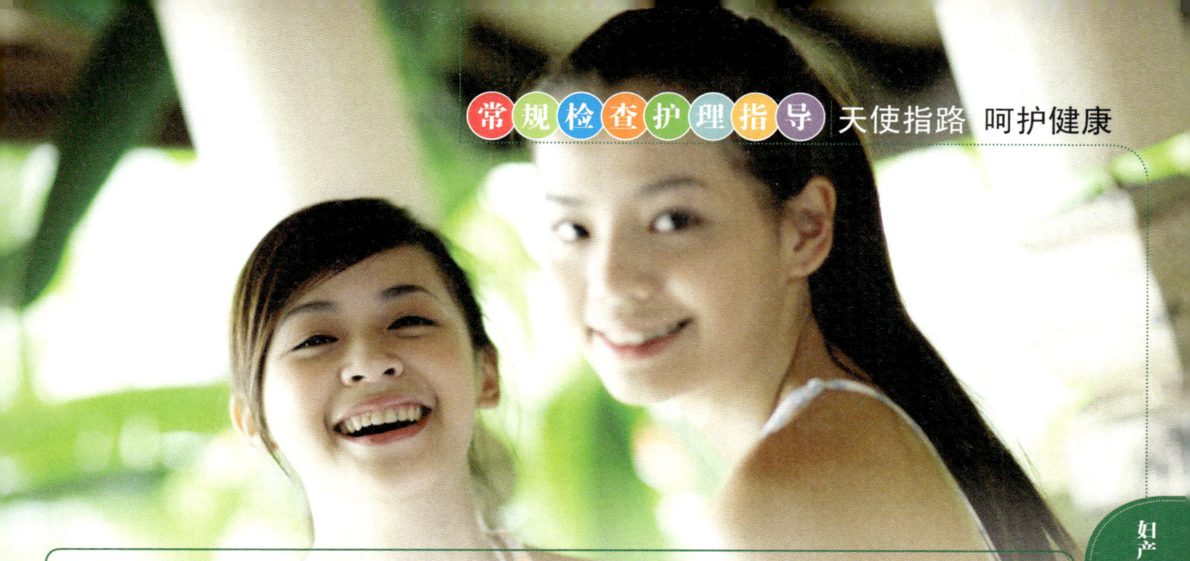

科白带常规检查可以了解白带的情况，明确是否患有妇科疾病。妇科白带常规检查包括以下6个检测项目。

（1）妇科白带常规检查之pH值。青春期后由于卵巢性激素的刺激，使黏膜上皮细胞内含有丰富的动物淀粉，经阴道杆菌分解作用后变成乳酸，以致阴道内分泌物呈弱酸性，可防止致病菌在阴道内繁殖，这是阴道的自净作用。化验时常用pH值来表示酸碱度，正常时pH值为4.5。患有滴虫性或细菌性阴道炎时做妇科白带常规检查，白带的pH值上升，可大于5～6。

（2）白带常规检查之霉菌与滴虫。妇科白带常规检查时，白带经过处理后在显微镜下可以根据其形态发现有无滴虫或霉菌，如存在滴虫或霉菌不论其数量多寡，妇科白带常规检查后均用“+”来表示，“+”这一符号只说明感染了滴虫或霉菌，并不说明其感染的严重程度。

（3）阴道清洁度是妇科白带常规检查项目之一。阴道清洁度可分为4级。

Ⅰ级：显微镜下见到大量阴道上皮细胞和大量阴道杆菌。

Ⅱ级：镜下见有阴道上皮细胞，少量白细胞，有部分阴道杆菌，可有少许杂菌或脓细胞。

Ⅲ级：镜下见有少量阴道杆菌，有大量脓细胞与杂菌。

Ⅳ级：镜下未见到阴道杆菌，除少量上皮细胞外主要是脓细胞与杂菌。

Ⅰ～Ⅱ级属正常，Ⅲ～Ⅳ级为异常白带，表示阴道炎症。

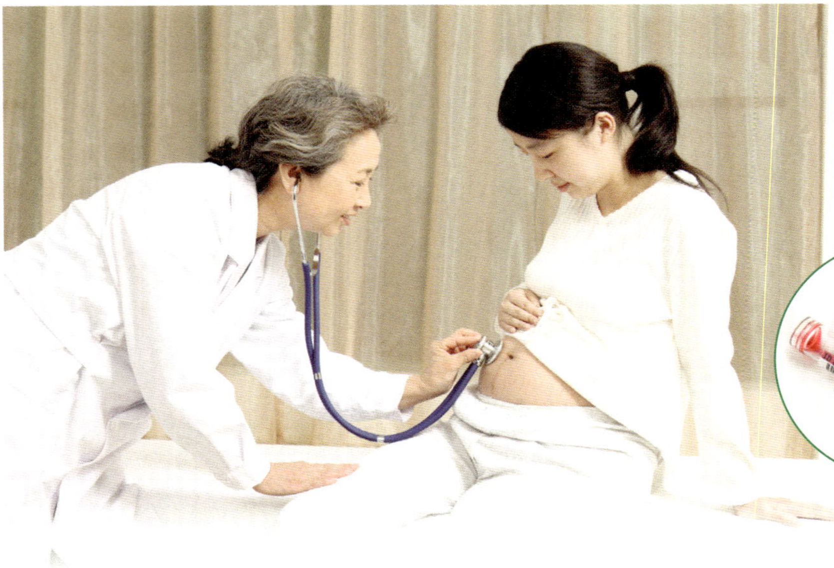

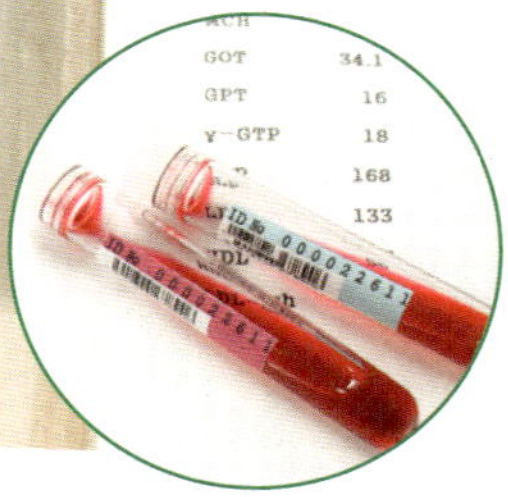

孕妇产前血液检查有哪些

血液检查是孕妇产前检查中的一个常规项目。在做第一次检查的时候，医生会让孕妇抽血做检查。这些早期的验血结果会为医生提供重要信息，了解孕妇的健康状况以及在怀孕期间可能出现哪些问题。

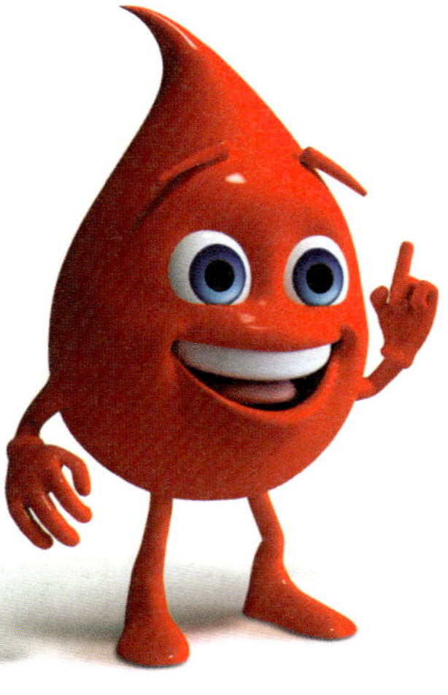

（1）Rh血型。Rh因子是大多数人的红细胞表面存在的一种蛋白质。如果孕妇的血液和大多数人一样，存在Rh因子，那么就是Rh阳性（中国汉族的Rh阳性率为99.5%~99.8%，而维吾尔族和哈萨克族则稍低，为95%~98%）。如果血液中不存在Rh因子，就是Rh阴性。万一在怀孕期间或生产的过程中需要输血的话，也许需要至少注射一次Rh免疫球蛋白。如果宝宝出生后被检查出是Rh阳性，产妇还应该再注射一次Rh

免疫球蛋白。这样做的目的是防止机体产生Rh抗体，以免威胁此次或以后怀孕时宝宝的健康。

（2）血常规检查。通过血常规检查的结果，医生可以了解红细胞中的血红蛋白含量。如果血红蛋白数值偏低，医生会建议吃铁补充剂，如复方硫酸亚铁颗粒、生血宁、多糖铁颊囊等。最好同时多吃富含铁的食物，比如瘦肉、动物肝脏、菠菜、芹菜等。

（3）乙型肝炎。任何人都有可能是乙型肝炎病毒携带者，而自己不知道。因为乙型肝炎有可能没有任何症状。验血可以查出到底是不是乙型肝炎病毒携带者。如果是，就有可能在宝宝出生时或出生后不知不觉把这种病传染给他。所以，在怀孕期间要注射乙型肝炎免疫球蛋白。宝宝出生后，医生还会给他注射乙型肝炎免疫球蛋白。建议孕产妇的家人也都做一下检测。

（4）梅毒。梅毒是一种性传播疾病，虽然现在已经不算常见了，但所有的孕妇都应该进行检查。据统计，未经治疗的早期梅毒的孕妇所生婴儿全部不健康，其中半数为先天梅毒，半数为死产或早期新生儿死亡。万一被筛查出梅毒抗体阳性，医生可能会用抗生素来治疗。

（5）艾滋病病毒（HIV）。现在，所有的孕妇都要做艾滋病病毒（HIV）检测。这是为了最大限地监测、筛查艾滋病及其流行。如果是HIV阳性，可以尽早接受治疗，这对健康有利，也会大大降低胎儿感染艾滋病毒的可能性。

为什么孕妇在产前检查时还需要验尿

在孕妇的整个孕期都要验尿，以检测是否有蛋白尿的迹象。蛋白尿是一种潜在的严重疾病先兆子痫的征兆之一。先兆子痫的其他征兆包括肢体浮肿和高血压等。通常孕妇应该会从医务人员那里或厕所里拿到一个尿杯。在排尿大约5秒钟后，迅速用尿杯接住剩下的尿（需要2~5毫升）即可。

什么是唐氏综合征（先天愚型）筛查

唐氏综合征即先天愚型，是一种遗传病。目前有很多不同的唐氏综合征筛查方法。有些唐氏筛查是在怀孕头14周内做，还有些筛查法要晚一些时间，到怀孕20周才会做。具体的筛查包括B超检查、血液检查，以及两者联合检查。别忘了这些都是筛查，不能确切地判断你的宝宝是否有唐氏综合征，只能说明宝宝患唐氏综合征的风险有多高。医生通常使用的临界点数字是1∶250（但不同的医院会有不同的临界值），如果风险低于这个数字，就是“筛查阴性”，宝宝不可能有唐氏综合征（但并不是说完全不可能）。筛查会查出许多怀疑有唐氏儿的妊娠，但也会出现一些被筛查为唐氏综合征高风险，但事实上却不是唐氏儿的妊娠，这被称为“假阳性”。

为什么要进行唐氏综合征筛查

因为唐氏综合征是最常见的染色体异常，以典型的特殊面容和中重度的智力低下为主要表现的遗传病。近一半患者还伴发复杂的先天性心脏病等严重内脏器官畸形。该病是由于多出一条21号染色体所导致的疾病,会给家庭带来巨大影响。但唐氏综合征是一种可以在产前干预的疾病。孕早期和中期是最佳产前筛查时间，借助胎儿染色体分析的产前诊断，可以选择避免唐氏综合征患儿的出生。然而，产前诊

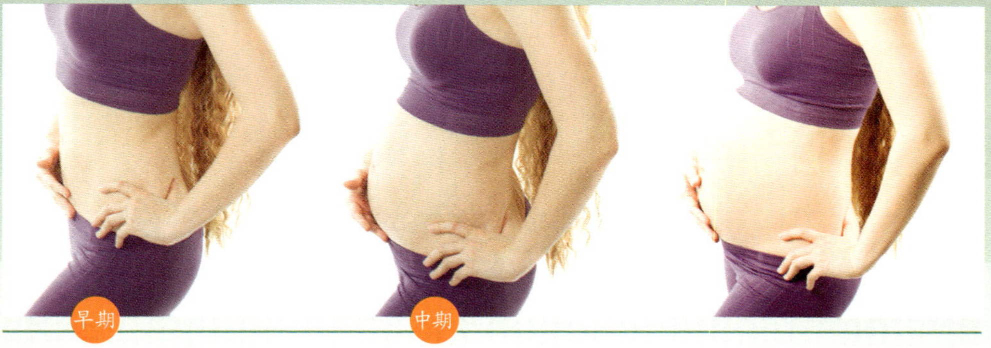

断中用以获取胎儿细胞的羊膜腔穿刺术是一项侵入性操作，具有潜在的流产风险，不适宜在孕妇中普及，因此产前干预通常要分两步进行。第一步产前筛查，即通过简易、无创的方法对所有孕妇进行基本排查，筛选出胎儿可能患唐氏综合征的高风险孕妇。第二步对筛查结果为高危孕妇进行侵入性的产前诊断，明确胎儿是否真正受累。

什么是绒毛活检

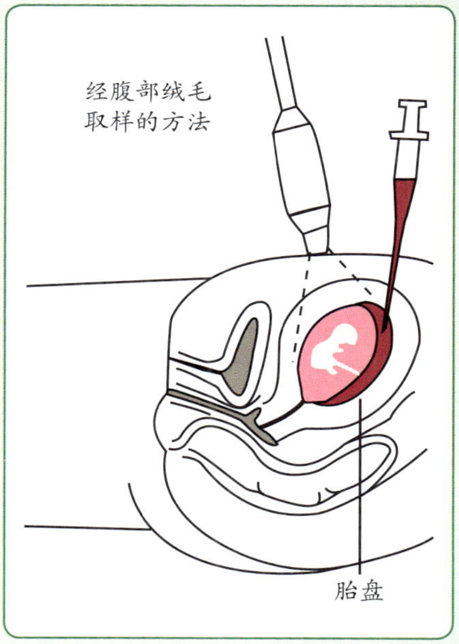

绒毛活检是一种产前检查，用来检测是否有如唐氏综合征那样的染色体异常疾病。这种检测就是从胎盘上的微小指状突起，也就是被称为绒毛的部分来获取细胞，并进行细胞遗传结构的分析。与羊水穿刺相比，绒毛活检的主要优势在于，可以在怀孕的更早些时间进行。虽然有些医院是在怀孕13周做绒毛活检，但一般都是在怀孕11~12周来做。若是做羊水穿刺，则需要等到怀孕第16~20周时，也就是要到孕中期才能做。

绒毛活检能够检测出哪些疾病

绒毛活检在检测数百种遗传病和染色体异常疾病方面的准确性不低于99%，但并不用对每位孕妇进行每一项遗传病和染色体异常疾病的检查。绒毛活检用于检测那些确切的疾患，例如每个人都接受检验的唐氏综合征。绒毛活检也会用于检查其他疾病，如家族性黑朦性白痴病、囊性纤维化病或镰状细胞贫血病等。不过，只有在医生认为胎儿有感染这些疾病的威胁时，才会为孕妇做这些检查。值得说明的是，绒毛活检不能发现神经管畸形，如脊柱裂等。有1%的可能，绒毛活检的检测结果会是假阳性，医学上称为“胎盘特异性嵌合体”。就是说，从胎盘获取并培养的细胞中，含有异常的染色体，但腹内的胎儿是正常的。因此，如果绒毛活检结果发现有嵌合体的话，就必须做羊水穿刺术，以确定胎儿是不是真的有问题。

什么是羊水穿刺

羊水穿刺，又叫羊膜腔穿刺术，是产前检查项目之一。它通过抽取孕妇的羊水样本，来获得有关胎儿健康和发育情况的信息。羊水就是子宫里包裹着胎儿的液体。做羊水穿刺最常见的原因是，需要判断胎儿是否有基因遗传病或染色体异常，比如唐氏综合征。只有羊水穿刺和绒毛活检能够诊断胎儿的这类疾病。羊水穿刺的时间通常选择在孕妇怀孕16~20周。选择做羊水穿刺的孕妇，主要是那些基因和染色体异常风险较高的人。羊水穿刺是侵入性检查，有很小的流产风险。

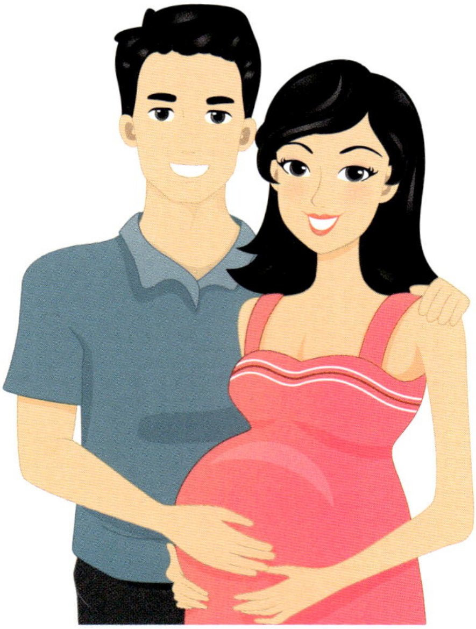

以下是可能需要做羊水穿刺的几种情况。

（1）好像要早产，或者由于某种原因需要提前生产，那么可以通过羊水穿刺检查胎儿的肺是否发育成熟，可以出生。

（2）某些特殊需要的情况下诊断或排除宫腔感染，比如羊水提前破了。

（3）如果有血液不相溶的问题，比如Rh阴性，羊水穿刺可以检查胎儿的健康情况。但针对这种情况，产科医生目前多采用多普勒超声检测，而不是羊水穿刺。

羊水穿刺能检测出哪些疾病和缺陷

（1）几乎所有的染色体异常。比如每个人都接受检查的唐氏综合征、13三体综合征、18三体综合征和性染色体异常中的特纳综合征（也叫先天性卵巢发育不全）和克兰弗尔特综合征（也叫细精管发育不全）。

（2）数百种基因遗传病。如家族性黑蒙性白痴病、囊性纤维化病或镰状细胞贫血病等。羊水穿刺不是用来筛查所有这些疾病的。不过，如果胎儿感染这些疾病中一种或几种的风险较高时，羊水穿刺多半可以告诉孕妇及其家人，他到底有没有这种病。

（3）神经管畸形。如脊柱裂和无脑儿等。需要注意的是，羊水穿刺不能检测心脏畸形、唇裂、腭裂等结构异常的出生缺陷。但很多身体缺陷都能在孕中期的B超检查中发现，每一位做羊水穿刺的孕妇应该都会做B超检查。

孕期B超是怎么做的

孕期B超检查通常是经腹部进行扫描的，但有时也会经阴道进行扫描。进行腹式扫描时，医务人员会让孕妇躺在诊断床上，露出肚子来，B超操作人员先把耦合剂（可以促进声波传导的胶状体）抹在腹部。然后，在肚子上来回滑动传感器（它看起来有一点像电话听筒）来发射声波。最后计算机将反射回来的声波转化为电视监控器上的图像，胎儿就会呈现在眼前了。在扫描过程中，B超操作人员会记录胎儿的测量值，拍下照片和录像，以便医生通过这些了解胎儿的情况。基本的超声波检查需要15~20分钟。

孕期B超检查前需要憋尿吗

如果在孕早期进行腹式超声波扫描，医生可能会让你提前喝几杯水，使膀胱膨胀起来。过了怀孕前3个月再做产科B超检查时，一般就不需要憋尿了。去做B超检查的时候，最好穿宽松的衣服，这样比较方便检查。

做B超会对胎儿有损伤吗

自20世纪70年代有报道超声波能诱发染色体畸变以来，早期妊娠进行超声检查的安全性一直是医生和孕妇关注的问题。之后的30多年的研究尚未证实诊断剂量的超声对胎儿有不可逆的损害。有报道显示，诊断超声辐照时间只有达到20分钟以上时才对绒毛造成潜在损伤，但损伤作用是可逆性的。对早孕绒毛的形态学研究认为，经腹照射孕囊20分钟，24小时后取绒毛，表现为微绒毛肿胀、变形，细胞膜表面失去连续性，胞质溢出；照射30分钟改变加剧，3天后有一定恢复，7天后有明显

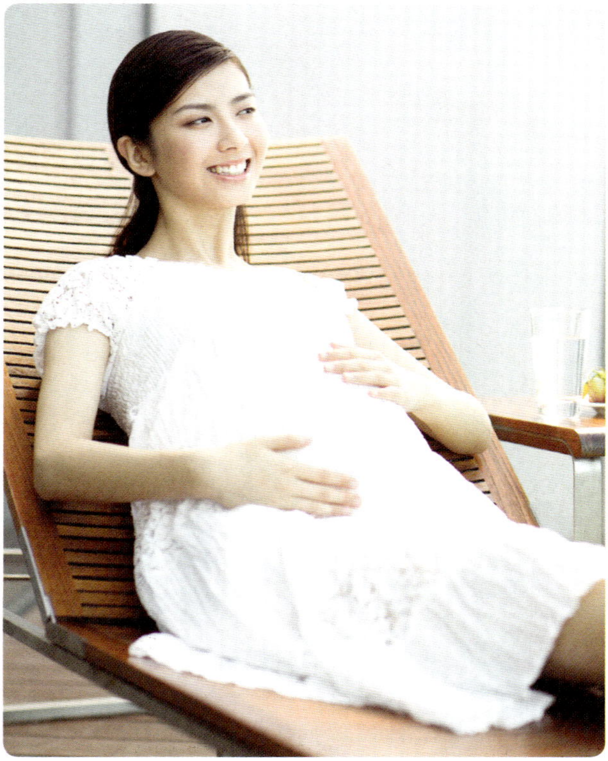

减轻。损伤程度随辐照剂量增加而加重，随孕龄的增加而减轻。另一报道认为，经腹B超照射7分钟绒毛无形态学变化。这些不同的结果，可能与探头频率及仪器声强不同有关。通过对阴道超声辐照的研究，阴道超声辐照10分钟后出现绒毛扭曲，个别出现断裂、丢失现象，指出对计划妊娠的孕早期妇女应尽量避免经阴道超声检查。因此诊断超声在安全的诊断强度下，不会对胚胎造成影响。

B超报告单上都包括哪些内容

不同地区以及不同医院打印的报告单格式和内容都不尽相同。通常，除了一两张你不易辨认的超声扫描图像外，报告单上还可能包括胎儿的发育指标和数据，如实际发育孕周、生长发育状况等，是否有异常状况（如唇裂、神经管发育异常、脐带绕颈等）以及宫内指标（如胎盘位置、羊水等）等内容，从而帮助医生确切了解孕期进展和胎儿的发育状况，进行相关的诊断，并决定是否还需要进一步检查。

怀孕后需要做几次常规B超检查

如果孕期一切正常，通常情况下，医生会建议做至少5次B超检查。

（1）孕早期进行第一次B超检查，确定是否是宫内妊娠，是否有胎芽、卵黄囊及胎心搏动，并估计胎龄。

（2）孕11~14周进行第二次B超检查，主要是筛查颈后透明带（NT），有无先天性愚型。

（3）孕18~24周检查胎儿是否存在畸形,包括内脏，四肢体，口唇（唇裂、腭裂），骨骼发育异常，心血管畸形等，以便早期诊断并及时采取解决办法。

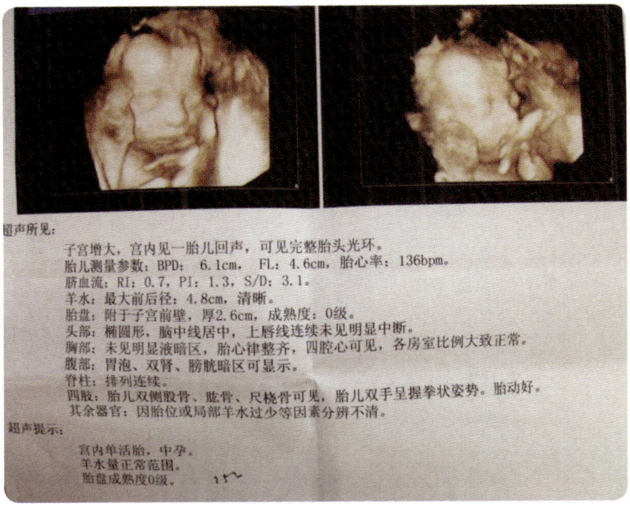

（4）孕28~32周主要是补漏上次畸形筛查，还可以初步判断是否为前置胎盘。

（5）孕36周以后，目的是检查胎儿的胎位、羊水及胎盘位置与功能等，主要是为分娩做准备。

什么情况下需要在怀孕的3个月就做B超检查

在孕期的3个月，医生通常会在怀疑可能出现以下症状时，推荐做B超检查。

（1）流产。如果在怀孕早期出现阴道出血，医生可能担心流产，因此会建议做一次B超检查，以观察胎儿的状况。如果在怀孕7周后做B超检查时，能够看到胎芽及胎心搏动，那么孕期能够继续进行下去的概率高于97%。如果这时候看不到胎心搏动，也不要难过和着急。这可能是因为月经周期比一般人的要长，胎儿的周数比医生推测的要小。医生可能会在几周后，再给你做一次检查。

（2）宫外孕或葡萄胎。阴道出血（以及其他症状）也可能预示宫外孕或葡萄胎。宫外孕也就是胚胎不在子宫内。在这种情况下，医生会确定胚胎的位置。如果是葡萄胎，超声波检查会在宝宝应在的位置上显示出一串像葡萄一样的物质；如果是宫外孕，则B超显示宫腔内空虚，宫旁出现低回声区。

（3）不确定胎龄。如果不能确定自己的最后一次月经开始的时间，或者不确定自己的月经周期有多长，医生可能会建议在怀孕7周时做一次超声波检查，看看事实上怀孕有多长时间了。因为所有同龄的胎儿在最初几周内，大小都是一样的，所以，医生通常会通过测量某些指标来确定胎龄，并大致确定预产期。在怀孕7~13周时，医生会通过测量胎儿从头顶到臀部的长度来确定胎龄，一般误差不超过三四天。

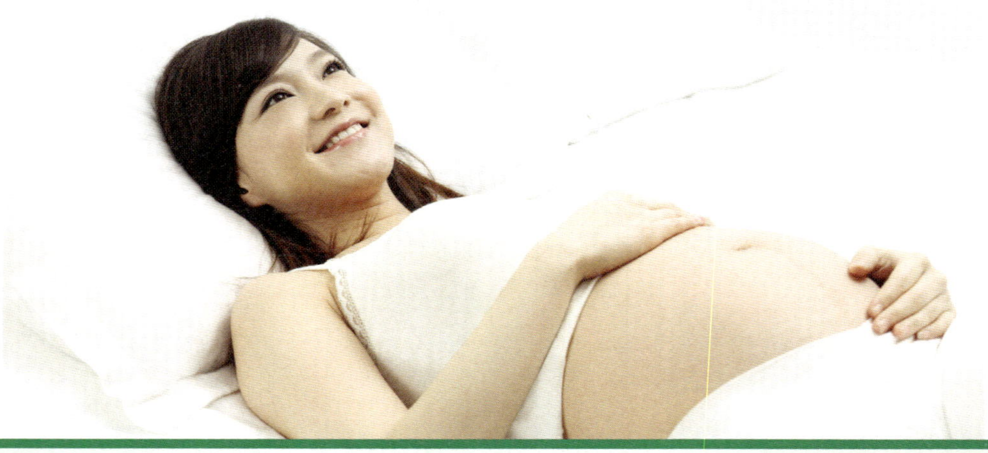

什么情况下需要多做几次B超检查

有时医生会安排在孕期的最后3个月多做几次B超检查，最常见的原因如下。

（1）确定阴道出血的原因。如果在孕期的后半阶段有阴道出血，可能是由胎盘出问题引起的。B超可以帮助医生确定出现的具体问题。

（2）检查胎儿的生长情况。在怀孕晚期，如果担心胎儿生长发育不正常，医生可能会安排一次或一系列的B超检查，来测量胎儿身体的某些部位，特别是他脑袋的大小、股骨的长度和上腹部的周长。

（3）检测羊水量。如果被诊断出羊水过多或过少，医生大多会在怀孕的最后3个月定期安排做B超检查，以监测胎儿的发育情况。

（4）确定是否需要剖宫产。如果胎儿特别大，尤其是又患有糖尿病或高血压的孕妇，或者出现胎位异常（臀位），或者为前置胎盘，就有可能进行剖宫产。

为什么每次产前检查时护士都会量血压

孕妇的产前检查中有几项是常规检查，其中一项就是量血压（BP）。这是因为高血压，再加上尿蛋白（也是常规检查项目）现象，预示着一种可能很严重的情况，即先兆子痫。当持续血压升高至收缩压≥18.7千帕（140毫米汞柱）或舒张压≥12.0千帕（90毫米汞柱），且舒张压不随患者情绪变化而剧烈变化时，就会引起医生的关注。若间隔4小时或4小时以上的两次测量舒张压

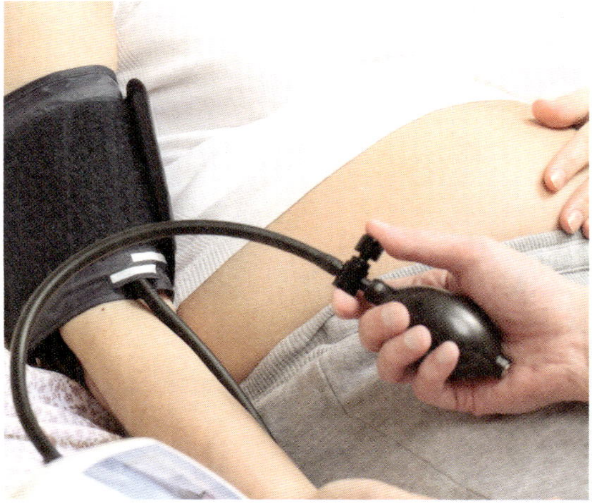

≥12.0千帕（90毫米汞柱），可诊断高血压。如果孕期血压开始升高了，那常规尿检结果对于接下来发生的事情就至关重要了。如果尿液中没有出现蛋白，仅会被诊断为妊娠高血压；如果尿中有蛋白，就可能处于先兆子痫的早期阶段，因此，需要更频繁地做产前检查。

孕期的血压会发生什么变化

孕中期的血压往往会下降，这是因为孕期激素孕酮能够使血管壁松弛。较低的血压使得一些准妈妈在站得过久或快速站起来的时候会觉得头晕。在怀孕最后几周血压会回复到正常水平。如果怀孕前就有高血压，即原发性高血压，医生会开在孕期控制高血压的药。放心，医生开的药都不会影响到胎儿的。

关于血压，孕妇能做什么

关于血压，明智的做法是尽可能多地休息，多保持左侧卧位；如果是先兆子痫或子痫患者，饮食上要低盐或无盐饮食，尽量不要为工作这样的事情所累。孕妇可以试试以下五个保持健康的方法。

（1）一定不要错过任何一次产前检查，即便没有自觉症状。

（2）在每一次产前检查时，进行24小时尿蛋白测量。

（3）如果在两次产前检查中间感觉不好，一定要及时去医院检查。

（4）定期检查血容积、血小板计数、肝功能。

（5）每周至少两次的血压测量。如果血压升高，医生会进行额外检查或要求孕妇住院一段时间，一定要记住这是为了孕妇和胎儿好。

孕中期除了做排畸检查外还需要什么检查呢

还需要做孕妇糖尿病筛查。孕妇糖尿病筛查是指育龄妇女妊娠期间糖尿病的筛查。妊娠期间糖尿病对孕产妇及胎婴儿的危害是多方面的，严重者可威胁母婴的生命安全。一般在孕期24~28周采血化验筛查。方法是在妊娠28周时：筛查前空腹12小时，将葡萄糖粉50克溶于200毫升水中，5分钟内喝完。喝第一口开始计时，1小时后抽血查血糖，血糖值≥7.8毫摩尔为糖筛查异常，需进一步行葡萄糖耐量试验（OGTT）。葡萄糖耐量试验（OGTT）方法：试验前空腹12小时，先空腹抽血查血糖，然后将50%葡萄糖注射液150毫升加入100毫升水中，或将葡萄糖粉75克溶于200毫升水中，5分钟内喝完，喝第一口开始计时，1小时、2小时、3小时后抽血查血糖，正常值标准为：空腹5.6毫摩尔/升，1小时10.3毫摩尔/升、2小时8.6毫摩尔/升、3小时6.7毫摩尔/升，其中有2项或2项以上达到或超过正常值，则可诊断为妊娠期糖尿病，仅1项高于正常值，则诊断为糖耐量异常。这些具体数值只能方便我们对照，真正异常时的解决方案请参考医院报告。

孕妇怎样合理安排进行糖尿病筛查的时间

孕妇糖尿病筛查的全流程安排如下。

（1）领号、抽血验小便。抽好血验小便时要空腹，否则可能会影响尿液的指标。

（2）挂号、喝糖水。因为挂号要排队，所以可以把这个时间利用起来，慢慢喝，记住时间，因为1小时后要做第二次验血，即糖尿病筛查。

（3）开始各项体检项目：称体重、量血压、听胎心，拿尿检报告。

（4）等待叫号。护士叫到你的时候进入医生诊室检查。此时，可以询问一些情况预约下次孕检的时间。

（5）离喝糖水的时间差不多过了1个小时了，这时可以去首先的验血的老地方做第二次验血，这次不需要拿号，直接找个空窗口验血就行。

（6）等待检查结果。

什么是胎心监护

胎心监护是一种简单、无痛的产前检查，用于评估胎儿的状况。在胎心监护检查过程中，医生能够监测胎儿的心跳，包括胎儿休息和活动时的胎心率分别是多少。孕妇活动的时候心跳会加速，胎儿也一样，他活动或踢腿的时候胎心率应该加快。在中国的大部分城市，如果孕期一切正常，那么医生通常会建议从怀孕的第36周开始每周做一次胎心监护。但如果有妊娠并发症，可能会根据情况从怀孕的第28~30周就要开始做胎心监护了。如果有以下情况之一，那么胎心监护就可能会格

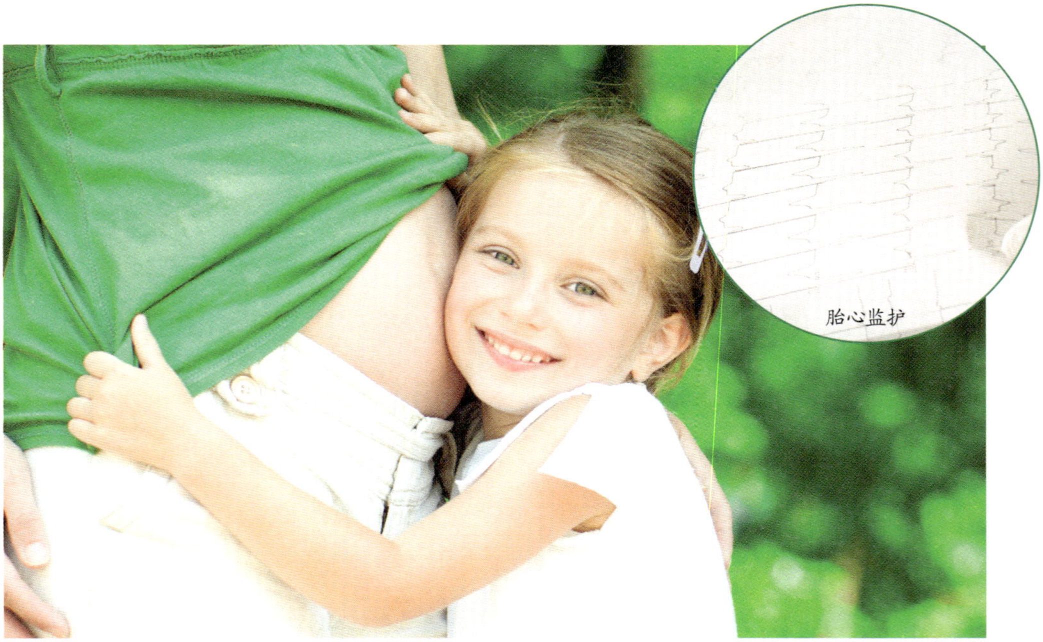

胎心监护

外重要。

(1)糖尿病，并且在进行胰岛素治疗。血压高，或有其他疾病可能会影响孕期的健康。

(2)胎儿比较小，或者发育不正常。

(3)胎儿比平时胎动少了。

(4)羊水过多或羊水过少。

(5)做过胎儿外倒转术等来纠正胎位，或者在孕晚期做过羊水穿刺。做过羊水穿刺后，医生会建议孕妇做胎心监护，以确定胎儿状况良好。

(6)已经过了预产期，医生需要了解胎儿的状况。

(7)以前曾经在孕晚期出现过胎死宫内，或者造成上次流产的问题在这次怀孕中有可能再次出现。这种情况下，医生可能会建议从怀孕28周就开始做胎心监护。

怎样做胎心监护

(1)做胎心监护前，可以吃点东西，这样才能供给胎儿充足能量来活动，从而可以更好地观察胎心的反应。做之前最好去趟洗手间，因为最长可能要在胎心监护仪旁做40分钟的检查。

(2)做胎心监护时，最好左侧位躺着，还可以在背后垫个靠背。胎心监护操作人员会把两个小圆饼形状的器件绑在孕妇的肚子上。这两个小圆饼，一个用来监测胎儿的心跳，另一个记录宫缩情况。有时，操作人员还可能会让孕妇在感觉到胎儿动时，按一下按钮。每次胎心监护通常会持续20~40分钟。操作人员可以听到胎儿的心跳，还能在一个电子屏幕上看到胎儿的心跳情况，同时，胎心监护仪还会把宫缩情况记录在纸上。

(3)如果胎儿没有动，可能是因为他在睡觉呢。孕妇可以喝点儿水或果汁，让他动起来。操作人员也可能会轻轻推揉你的整个肚皮，碰碰他，让他醒过来。

怎么看胎心监护图

胎心监护图上一般会有两条曲线，一条记录的是胎心率的变化，一条记录的是宫缩情况。如果在胎心监护的20分钟内，胎儿的胎心有一个比较稳定的速度基线，在120～160次/分钟，并且胎儿至少有两次在活动时胎心率加快，比休息时的胎心率每分钟至少快15下，每次持续至少15秒，那么胎心监护结果就是正常的，叫“胎心监护反应型”。结果正常意味着胎儿目前多半状况良好。在胎儿出生前，医生可能会让孕妇每周都做一次胎心监护。如果胎儿活动时胎心率没有加快，或者40分钟内一次也没有动，那么结果就是“无反应型”。胎心监护无反应型不表示情况就一定不正常，只意味着此次监测没有提供足够的信息，可能需要在1小时后再做一次，或者做别的检查，比如胎儿生物物理评估或宫缩应激试验。但是，胎心监护无反应型可能表示胎儿宫内缺氧，或者胎盘有问题。如果医生认为胎儿在子宫里状况不太好，可能会建议引产或剖宫产。

胎心监护为什么要测宫缩

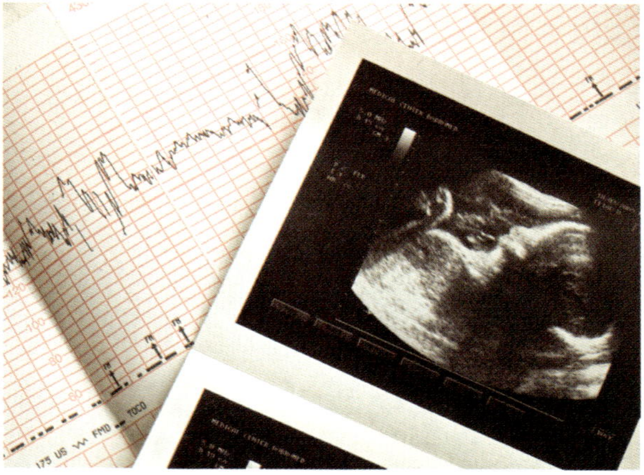

首先，在这个孕周，可能有宫缩，也可能没有。如果有，那可能是布拉克斯顿·希克斯收缩（也叫“假宫缩”），通常不怎么疼，没有规律，也不频繁。这种宫缩没有什么害处，而且在孕晚期很常见。如果还没到怀孕37周就出现了持续、反复并且规律的宫缩，可能会是早产的迹象，医生可能会做预测试验，如做B超看子宫颈是否已经张开了，再查阴道分泌物中的胎儿纤维连接蛋白，如果是阳性就说明2周内发生早产的可能性极大。

监测宫缩的另一个原因是，看有宫缩期间胎心率是否发生变化。宫缩应激试验一般会检查这项。如果胎心率在宫缩期间放慢了，就可能表示胎盘状况不良，胎儿的氧气供应有困难。

新生儿筛查是指什么

它是一种确认新生儿先天性疾病的检查，旨在提高整个人群的健康水平。目前，我国开展的主要筛查对象病如下。

（1）苯丙酮尿症（phenylketonuria，PKU）。一种常染色体隐性遗传病，严重者会造成小儿智力残疾。如当小儿出现痴呆才被诊断，常要出生后6个月以上，此时已失去治疗机会。

（2）先天性甲状腺功能减低（congenital hypothyroidism）。简称甲低，为先天型甲状腺发育不良或功能低下。本病最终会导致智能及体格发育落后。

（3）先天性肾上腺皮质增生症（Congenital Adrenal Hyperplasia-CAH）。多见于早产儿、低出生体重儿。临床上可分失盐型与单纯型，前者可在生后2周内出现严重脱水，电解质失常，也可有两性畸形，女婴男性化，男婴假性性早熟等。

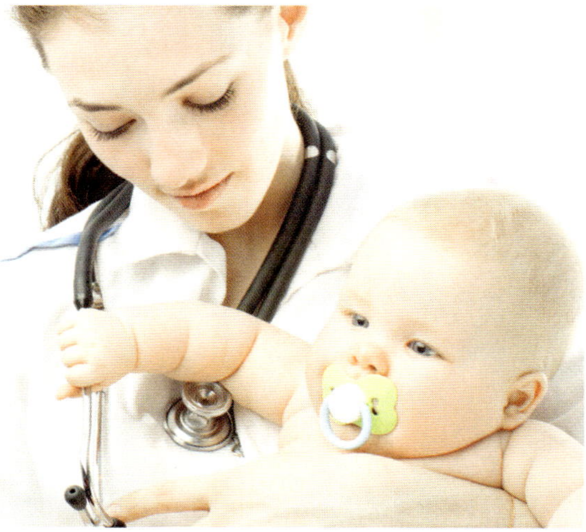

（4）其他。如还有半乳糖血症、红细胞葡萄糖-6-磷酸脱氢酶缺陷病（G6-PD）。

新生儿疾病筛查标本的采集和递送：所有筛查对象在出生后72小时针刺足跟内侧或者外侧采血，滴于专用采血滤纸上，载血滤纸在空气中自然干燥后，由采学单位寄往或送到当地新生儿筛查实验室，或由新生儿筛查中心派专人收取标本。

新生儿听力筛查是怎样进行的

新生儿听力筛查是指对每一个新出生的婴儿，在出生后住院期间（一般是出生后48~72小时最佳）由听力筛查技术人员在产科对其听力进行快速的初步测试（称为听力初筛）。初次测试的结果用“通过”和“未通过”来表示。一般来说，在初步测试中未通过的婴儿需要在出生后42天内接受复筛。一旦未通过复筛，就必须在3个月龄前到

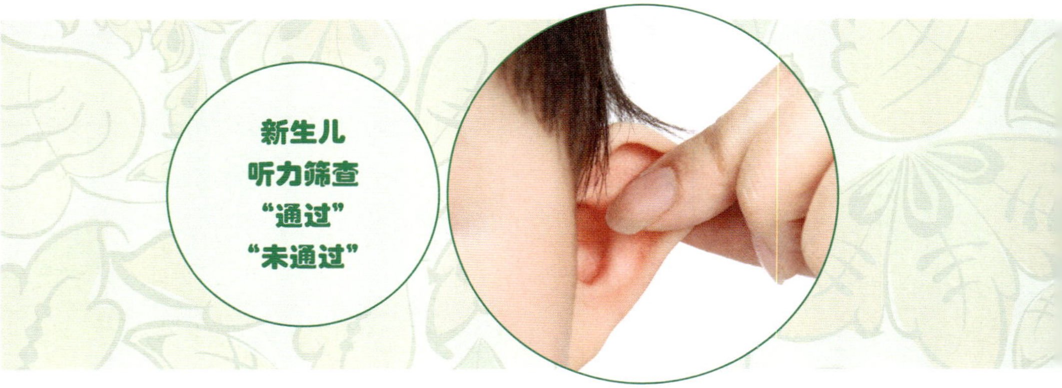

听力诊断中心做进一步听力检查，最终确定是否真正存在听力障碍，以及听力损伤的程度和性质。

新生儿黄疸光疗都有哪些影响因素

蓝光照射是治疗新生儿黄疸的一种简便安全、疗效好、见效快的方法。一般蓝

光治疗每次需8小时，目的是阻止血清未结合胆红素上升到危险程度，以免发展成胆红素脑病。

（1）增加皮肤暴露面，身体要取舒展的姿势，洗澡后不要扑粉，尿布要小，不遮住光源。

（2）有人认为蓝光加绿光疗效最佳，但皮肤颜色改变，使人有青紫的感觉，所以有人主张用疗效稍逊色的白光。

（3）实验证明距离仍为40厘米时疗效较好，另外光源外侧要用白色的档物，以增加反光照射。

（4）灯管寿命超过2500小时，疗效降低45%，故灯管寿命不得超过2000小时，但有人认为使用200小时后即应换灯管，亦未免太短。使用灯管不满454小时的单光每照射24小时，总胆红素下降70微摩尔/升，所以参照以上指标，可酌情调换灯管。

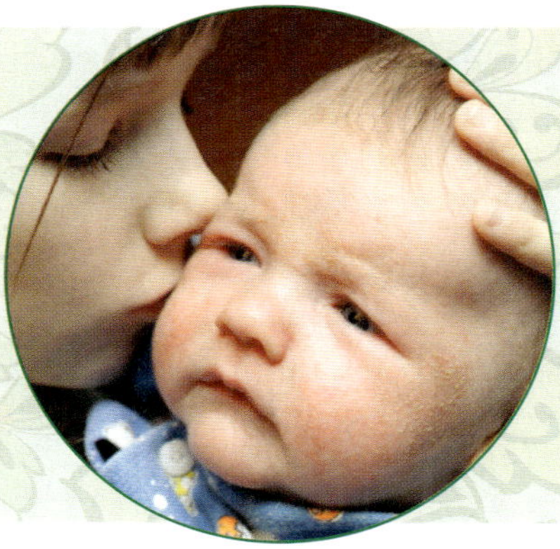

蓝光照射
治疗
新生儿黄疸

对黄疸新生儿进行光疗会有哪些不良反应

（1）发热。由于荧光灯热能影响，照蓝光时体温可上升至38~39℃，尤其天热时更易产生此现象，所以设计时应注意通风。

（2）腹泻。光疗分解产物经肠道排出时，刺激肠壁宜发生腹泻，故应注意补充水分，至光疗停止即可停止，有人主张喂不含乳酸的奶一个疗程可以见效。

（3）皮疹。可持续到光疗结束；维生素B_2下降，蓝光对维生素B_2也有促使分解的作用，故维生素B_2下降。

（4）皮肤与黏膜改变。血清结合胆红素高于一定程度时，光疗可使皮肤呈青铜色，光疗停止后可以消退；由于强的光线照射可能对眼有产生充血、角膜溃疡等症的危险，所以要用黑纸或黑布保护。

（5）低血钙，贫血等。这些症状亦可发生，故要使用钙剂。如贫血发生则应尽量停止光疗。

对新生儿黄疸进行光疗都有哪些护理注意事项

（1）准备光疗箱。蓝光治疗前，光疗箱清洁、完好，调试箱温使婴儿周围温度在30℃左右，并以软棉布覆盖、固定于箱内准备放置新生儿头部的一侧，防止新生儿活动后撞伤前囟及耳、面部。

（2）新生儿的准备。光疗前给新生儿洗温水澡1次，更换清洁尿布，修剪指甲，并戴上棉制小手套，防止抓破皮肤。以轻柔的动作给新生儿戴上眼罩、会阴罩，松紧适宜，避免新生儿烦躁不安，便于新生儿更好地接受光疗。

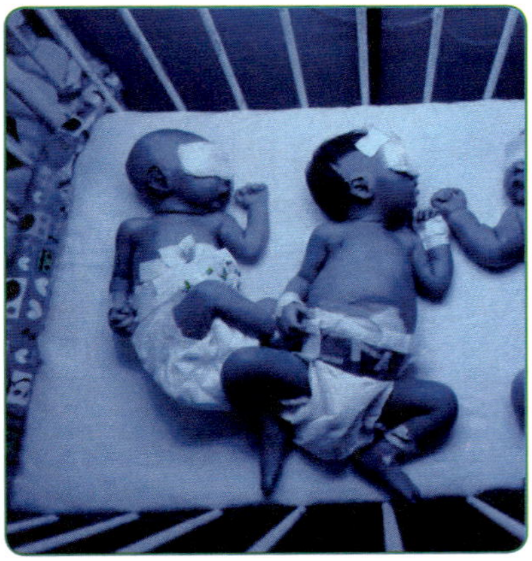

（3）新生儿体位。长时间单一卧位对肢体皮肤的压迫会增加新生儿的不适。光疗时应协助新生儿左右侧卧位、俯卧位交替。

（4）做好心理护理。鼓励新生儿的父母在新生儿烦躁或哭闹时用轻柔的语调与之讲话，并通过对新生儿头部、背部或手部皮肤的抚触，避免“皮肤饥饿”现象，使新生儿安静，达到心理上的满足与舒适。

(5)皮肤的舒适护理。新生儿初次接触光疗箱这一陌生环境,容易哭闹,出汗较多,要及时擦干汗液,保持皮肤清洁干燥,避免受凉。定时更换尿布,防止尿液浸湿脐部而引起感染。光疗时新生儿的大便呈墨绿色稀糊状,需及时清洁臀部,防红臀。

(6)光疗结束后,注意保暖。清洁皮肤后及时给新生儿穿上衣服。观察新生儿黄疸的消退及有无发热等情况,促进新生儿尽早康复。

妇科B超有几种方式

妇科盆腔B超有两种,一种是腹部B超,一种是阴道B超。检查时的仪器和方法同孕期检查的B超一样,只是所要检查的对象不同罢了。

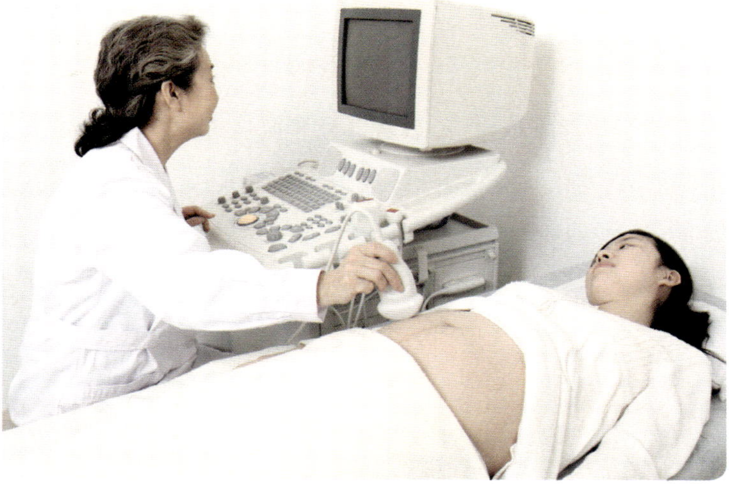

两种B超,一般推荐的是腹部B超。因为阴道B超做起来要有仪器介入,有可能造成感染。阴道B超对子宫和子宫颈、子宫内膜比较敏感,如果是卵巢上的东西,腹部B超的优势更大,同时腹部B超也可以看一下盆腔有没有积液。总的来说,盆腔B超基本上能把妇科生殖系统的问题都能查到,对病患的排除率比较高。

(1)盆腔B超:主要目的是看看有无子宫肿瘤、子宫内膜异位、子宫畸形、卵巢肿物、盆腔内炎性肿块或脓肿等等。接受检查时将裤子下拉,露出下腹部最好穿裤子或者半裙，体检人员将B超探头放在下腹部来观察盆腔内的情况。检查完即出结果。

（2）阴道B超：主要目的是看子宫和宫颈、子宫内膜等有无病变或畸形。原有的B超仪上增加了一个探头，在探头上套上薄膜，由医生或患者将探头伸入阴道进行检查。检查完即出结果。有些人群不适宜做：月经期或阴道不规则出血者；有传染病者，如阴道炎、性病；其他的宫颈疾病、阴道疾病及一些外阴疾病者，以防止感染、交叉传染和引起出血等不良后果。自己有不适宜做经阴道超声疾病的，应及时提醒医生。检查的时候要脱掉一侧裤腿，所以要穿方便脱换的衣服和鞋子。

盆腔B超如何憋尿才能达到最好的超声观察效果

对于子宫肌瘤患者，多数伴有膀胱压迫症状，因此在B超检查前喝800毫升水憋尿1小时或喝500毫升水憋尿2小时，均能获得良好的膀胱声窗。对无膀胱压迫症状者，在B超检查前2~3小时喝700~1000毫升水能获得较好的膀胱声窗。被检查者最好随身携带水瓶及时补充。老年人不适宜做此类检查，因为有些老年人会有张力性尿失禁，憋不好尿，最好做阴道B超。

怀孕40多天突然出现阴道流血是怎么回事

这有可能是流产的征兆，需要做B超检查。根据妊娠囊的形态，有无胎心搏动，确定胚胎是否存活；同时监测孕激素，抽血测定血孕酮水平。如果胎心搏动良好，胎囊完整，子宫大小与停经周数相符，只是血清孕酮的水平偏低，可肌注黄体酮注射液，经过休息和治疗后出血停止了，则可继续妊娠。若阴道流血量增多或下腹痛加剧，B超发现胚胎发育不良，血清孕酮水平持续不升或下降，表明流产不可避免，应终止妊娠。

如何预防流产

(1) 不要做过重的体力劳动。

(2) 防止外伤。

(3) 妊娠早期避免性生活。

(4) 防止流感及肺炎等疾病。

(5) 加强营养。

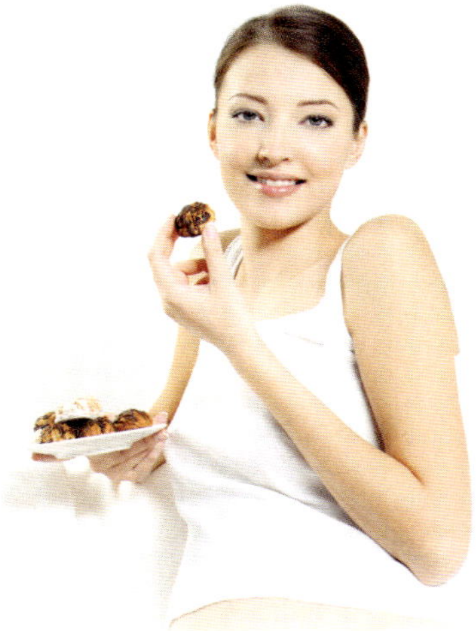

怎样知道是宫外孕

(1) 血β-hCG (β-人绒毛膜促性腺激素) 的测定是早期诊断异位妊娠 (宫外孕) 的重要方法。异位妊娠时，患者体内hCG水平较宫内妊娠低，需采用灵敏度高的放射免疫法测定血β-hCG并行定量测定。

(2) B型超声检查有助于诊断异位妊娠。阴道B型超声检查较腹部B型超声检查准确性高。异位妊娠的声像特点：宫腔内空虚，宫旁出现低回声区，其内探及胚芽及原始心管搏动，可确诊为异位妊娠。由于子宫内有时可见到假妊娠囊，有时被误诊为宫内妊娠。

(3) 诊断早期异位妊娠，若能将血β-hCG测定与B型超声相配合，对确诊帮助很大。当血β-hCG≥18000单位/升时，阴道B型超声检查便可看到妊娠囊。若未见宫内妊娠囊，则应高度怀疑异位妊娠。

(4) 阴道后穹窿穿刺也是一种简单可靠的诊断方法，适用于疑有腹腔内出血的患者。腹腔镜检查是目前异位妊娠诊断的金标准，适用于原因不明的急腹症鉴别及妊娠尚未破裂或流产的早期。

药物流产吃什么药

目前临床应用的药物为米非司酮配伍米索前列醇，终止完全流产率达90%以上。米非司酮是一种类固醇抗孕激素制剂，具有抗孕激素及抗糖皮质激素作用。米索前列醇具有子宫兴奋和宫颈软化作用。

停经30多天还能做药物流产吗

药物流产的适应证：

(1) 停经≤49天、年龄<40岁的健康妇女。

(2) 用早早孕试纸检测为阳性，B型超声确诊为宫内妊娠。

(3) 人工流产术高危因素者，如疤痕子宫、哺乳期、宫颈发育不良或严重骨盆畸形。

(4) 多次人工流产史，对手术流产有恐惧和顾虑心理者。

药物流产有什么禁忌吗

(1) 有使用米非司酮禁忌证，如肾上腺及其他内分泌疾病、妊娠期皮肤瘙痒史、血液病、血管栓塞等病史。

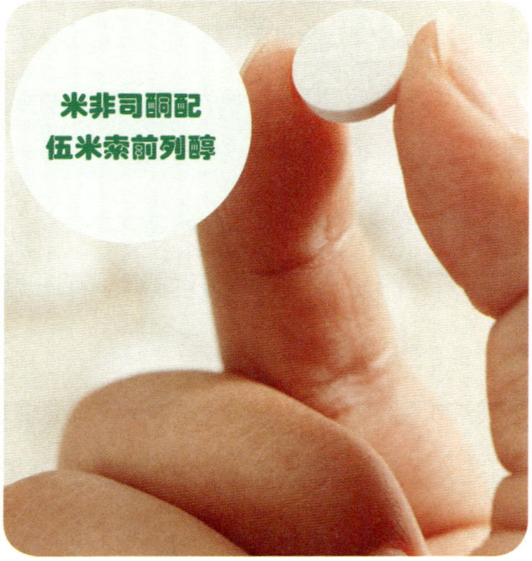

(2) 有使用前列腺素药物禁忌证，如心血管疾病、青光眼、哮喘、癫痫、结肠炎等。

(3) 其他：过敏体质、带器妊娠、宫外孕、妊娠剧吐、长期服用抗结核药、抗癫痫、抗抑郁、抗前列腺素药等。

如果以前没做过体检或没有以上病症，建议服药前先做个肝肾功、凝血、心电图检查。

怎样进行药物流产

（1）第一天：早上空腹用少量凉开水或矿泉水将6片米非司酮同时服下，两小时后方可进食及喝水。

（2）第二天：不服药（若阴道流血属正常现象）。

（3）第三天：早上空腹（最好选择8：00）准时到医院服米索前列醇3片，并至药流观察室观察一上午。两小时后进食及喝水。所排出的大小便均需保留在干净便盆内，由专人检查并记录有无胎囊及其排出时间、胎囊大小和出血量。如排出胎囊前后有活动性出血，可给宫缩剂或立即刮宫止血。回家后继续观察出血量并使用消炎药及促宫缩药。

（1）药物流产必须在有正规抢救条件的医疗机构进行。

（2）药物流产是应用药物使胚胎停止发育，而达到终止妊娠的一种方法。药物流产相对于以前吸刮宫式的人流方式相比，其优点在于简便易行，对子宫内膜损伤小。

（3）服用完米索前列醇后要适当运动，如走步、跳跃、爬楼梯等。

药流后还有什么需要注意的

（1）药流后禁房事及盆浴1个月。

（2）出血多于月经量的2~3倍随诊。

（3）服3片药后的7~10天复查B超。

（4）阴道流血超过2周复查。

（5）药流后2周内注意休息、保暖、营养；忌生冷、凉水。

（本章编者：刘卫红）

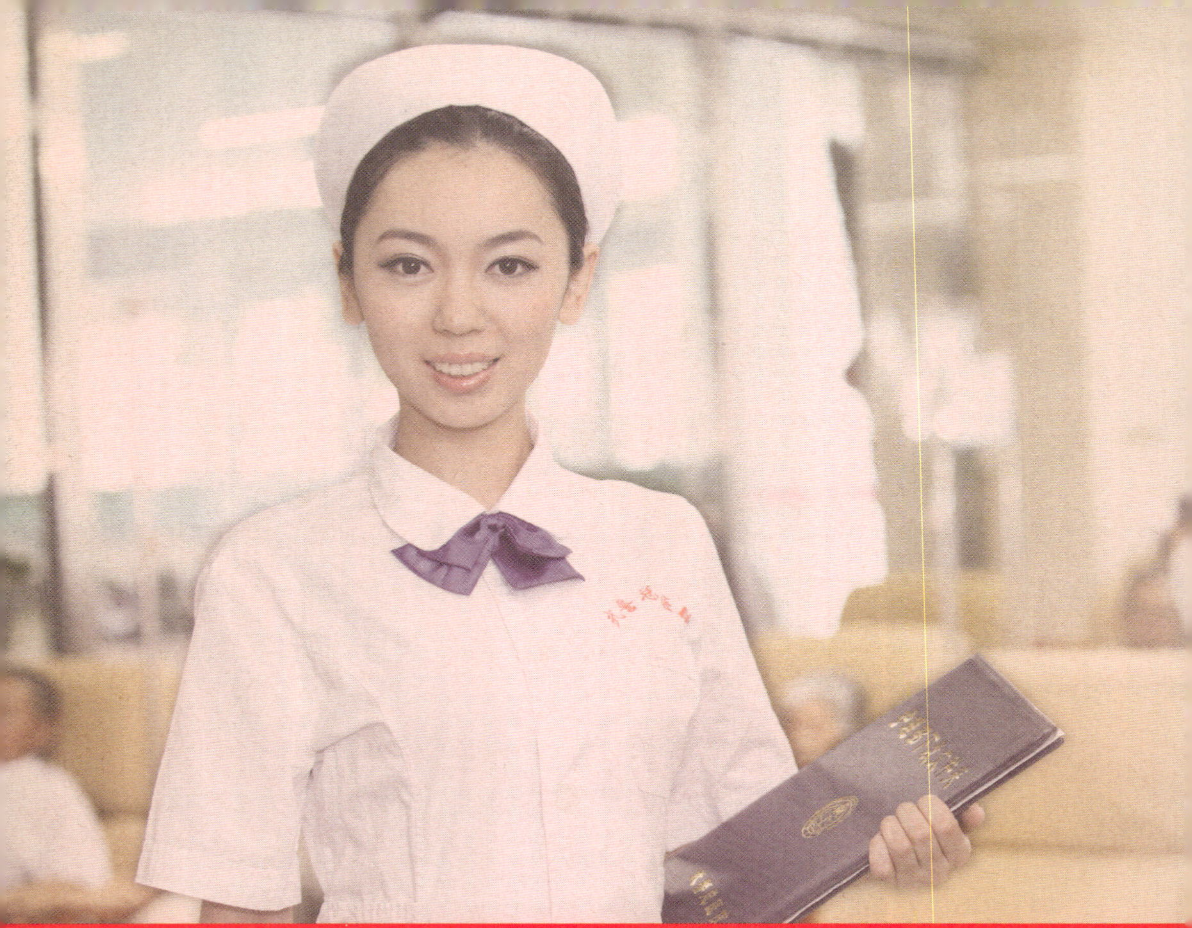

ERBIHOUKE
CHANGSHI WENDA

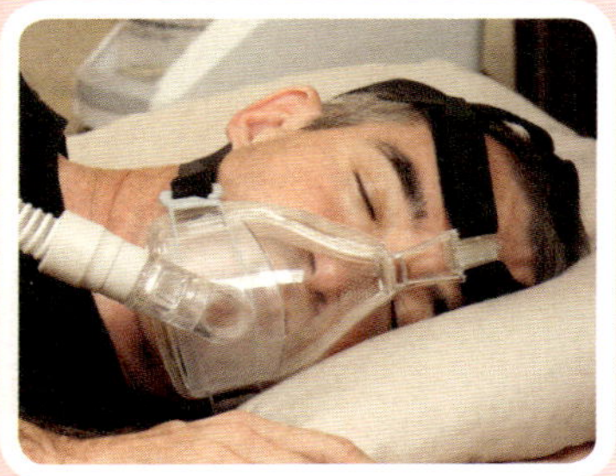
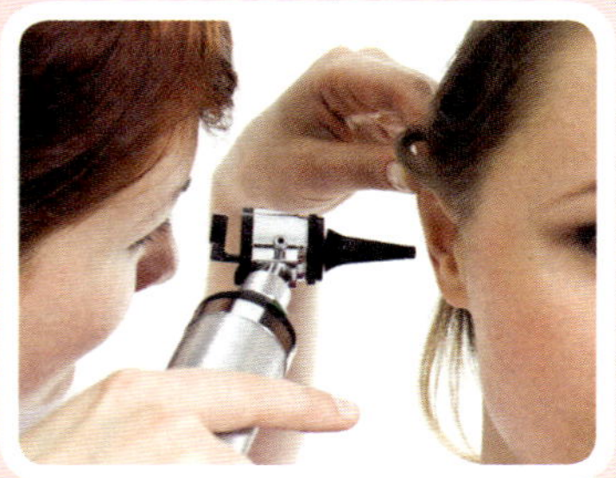
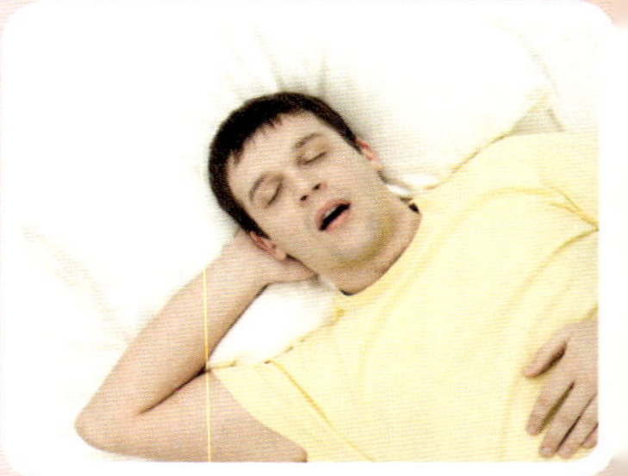

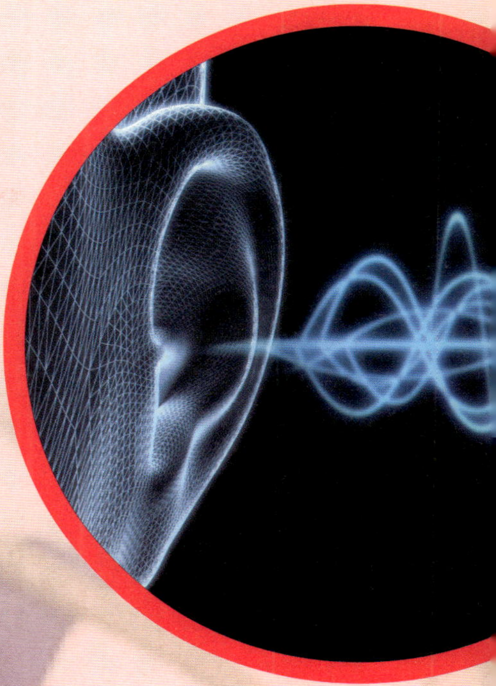

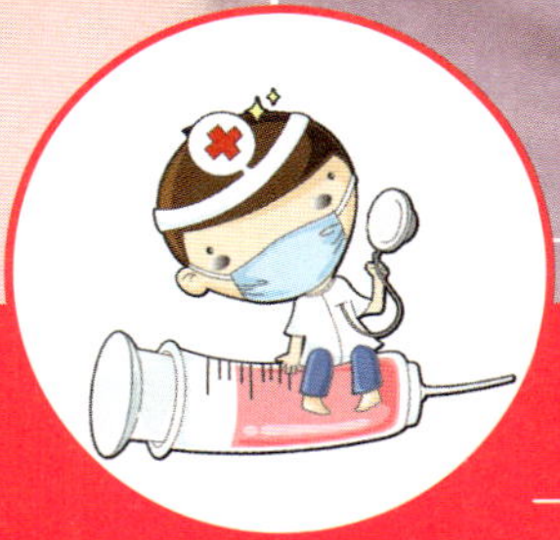

耳鼻喉科常识问答

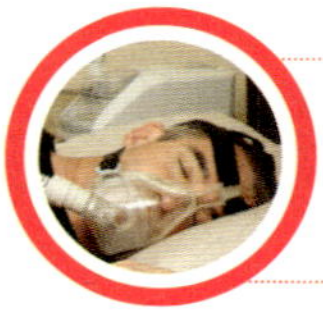

鼾病

鼾病的声音是如何产生的

鼾病在医学上称为鼾症，又称阻塞性睡眠呼吸暂停低通气综合征，就是平常说的打呼噜。人的呼吸系统包括鼻腔、咽、喉、气管、各级支气管和肺，医学上将鼻腔经咽喉至支气管的呼吸道称为上呼吸道。鼻腔、喉头及气管均有骨性或软骨性支架以保证气流的顺利通过，但咽腔则缺乏骨性和软骨性支架，除了呼吸通道的功能外它还是消化道的一个组成部分，所以咽部是以肌肉、黏膜围成的软性管道。

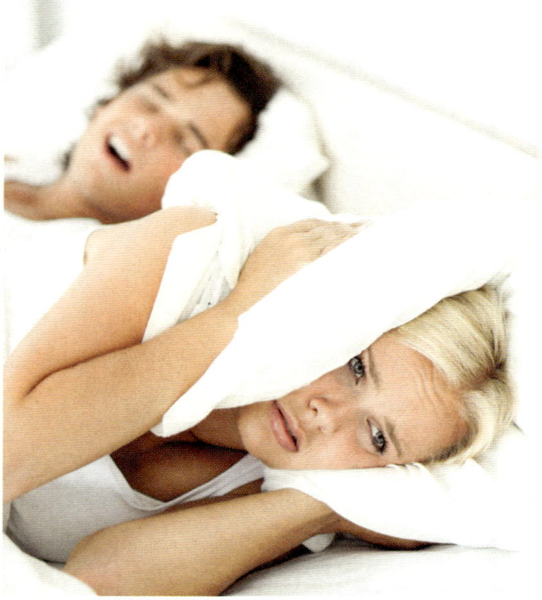

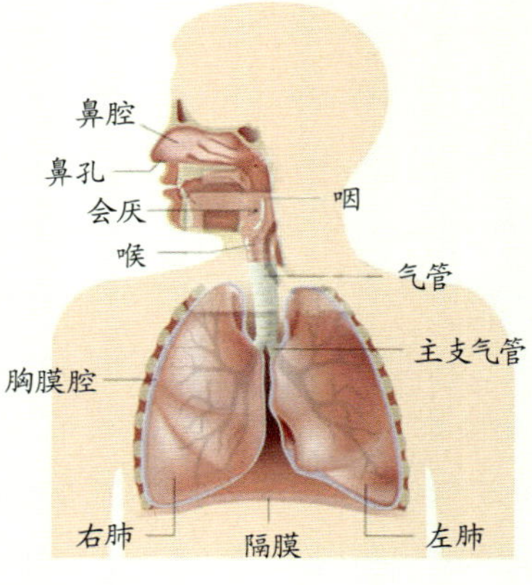

呼吸系统

患有鼾病一般是指上呼吸道塌陷堵塞引起呼吸暂停和低通气不足，具体指成人于7小时的夜间睡眠时间内，到少有30次呼吸暂停，每次呼吸暂停时间至少10秒以上；睡眠过程中呼吸气流强度较基础水平降低50%以上，并伴动脉血氧饱和度下降≥4%；或呼吸暂停低通气指数（平均每小时睡眠中呼吸暂停和低通气的次数）>5。除阻塞性睡眠呼吸暂停外，临床还有中枢性睡眠呼吸暂停（CSA）和混合性睡眠呼吸暂停（MSA）。

为什么鼾声越来越大

鼾声的大小是由于呼吸的气流在上呼吸道内所受的阻力和呼吸力量的大小、强弱所决定的。也就是说，呼吸时气流能否通畅地进入气管支气管，关键是喉以上的上呼吸道。上呼吸道任何解剖部位的狭窄或阻塞，都有可导致阻塞性呼吸道暂停。鼻孔或鼻咽部狭窄或闭锁，鼻中隔偏曲，鼻息肉，肥厚性鼻炎，鼻腔及鼻咽肿瘤、腺样体或扁桃体肥大，悬雍垂过长、咽肌麻痹、舌体肥大、下颌骨畸形、喉软骨软化及颈椎畸形等常引起打呼噜。

鼾病是由什么原因引起的

这是因为人在睡眠时，全身肌肉放松，咽部软腭、悬雍垂（小舌头）、舌根处的软组织随呼吸气流而颤动，产生一种有规律的声音。舌头过大、慢性鼻炎、鼻息肉、鼻中隔偏曲、鼻咽部肿瘤也可以是鼾病的原因。小儿鼾病多是扁桃体或增殖体肥大所造成的。

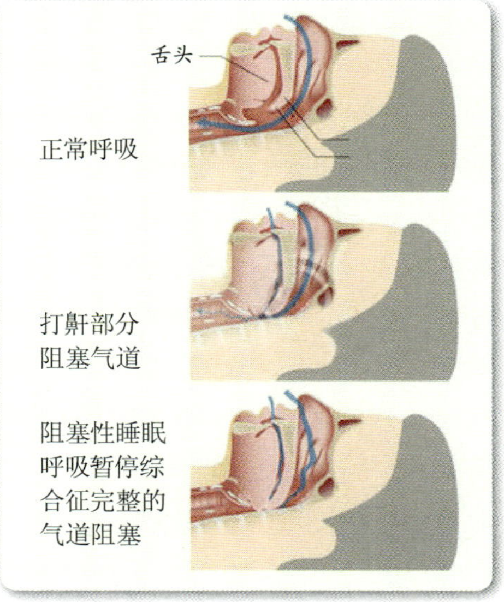

不胖怎么也会患鼾病

有多种原因可引起鼾病：如老年人组织松弛，肌张力减退，导致咽壁松弛，塌陷而内移引起鼾症或阻塞性睡眠呼吸暂停综合征。内分泌失常，如肢端肥大症引起舌体肥大，甲状腺功能减退引起黏液性水肿，女性绝经期后的内分泌功能失调等。

中枢型鼾症是什么原因

中枢型鼾病主要见于呼吸中枢受损及某些颅脑疾病，是呼吸中枢对血液中的二氧化碳积蓄的反射性功能障碍，致各呼吸肌停止运动所致呼吸暂停，其特点不伴有鼾声。

除了中枢型鼾病还有其他类型吗

有啊，如临床上诊断的阻塞型，是由于上呼吸道一个或几个解剖部位的狭窄，阻塞或吸气时软组织塌陷而导致。阻塞性睡眠呼吸暂停综合征均可由全身性疾病或局部因素引起。约70%的人患有鼾病。声音强弱不等，男性及肥胖人较多。睡眠打鼾，尤其是睡眠呼吸暂停综合征的病因是复杂而多样的，与全身的各个组织系统的变化有关。特别是与呼吸系统、心血管系统及耳鼻喉科关系密切。

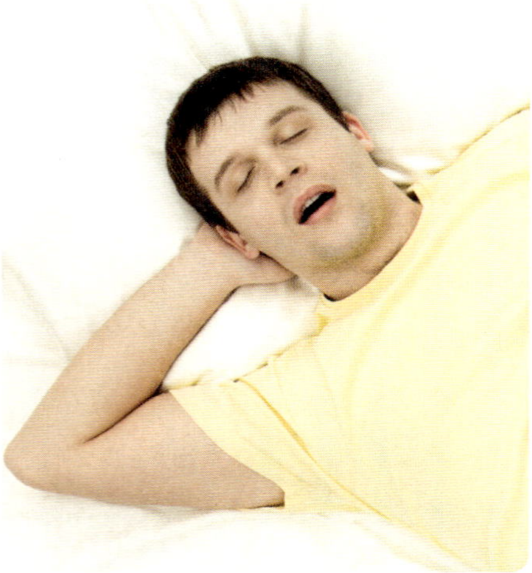

鼾病有哪些表现

鼾病（阻塞性睡眠呼吸暂停综合征）患者的临床表现集中在两个方面：一是精神神

经和行为方面的异常；二是呼吸系统和心血管系统的受损。它因时间的不同，又可分为夜间睡眠时的症状和白天的症状。

（1）夜间睡眠时的症状：打鼾、睡眠时行为异常、夜间睡眠混乱、睡眠中憋醒、心律失常、夜尿和夜间遗尿、夜间多汗。

（2）白天的症状：嗜睡乏力、性格的改变、口干舌燥、头痛、性功能减退。

鼾病有什么危险

鼾病可引起缺氧而在睡眠中有做噩梦、惊叫、遗尿等不良表现。白天疲劳困倦，影响工作，时间久了可发生肺源性心脏病。鼾病可致突发死亡。“鼾声如雷”可直接影响别人的休息，家人为此闹矛盾，出差时别人不愿与其同住一室。

（1）引起或加重高血压。

（2）冠心病、夜间心绞痛、心肌梗死或发生严重心律失常、室性期前收缩、心动过速等，也可能反复发作左心衰竭。

（3）脑血栓、脑出血。

（4）癫痫发作、痴呆症。

（5）精神异常，焦虑、抑郁、语言混乱、行为怪异、性格变化、幻视、幻听。

（6）肺动脉高压、肺心病、呼吸衰竭、夜间哮喘。

（7）继发性红细胞增多、血液黏滞度增高。

（8）神经衰弱、糖尿病、肥胖加重、小儿发育延迟等。

鼾病的主要危险因素有哪些

（1）肥胖。体重超过标准体重的20%或以上，体重指数≥25%。

（2）年龄。成年后随年龄增长患病率增加；女性绝经期后患病者增多，70岁以后患病趋于稳定。

(3)性别。男性患者明显多于女性患者。

(4)上呼吸道解剖异常。

(5)家族史。

(6)长期大量饮酒和服用镇静催眠药物。

(7)长期重度吸烟。

(8)其他相关疾病，包括内分泌功能失常、声带麻痹、小儿麻痹后遗症或其他神经肌肉疾患、长期胃食管反流等。

鼾病需要做哪些检查

(1)形态测定筛选法。

(3)耳鼻喉专科检查。

(2)体重指数。

(4)单导睡眠监测。

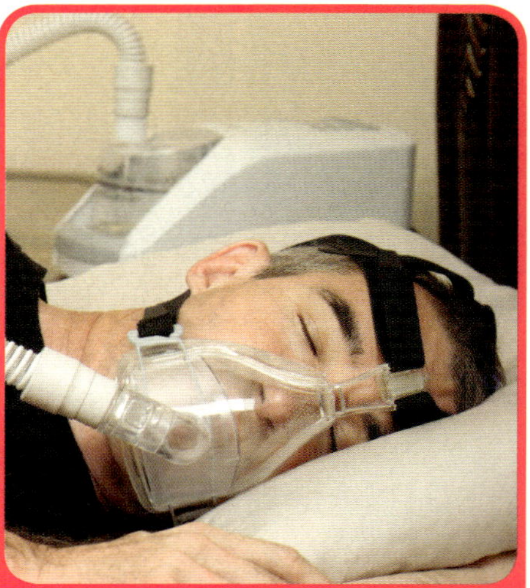

鼾病的主要监测方法是什么

对于轻症患者或初步筛查可采用便携式单导睡眠监测，组合其中的部分指标，如口鼻气流+鼾症+SaO_2+胸腹运动等，分析睡眠结构、进程和监测血氧饱和度，监测睡眠呼吸功能，以发现睡眠呼吸障碍，分析其类型和严重程度。

(1)记录和分析睡眠，正确评估和诊断失眠。睡眠监测是至今唯一可以客观地、科学地、量化地记录和分析睡眠的仪器，可以了解入睡潜伏期、觉醒次数和时间、两种睡眠时相和各期睡眠比例、醒起时间和睡眠总时间等，国际上均有统一量化标准。因此可以正确评估失眠真相，并发现某些失眠的病因。

（2）发现睡眠呼吸障碍：包括阻塞性和中枢性睡眠呼吸暂停综合征、良性鼾症、睡眠窒息感、睡眠呼吸急促等。临床上以习惯性响鼾伴频繁呼吸中断的阻塞性睡眠呼吸暂停综合征最为多见，可引起包括心脑血管病变在内的一系列疾病。

做睡眠监测有什么注意事项吗

检查当天中午开始勿饮用含咖啡因的饮料（茶、咖啡、巧克力及可乐）。检查前勿饮酒、勿使用睡眠药物（除非这些已成为你的习惯）。长期进行某种药物治疗者可事先向自己的医师咨询哪些药物不能停服。如果检查前饮用了酒精饮料，应向技术员说明。检查当天不要小睡，除非这成为习惯。自带一件宽松的睡衣及睡裤。睡衣必须是可以前面解开的样式，以便于检查。检查前请在家中冲浴，但请勿使用全身洗浴液，冲浴后勿使用美发护发用品，对重度睡眠呼吸障碍患者，应有家属陪护，并做好急救准备工作，以备抢救时用。

做监测时会影响其他人休息吗

睡眠监测时，医护人员会为患者设置单人房间，保持空气流通以及适宜的温度、湿度，减少声、光对睡眠的干扰，床单整洁，创造一个舒适的睡眠环境。床边放置随手可得的小便器，便于夜间小便；呼叫器放在随手可及的地方，便于有情况时及时联系。监测前向患者讲解监测的原理、意义及睡眠质量对监测的影响。

监测的结果什么时候出来

次日晨睡醒后，关闭睡眠仪，医师分析数据，并打印报告单。根据监测情况，讲解CPAP呼吸机治疗OSAHS的有效性，从而提高CPAP通气治疗的依从性，并做好随访工作。

佩戴CAPA呼吸机的目的是使您睡眠期间的呼吸暂停、低通气、低氧血症和鼾症得以减轻或消除，改善患者睡眠质量。

什么样的患者适合佩戴CAPA呼吸机

（1）睡眠呼吸暂停综合征：对阻塞型、中枢型及混合型都有显著疗效。

（2）慢支炎、肺气肿、肺心病患者急性发作，出现呼吸衰竭或病情稳定后进行康复治疗。

（3）哮喘引起的呼吸衰竭。

（4）急性肺水肿具早期成人型呼吸窘迫综合征。

（5）重症肌无力及其他神经肌肉性疾病引起的呼吸衰竭或功能不全。

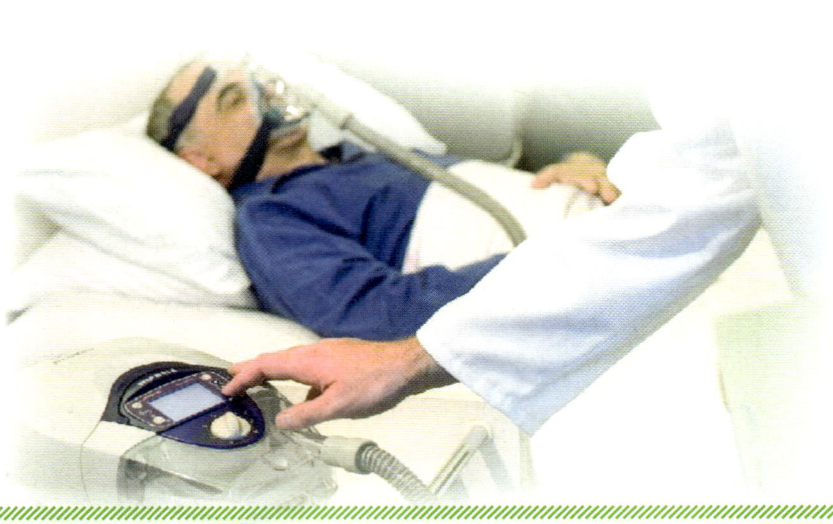

(6)脊柱畸形等引起的呼吸功能不全，麻醉手术中或术后通气支持。

(7)应用于撤离呼吸机前的过渡。

有专业人员负责佩戴CAPA呼吸机吗

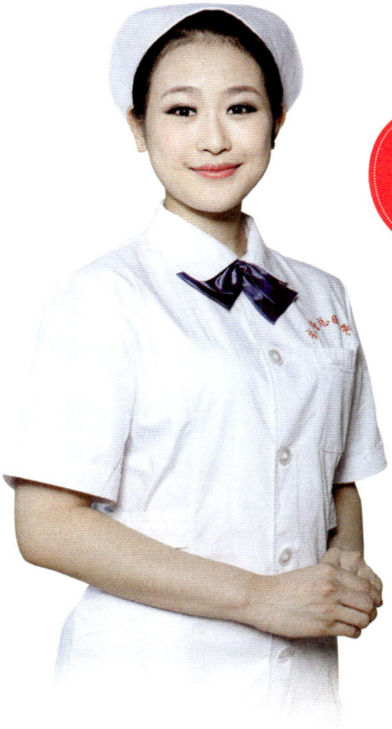

有。医生会根据病情及睡眠监测指标(睡眠失常指数)，行CPAP呼吸机治疗。也就是要选择适合脸型的鼻罩，以达到不仅能够防止漏气，而且舒适的目的。佩戴CAPA呼吸机时，先用头带将鼻罩固定在鼻部，调整好头带及鼻的位置，将头带的活扣传入鼻罩的相应部位，保持活扣的扣面朝外，面罩位置适当，松紧适度，既不漏气，也不引起不适。之后连接好呼气接口、管道、湿化器及主机，设定合适的输出压并开机。此时，要确认鼻罩不漏气，不过紧。开机后，嘱患者躺下闭口平静呼吸，检查鼻罩周围是否漏气，如反复调整仍不合适，要考虑更换鼻罩。

夜间睡眠时如果有不适应该找谁解决

夜间值班护士会观察面罩与面部是否吻合良好，佩戴是否舒适，是否影响头部活动，以避免发生漏气。及时发现，及时调整。为患者提供优良的生活护理：患者在治疗过程中头戴鼻罩，并与机器相连，给生活带来不便，护士会协助患者饮水及排泄，帮助固定及解除鼻罩等，以解除患者的后顾之忧。

听力损伤

人是怎样听到声音的

物体振动引起周围介质（包括气体、液体、固体等）的波动。这种波动作用于听觉器官才能产生听觉。听觉器官就是我们常说的耳。它可以分为外耳、中耳、内耳三部分。

我们感受声音、分析声音、理解声音的主要途径是空气传导，简单归纳为：声波→耳郭（收集）→振动鼓膜→前庭窗→振动外淋巴、内淋巴→听觉终器（产生神经冲动）→听神经→听觉中枢（大脑皮质进行综合分析）→产生后听觉。

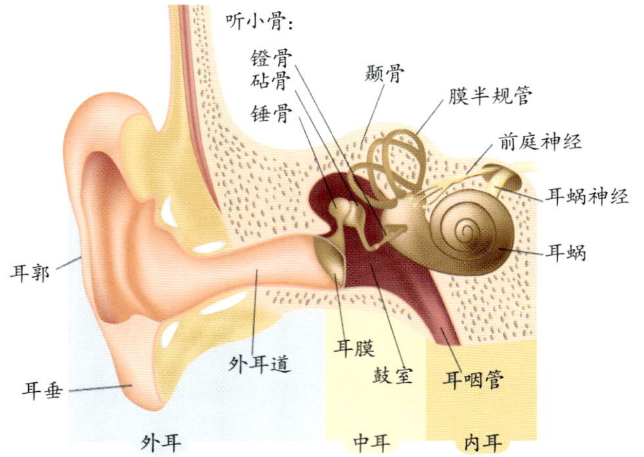

耳的构成

另一条途径是骨传导，经过颅骨直接刺激内耳，从而引起听觉。

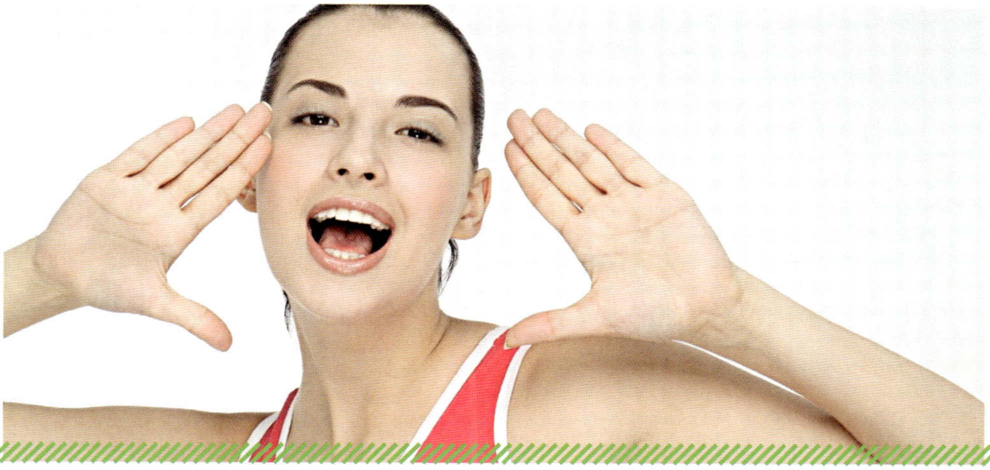

耳聋是怎么回事

聋是各种听力减退的总称。清代沈金鳌称“耳聋者，音声闭隔，竟一无所闻者也；亦有不致无闻。但闻之不真者，名为重听。”我们通常所说的耳聋是指听觉传导通路上发生了各种疾病，结果引起不同程度的听力下降，耳聋程度较轻的也称作重听，显著影响社交能力的下降成为聋。因双耳听力下降，不能以语言进行正常社交的人称为聋哑。根据耳聋的程度可分为轻度、中度、中重度、重度、极重度（全聋）；按耳聋的性质可分为传导性聋、感音神经性聋和混合性聋。耳聋是影响人类生活质量最主要的问题之一。因此，耳聋防治与听力康复不仅是耳科的重要内容，也是医学与社会发展过程中值得深入研究与探讨的共同课题。

怎样早期发现听力损伤

（1）经常听不清别人说话，或曲解意思，或说话大嗓门或感到头颅里嗡嗡声或铃声（耳鸣）。

（2）如果偶尔出现短暂的耳鸣，但很快就会恢复正常，或者持续1~2天出现耳鸣的情况。

（3）正在感冒、有上呼吸道感染或鼻腔出现问题的人，在飞机上升或下降时，产生短暂的听力障碍及耳道疼痛，最好去医院就诊。

（4）婴儿喂奶引起耳部炎症时可能引起听力下降。

什么原因引起听力损伤

（1）先天性听力损伤，包括先天畸形、遗传性或孕期因素引起的听力损伤。

（2）后天性听力损伤，包括老年性耳聋，传染病性耳聋，药物耳毒性聋，创伤性耳聋，特发性耳聋。

听力损伤分为几种

正常情况下，气导和骨导听阈曲线都在25分贝以内，气骨导之间差距小于10分贝。

（1）传导性耳聋。气导听阈大于骨导听阈，是传导性耳聋的表现。各频率骨导听阈正常或接近正常。气导听阈提高；气骨听阈提高以低频为主，呈上升曲线，气骨导差以低频区明显。

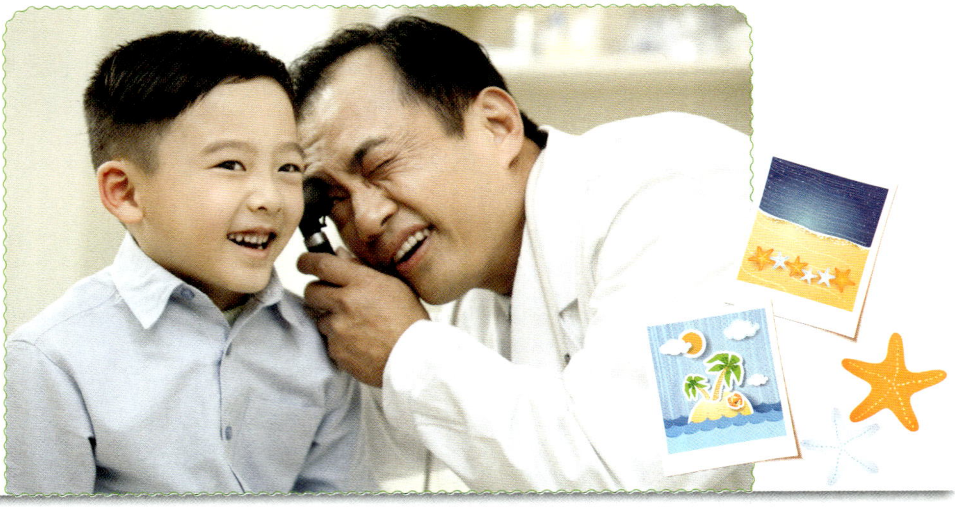

（2）感音神经性耳聋。气骨导听力曲线呈一致性下降，通常高频听力损失较重，故听力曲线呈渐降型或陡降型。

（3）混合性聋。兼有传导性聋与感音神经性聋的听力曲线特点，特点是气导和骨导听阈值都提高，既气骨导听力都下降。

怎样判断听力损伤的程度

（1）患者没有或仅感觉到轻微的听力下降，一般不影响言语交流能力，可能为26～40分贝的轻度听力损失。

（2）患者感觉到听力下降，言语交流时，需对方重复或稍微提高声音才能听清楚，可能为41～55分贝的中度听力损失。

（3）听力下降很明显，对话时，需对方大声才能听清楚，可能为56～70分贝的重中度听力损失。

（4）对话时，需对方大声喊，并借助看对方口型才能大致明白说话者的意思，可能为71～90分贝的重度听力损失；除了极大的声音，基本上什么声音都无法听见，时间长了说话口齿也会不清楚，极重度耳聋，听力损失超过90分贝。

检查听力都有哪些方法

检查听力的方法有很多，是诊断耳聋的主要方法，可以分为主观测听法和客观测听法两大类。

（1）主观测听法。主观测听法包括语言检查法、表试验、音叉试验、纯音听阈或阈上功能测试、Bekesy自描测听等，主要是根据受试者对声音刺激的主观判断来评估听力。受试者通过口述、举手、按指示灯电钮等方式来表示听到声音。所以又称为行为测听法。这类方法经常受到受试者主观意识、情绪、年龄、文化程度和反应能力及行为配合的影响，所以有时不能完全反应受试者的真实听力。

（2）客观测听法。客观测听法有声导抗测试、电反应测听及耳声发射测试等。整个测试过程不需要受试者的行为配合。测试结果不受被检者主观意识的影响，结果相对客观、可靠。它不但可以测试传音性聋的病变性质，也可以判断感音神经性聋的病变部位，即确定病变是在中耳、耳蜗、听神经、脑干、或听觉皮质中枢。客观测听法优点是简便、快速、精确、重复性好，但结果是否准确与操作者的经验和水平有关。

正常听力值是多少

能听到最小声的声压就是我们所说的听阈。声阈分级及其与听力的关系见下表。

声阈分级及其听力的关系表

平均阈级（分贝）0.5、1、2千赫兹	分　级
10～15	正　常
16～25	稍有听力减退
26～40	轻度听力减退
41～55	中度听力减退
56～70	中重度听力减退
71～90	重度听力减退
91以上	极度听力减退

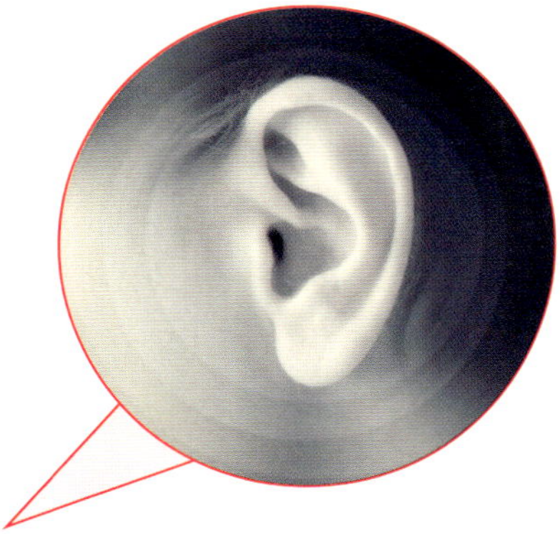

听力检查前需要准备什么

避免接触噪声，避免过度紧张，检查前应提前5分钟来到检查室，稍事休息。测试前先进行耳科常规检查，看有无耵聍（耳屎），是否处于听力障碍疾患的发作期，如中耳炎、梅尼埃病（旧称美尼尔病）、耳毒性药、供血不足和噪声暴露可使听敏度在几小时或几天内有明显变化，应在几天后检查或复查。

患者需要了解些什么

检查时应该掌握好以下一些原则。

(1) 测试目的是为了找到受试者能听到的最小声音值 。

(2) 每次听到声音后立即反应，即使声音很小甚至于需要去猜测。

(3) 没有声不要反应。

如何预防听力损伤

(1) 传导性耳聋。早期治疗急、慢性化脓性中耳炎和分泌性中耳炎，早期实施传音结构修建术，传导性聋较重者可试用助听器。

(2) 感音性耳聋。积极治疗传染病，做好预防、隔离和治疗工作。对于耳毒性药物的使用要严格掌握适应证。

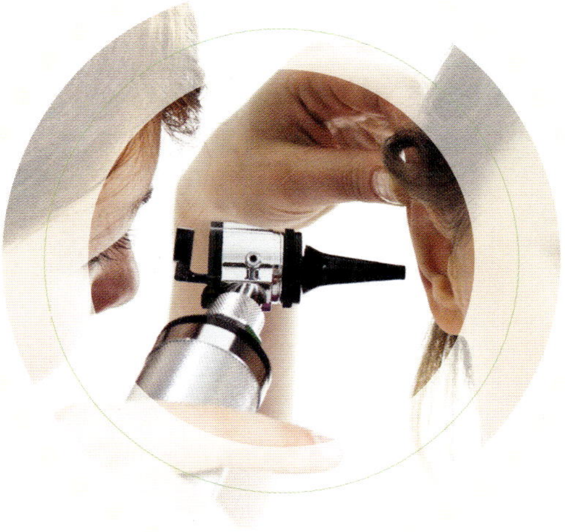

（本章编者：王 曼）

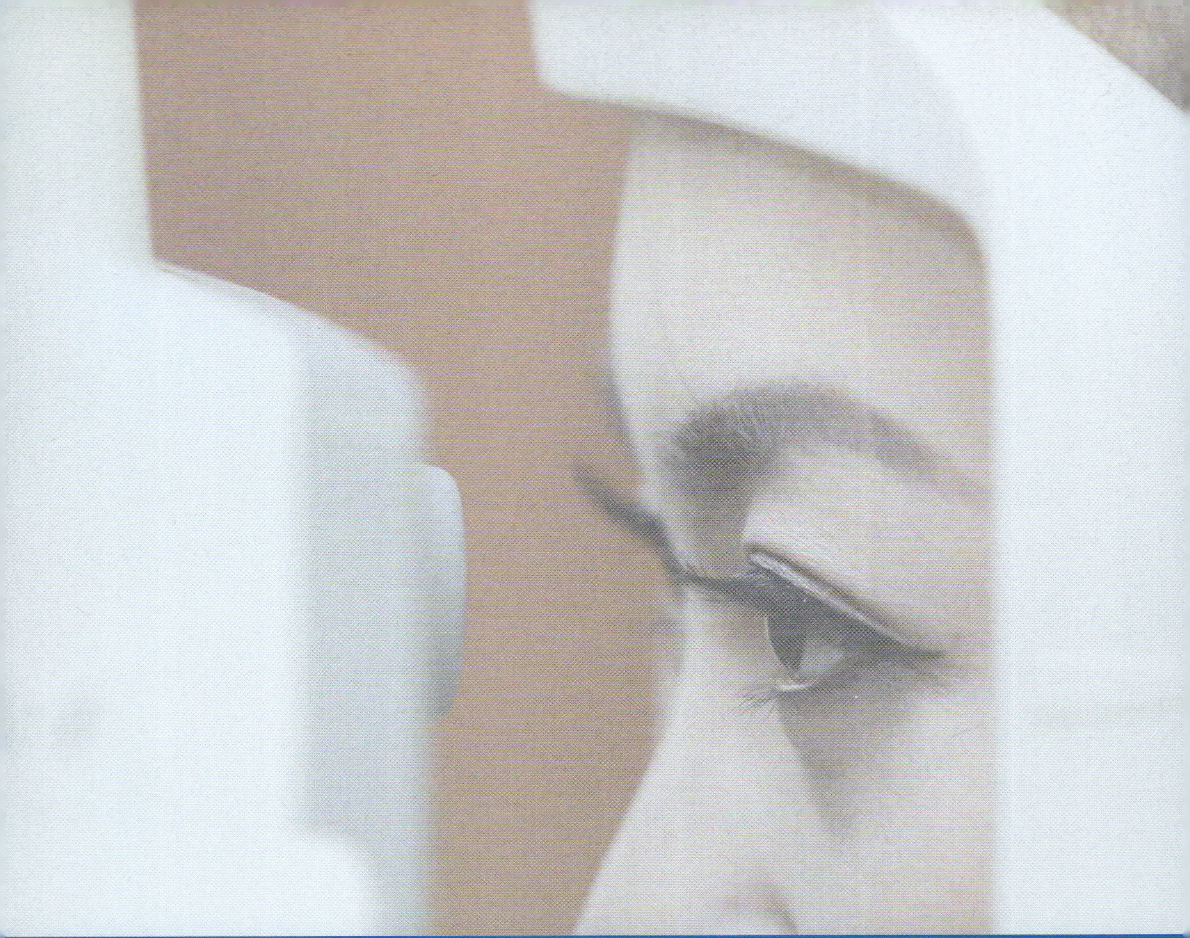

YANKE CHANGSHI WENDA

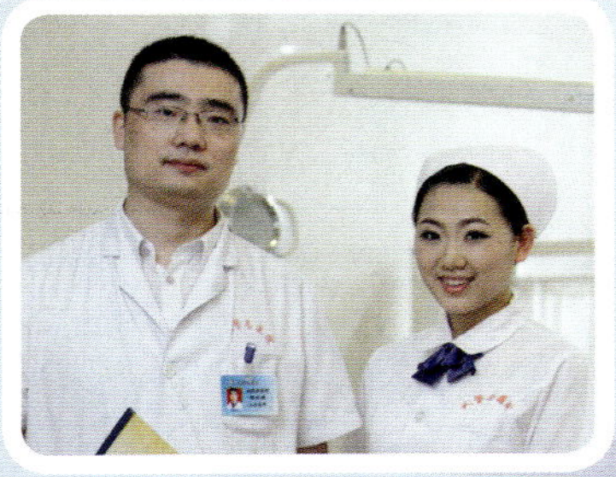
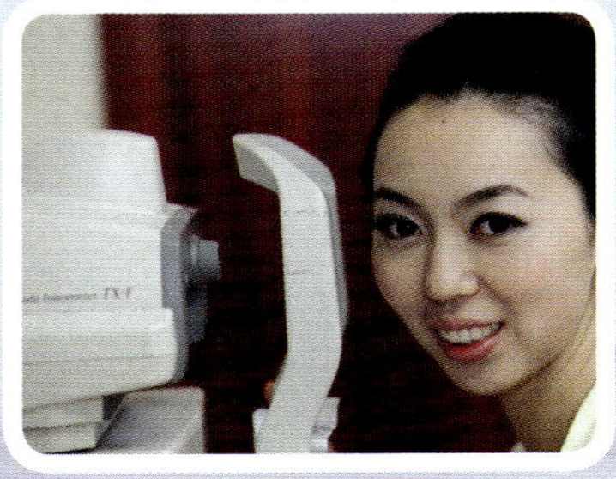
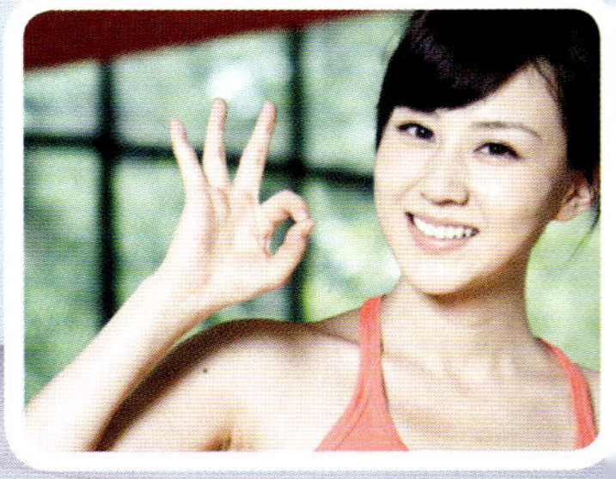

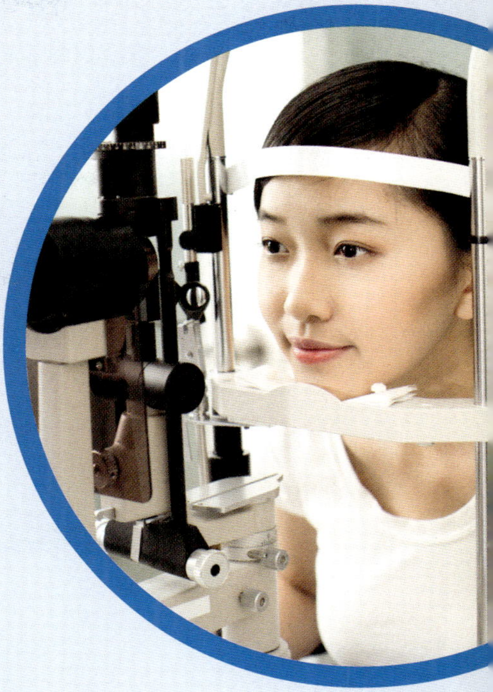

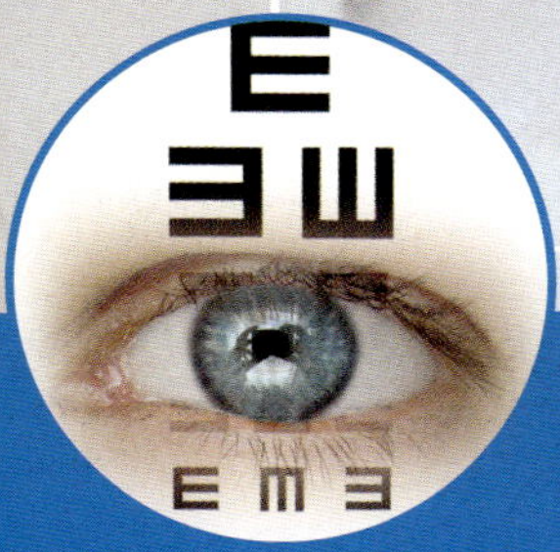

眼科常识问答

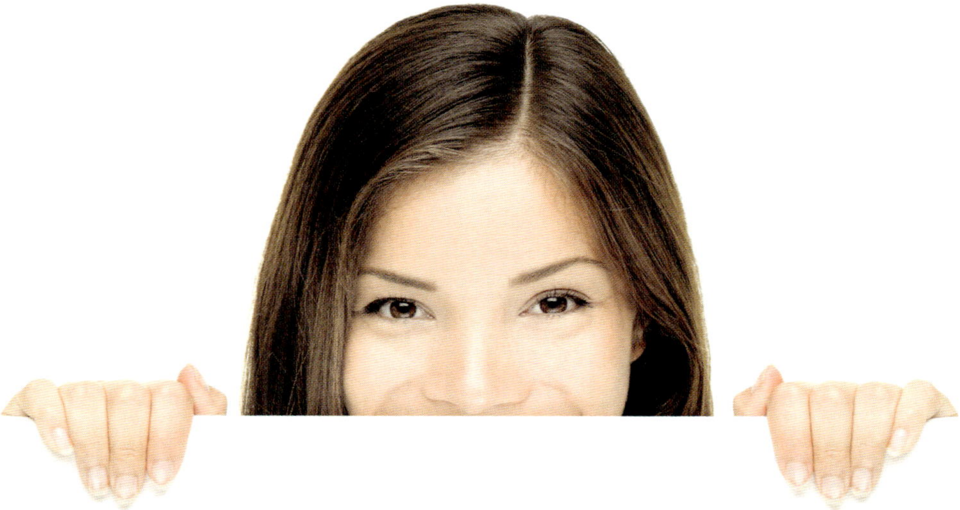

什么是视力

在上学、高考、征兵时常常需要检查视力。那么，什么是视力呢？视力可分为中心视力和周边视力。

（1）中心视力。是我们通过看视力表而测得的结果，代表视网膜黄斑中心凹处的视觉敏锐度。也是分辨外部物体二维形状、大小轮廓和细节的能力。一般常规检查只检查中心视力。

（2）周边视力。指眼能够看见的整个空间范围，即医学上所说的视野。反映的是周边部视网膜的功能。

正常人的视力是多少

正常人视力范围因使用不同的视力表和视力记录方法而不同。目前主要有3种记录法。

（1）小数记录法。这是最常用的国际标准视力表。正常人的小数视力是1.0~1.5。

（2）对数视力表。有少数医院或学校使用的是对数视力表。相应的是五分记录法。正常人对数视力是5.0～5.2。

（3）Snellen视力表。欧美一些国家使用。相应的是分数记录法。正常人视力为20/20。

虽然这3种数字表面上差别很大，但实质上是一样的。如小数记录法的视力1.0相当于对数视力5.0（如图）。

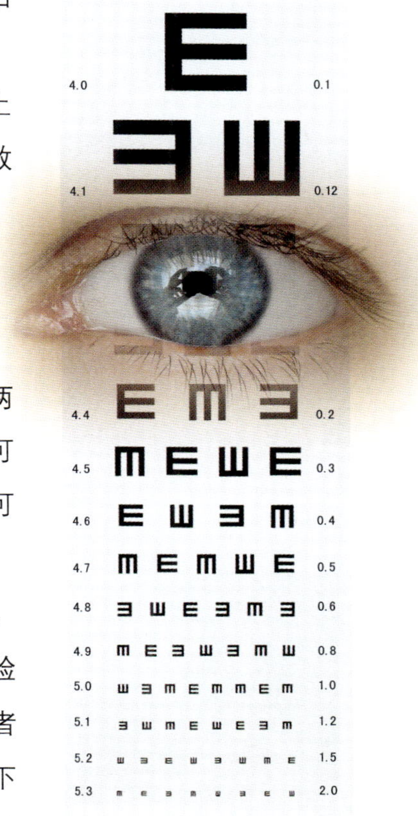

如何检查视力

视力检查可分为远视力和近视力检查两种。查视力需两眼分别进行，一般先右后左，可用手掌、眼罩或小板遮盖另一只眼。遮盖时不可压迫眼球。

（1）远视力检查。通常用国际标准视力表。检查时，视力表必须有充足的光线照明，受检者距视力表5米并安置在适当的高度。使受检者的眼睛与视力表1.0或5.0在同一水平。由上而下指点视力表上的字符，受检者应在3秒内说出其字符的缺口方向，能看到的最小视标即为该眼视力。当视力低于0.1时，可逐步走近视力表，按0.1×d/5（d为被检者看清该行时离视力表的距离）。比如在3米处看清0.1时，则视力为0.06。当视力低于0.01时，改为指数（FC）/距离。若5米处仍不能辨清手指数，则改为手动（HM）/距离。如果不可辨手动，可在暗室用手电照射受检眼，记

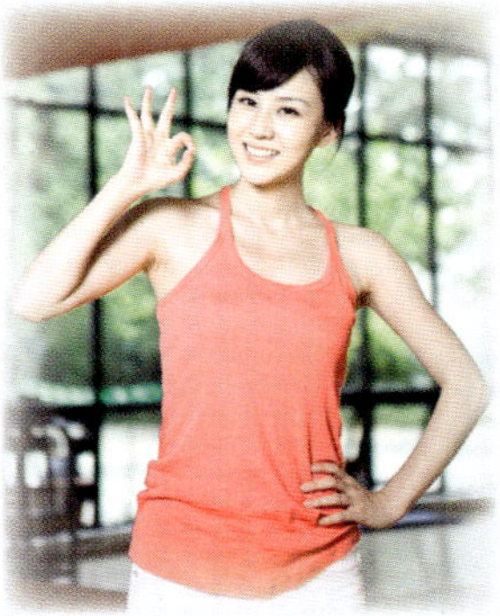

录光亮为光感(LP)/距离或无光感。

(2)近视力检查：用字标准近视力表或近视力表检查。视力表应放置于光线充足距眼3米处检查。正常人可看清1.0。

什么是电脑验光

每到寒暑假是学生配镜高峰期，配镜前都需要进行电脑验光，时常有人问什么是电脑验光？电脑验光属于客观验光法，采用光电技术及自动控制技术检查屈光度。用于这种验光的设备是光学、电子、机械三方面结合起来的仪器，其原理与视网膜检影法基本相同。另外，采用红外线光源及自动雾视装置达到放松眼球调节的目的，再用光电技术及自动控制技术检查屈光度，并可自动显示及打印出屈光度数。此法操作简便，速度快，是验光技术的一大进步。

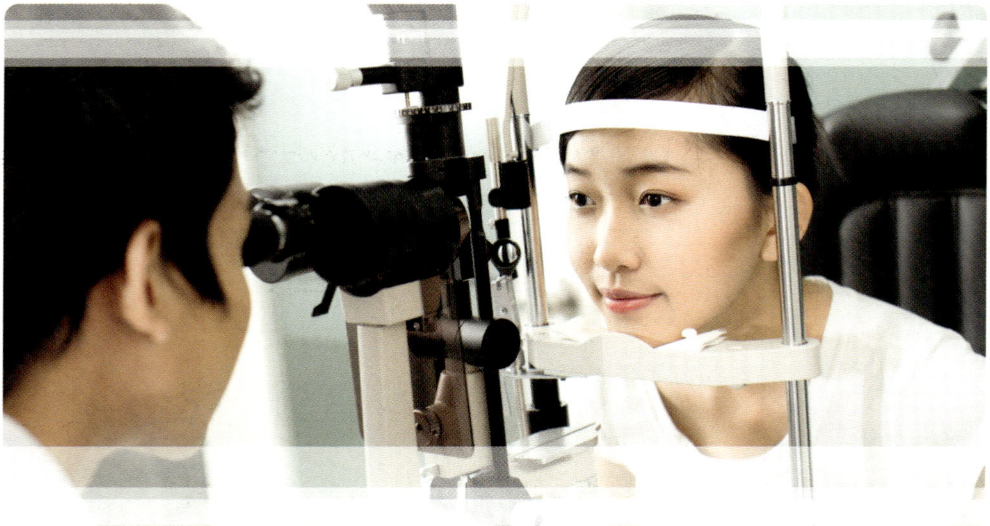

如何配合电脑验光

验光时让患者坐在验光仪前，调整仪器工作台高度至被检者头部能放在颚托上并且保持一个舒适体位，其前额贴紧额托架，调整颚托旋钮，使被检者眼角处与仪器眼高标记对齐，并嘱其双眼睁开，平视前方。用手柄调整仪器的测量头位置，使受检者瞳孔定位在屏幕中心，前后移动测量头使瞳孔反射亮点在聚焦框内，当反射亮点最小时按下测量键进行测量，屏幕即显示测量数据。重复测量两次，取3次测量的平均值。然后，重复以上操作，测量另一只眼睛。

什么是眼压？为什么要查眼压

眼压是眼球内容物作用于眼球壁的压力。正常眼压值是10~21毫米汞柱。那么，眼科检查时为什么要查眼压呢？这是因为，在国内外失明的人口中，10%~15%是由青光眼所起的。而40岁以上的成年人大约2%患有青光眼。青光眼是由眼压过高引起视神经的损伤萎缩进而造成各种视觉的障碍和视野的缺损。眼压的检查是发现青光眼的三大重要检查之一也是最简单的检查，因此就诊患者应做眼压检查，以排除高眼压和青光眼的可能性，以便早发现早治疗。

如何配合做眼压测量

在测眼压时良好的配合可以减少测量时的不适感觉，同时使测量的结果更加准确。常用的眼压测量方法有3种：指测眼压法、接触眼压计测量法和非接触眼压计测量法。

（1）指测眼压法。患者双眼自然向下看。检查者以双手食指尖由睑板上缘向上方轻触眼睑其余各指置于前额部做支持，两手食指尖交替轻压。根据传达到指尖的波动感，估计眼球压力的高低。一般正常记录为，眼压高依次记录T+1、T+2、T+3，眼压低依次记录为T−1、T−2、T−3。这种检查方法简单易行但

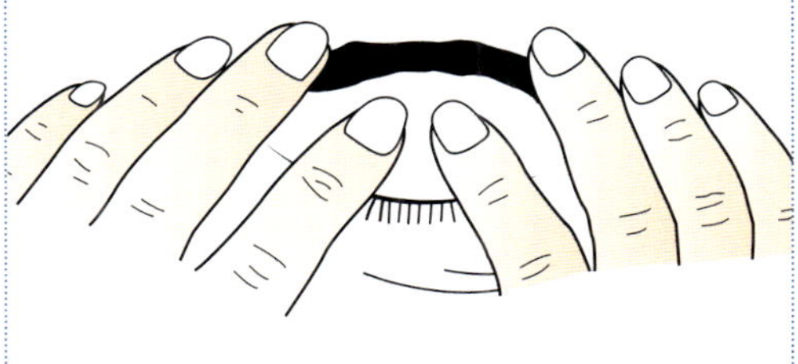

指测眼压法

只是一种粗略的方法，受检查者的经验影响较大。

（2）接触眼压计测量法。由于这种测量法测眼压时需要接触角膜，所以在测量之前要点表面麻醉剂。这并不代表测眼压是件很痛苦的事情，只是为了避免患者因眨眼带来的不便。测量时，可以让患者将自己的手指放在眼前的正上方，并予以注视。接触角膜时，尽量不要挤眼或随意转动，以免损伤角膜。测量结束后，为防止交叉感染，需要向眼内滴抗生素眼药水1次，勿用手揉眼。这种眼压测量法是目前最准确和最可靠的方法。

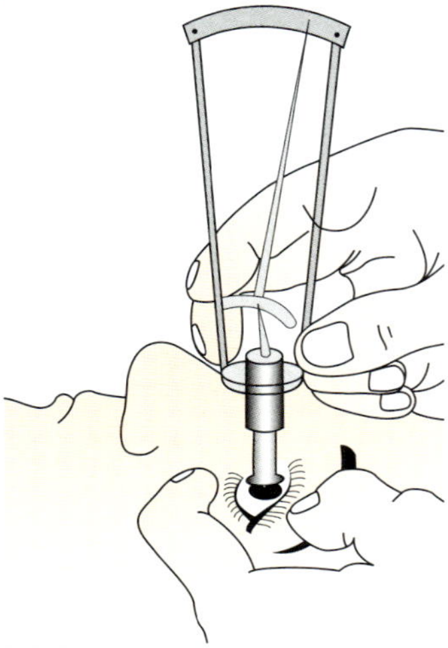
接触眼压计测量法

（3）非接触眼压测量法。非接触眼压计测量眼压时需要喷一股气体，利用气体接触角膜来测量眼压。测量时，患者额头与下颌置于前额固定带与下颌托上，保持心情放松，心态平和，平稳呼吸，松弛肌肉，双眼自然睁大，保持目视前方。当气体喷向角膜时，不要过分紧张，避免用力眨眼或闭眼，只要一两分钟眼压测量即可完毕。这种眼压计测量眼压方便快捷，不需要点麻醉药，但精确度不高，主要运用于门诊和大量患者的青光眼筛查。

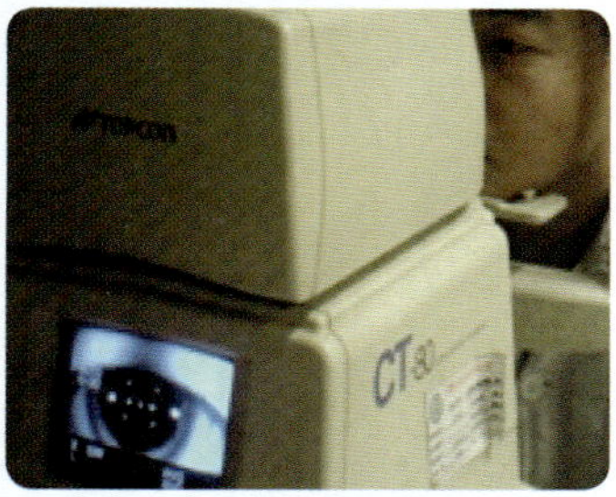

非接触眼压测量法

如何测量角膜厚度？有何意义

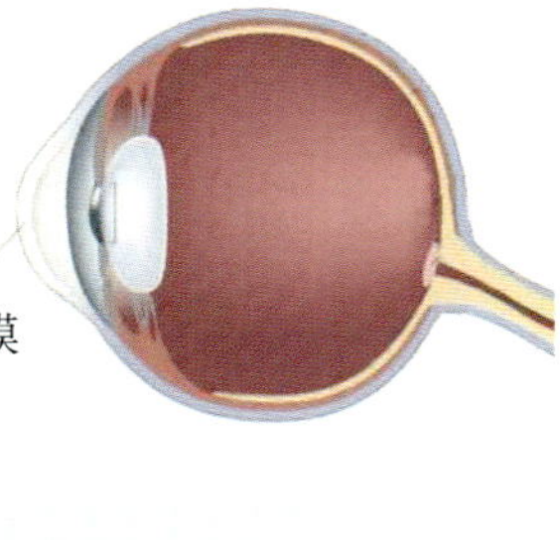

角膜厚度是指角膜前后表面之间的距离。角膜各部分的厚度不同，中央部最薄，平均为0.5毫米，周边部约为1毫米。目前常用的是超声角膜测厚仪。

这种检查操作简便快捷，让患者平卧于检查床上，滴表麻药于眼内，若同时测量双眼角膜厚度时，应双眼分别滴表麻药，以防止麻药对角膜厚度产生影响。同时让患者闭眼1~2分钟。测量过程中，让患者睁眼并将自己的左手食指尖放在眼的正上方，注视指尖，千万不可乱动，测量时注意时间不可过长，次数不可过多，以防测量数值不准及擦伤角膜。测量完毕后，滴抗生素眼药水于眼内以防感染。精确测量角膜厚度，对指导LASIK手术，防止继发性圆锥角膜及协助诊断高眼压，具有重要意义。

角膜地形图检查有什么意义

角膜地形图是通过角膜地形图仪检查每位患者的角膜形态，由角膜前后表面的地形图能够判断出患者角膜曲率、散光的类型。常用于指导角膜屈光手术的术前检查及术后疗效的评价，并提前发现角膜是否有可能出现圆锥角膜和接触镜诱发的角膜扭曲；还可以指导白内障手术和对角膜移植术后的角膜散光做出准确诊断；指导矫正角膜移植术后的散光。根据角膜地形图也可以计算出屈光不正患者配镜所需的曲度和度数，指导选择角膜接触镜的数据，提高其准确性。

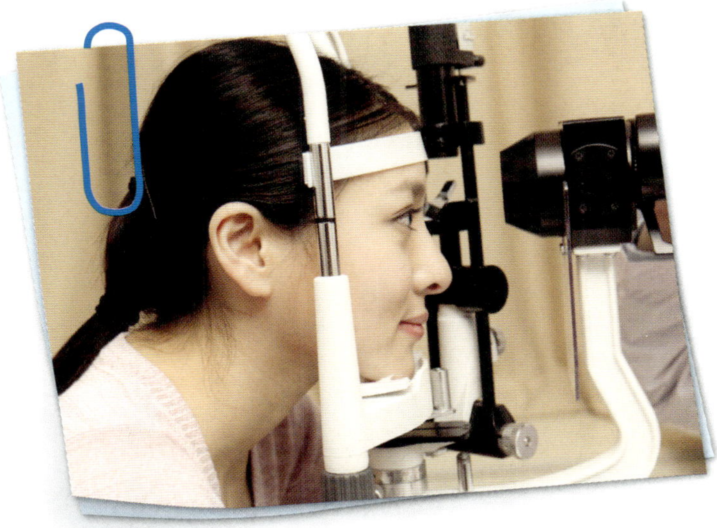

如何配合检查角膜地形图

（1）检查时，角膜接触镜佩戴者应摘镜至少2周，硬镜应停戴4周以上。

（2）被检者头位要正确，不能倾斜。如发现患者面部阴影影响检查，让患者稍向被检眼倾斜，使检查更准确。角膜地形图仪的摄像头一定要居中和良好的聚焦，否则可造成角膜散光的轴位改变及生成不对称或不规则的角膜地形图。

（3）保持角膜表面湿润，但泪液也不能过多。若泪液过多会在角膜下方堆积，地形图上则会形成下方角膜局部变陡的假象；泪液太少，泪膜不完整，则会在角膜表面形成局部变平。若泪膜不稳定者，可通过让患者反复眨眼或滴用人工泪液后再做检查，以免角膜干燥而影响检测结果。

（4）检查时，双眼睁大，充分暴露角膜。如患者有上睑下垂或老年性上睑松弛者，可请人在旁协助提起上睑，但注意不要压迫眼球，以免造成角膜地形图的改变。

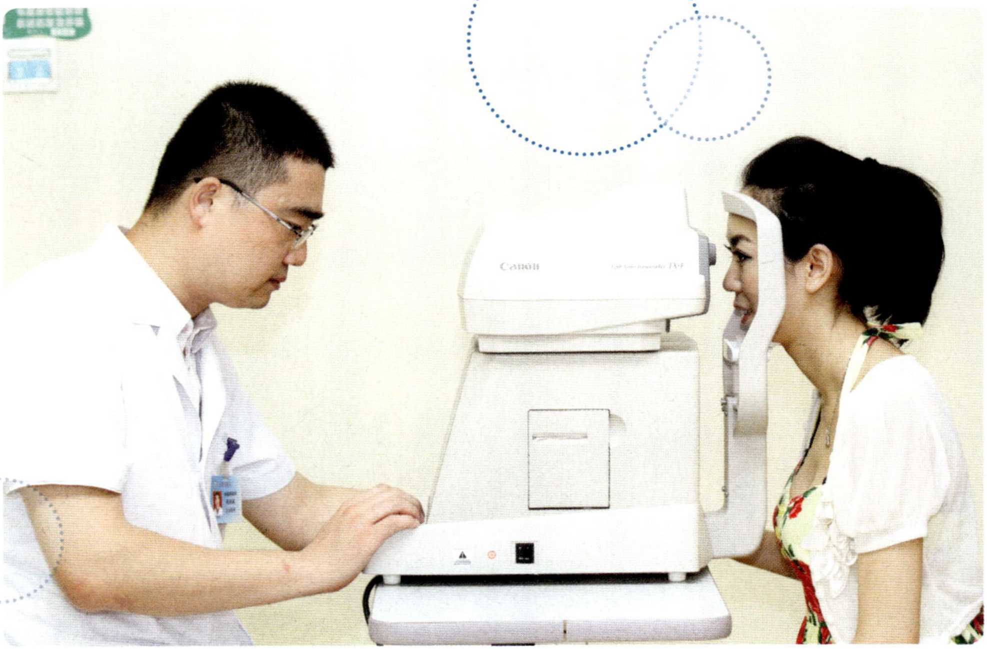

什么是视野？视野检查有什么意义

当眼注视一目标时，除了看清这个注视目标外，同时还能看到目标周围一定范围内的物体，这个空间范围就叫作视野（visual field）。又称为周边视力。它反映黄斑部以外整个视网膜的功能。在实际生活中，眼球是经常运动的，所以见到的视野要比静止状态时大一些。当双眼同时注视一点时所见到的范围称双眼视野。临床上通常需要测的为单眼视野，即遮住一只眼，要求受检者尽可能保持未遮眼球不动并向前注视的情况下所测得的范围。视野的范围通常与鼻梁的高低、瞳孔的大小、上睑位置等有关系。视野的平均范围为上方60°，下方75°，鼻侧60°，颞侧100°。注视点30°以内的视野称中心视野，30°以外的视野称周边视野。视野对劳动、学习和生活都有很大的影响。临床上视野检查对于许多眼病及某些视觉传导通路疾患的诊断有重要意义。尤其对青光眼的诊断、病情进展的监测及治疗非常重要。

如何配合视野检查

视野检查是评估视觉观察范围的一个重要诊断性检查，属于心理物理学的检查。受检者配合得好坏直接影响检查结果的准确性及可靠性。那么，作为一名受检者怎样做才能更好地配合该项检查使检查结果更加真实准确呢？这就需要了解影响视野检查的几个因素。

（1）在检查的整个过程中，受检眼必须始终注视中心注视点，用眼睛的余光观察视标，手持应答器按键应答自己看见的每一个刺激，以实际看到的刺激为准。注意力应集中，但不能太过疲劳。如检查中患者有不适或眼睛疲劳，闭眼休息片刻，检查会暂停直到患者再次睁开眼睛时检查会继续进行；当患者有急事或有疑问，可一直按住应答器不放寻求帮助，同时检查也会暂停，松开应答器后检查继续。这两种情况都不影响检查结果的准确性。

（2）受检者的文化水平越高，理解力越强，视野的精确度越高。所以在视野检查过程中有一个“学习效应”。

（3）受检者的脸型，睑裂大小，鼻梁的高低均可影响视野大小及形状，故受检过程中应睁大眼睛。让患者的头在不丢失固视的前提下旋转或后仰。上睑下垂的患者可以通过使用胶带抬高眼睑来纠正，但同时要给患者眨眼留下活动空间。

（4）瞳孔的大小对视野也有影响。缩小的瞳孔可使视野缩小，这点对青光眼患者尤为重要。反之，瞳孔散大则视野增大。故做视野检查时，保持瞳孔正常大小，不可缩瞳也不可以散瞳。

（5）屈光不正对视野也有影响。未矫正的屈光不正可使视野缩小，所以对于屈光不正的患者应矫正后再进行检查，但检查过程中要避免因镜框阻碍视线而影响视野大小。

（6）年龄与健康状况。随着年龄的增加，视网膜对光的敏感性下降，受检者的身体衰弱或精神疲劳也可影响视野检查的结果。故检查过程中，要确保受检者坐在一个舒服的位置。

什么是眼底荧光素血管造影检查？有什么意义

小张刚从眼科检查室出来，其家属便发现小张面孔、眼睛及全身皮肤变得很黄，甚至连尿液都是黄黄的。家属很担心，便向经治医生打听。才知道小张刚做了眼底荧光血管造影检查，皮肤发黄是因为注射到体内的荧光素钠染成的黄色。这种药不参加体内代谢分解，也不与组织牢固结合，经肾脏随尿液排出体外，一般24~48小时就可以从体内全部排出，对身体没什么损害。那么，眼底荧光血管造影检查是怎么回事呢？

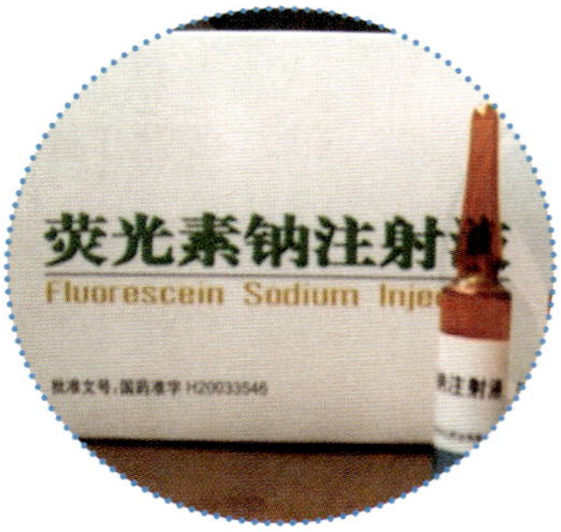

眼底荧光血管造影检查通过充分散大的瞳孔，

将荧光素钠注射液快速从患者的肘前静脉注入体内。用装有特定滤光片组合的眼底照相机来拍摄眼底血管中荧光素循环时吸收激发光线后所发射出的荧光。荧光素经过的地方能使胶片感光而显影，用高速眼底摄像机把发出的荧光拍成图片，这样就能看到血管的形态及荧光素在组织中扩散的形态和部位，为临床诊断、治疗、疗效观察和机制研究提供有价值的客观依据。

眼底荧光血管造影检查的适应人群是哪些

眼底荧光血管造影检查是眼科常见的检查项目，一般在怀疑有眼底的病变，且不能明确诊断，或是需要指导治疗的患者才做。用于视网膜及脉络膜疾病以及视神经前部的检查。如糖尿病性视网膜病变、中心性浆液性脉络膜视网膜病变等。这种检查并不是所有人都能做的，有严重高血压、心血管疾病、肝肾功能不全者及对荧光素钠过敏者禁做。

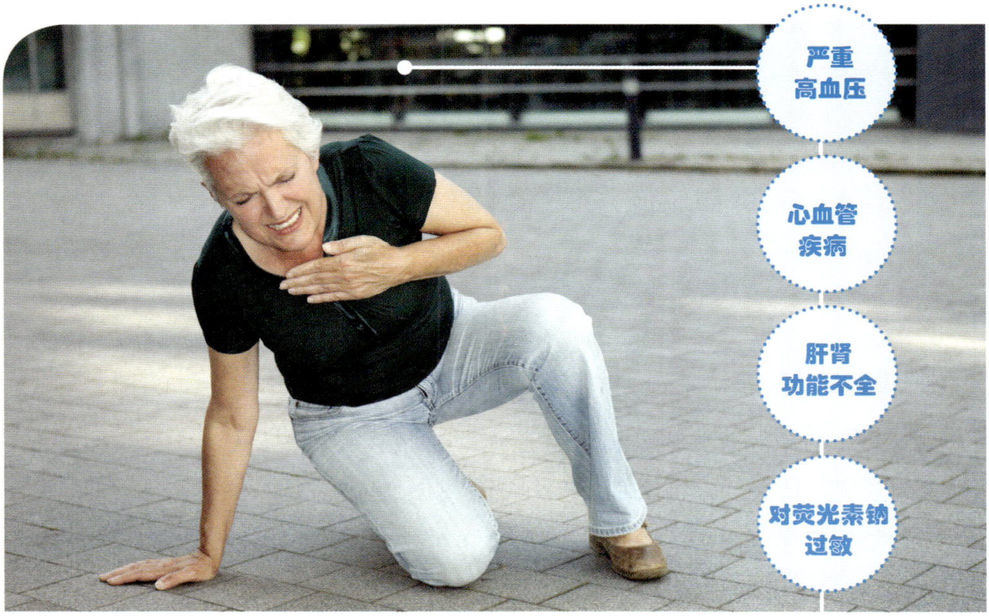

如何配合眼底荧光血管造影检查

虽然该项检查由于其操作简便，快捷已广泛应用于眼科临床，但患者配合得好坏直接影响眼底荧光血管造影检查的结果。所以，检查时的配合很重要。

（1）详细询问病史及有无过敏史，检查前进行有关的全身检查。

（2）检查前应用稀释液做过敏试验或作荧光素钠划痕实验，同时被检眼充分散瞳。

（3）造影前30分钟让患者口服抗过敏药和止吐药，教会受检者深呼吸。如果在检查过程中出现一过性恶心或感到胸闷、气短，应深呼吸。这种现象很快即可消失。同时告之受检者可能出现的一些严重的并发症：呼吸停止、心搏骤停、休克等，这些只是有文献报道过，发生率极低，但检查室内也准备好各种急救药品和器械，以便万一出现严重反应，不致延误抢救，让受检者保持放松心态。

（4）造影时需要在暗室进行，受检者取坐位，下颌置于仪器托架上，前额紧贴支架，调整支架位置，保持一个舒适的位置，同时使瞳孔区域眼底摄像机高度一致。选着较粗的肘静脉血管，皮试阴性后将荧光素钠快速注入体内。注射荧光素钠时，让受检者手臂向外转，并抬至水平，这样可避免流经锁骨下静脉的机械性阻碍。

（5）造影完毕后，告之受检者在24~48小时内尿液呈黄绿色，为随尿而排出的药液，对身体无损，以免产生恐惧。

什么是视觉电生理检查？有什么意义

视觉电生理检查是一种无创伤性的视觉功能的客观检查方法，它不仅适合于一般的患者，更适合于不能做心理物理检查的患者，如婴幼儿、智力低下者或伪盲者。另对屈光间质混浊，看不到眼底者，它可克服混浊的障碍，测定到视功能，如白内障、玻璃体混浊。视网膜脱离术前的视觉电生理检查可帮助预测术后视力恢复情况。此外，如将视觉电生理检查方法联合应用，可对整个视觉系统疾患进行分层定位诊断，从功能上对视觉系统进行断层扫描。因而，视觉电生理检查在眼科临床已越来越广泛地被使用，已成为一项重要的是功能检查内容。视觉电生理检查包括：眼电图、视网膜电图及视觉诱发电位三大部分。

（1）眼电图。因眼球内外存在电位差，眼球可以看成一个弱电池，有一个静息电位通过它，眼球的前面是阳极，后部是阴极，这个“静息电位”有视网膜色素上皮所产生，故在不加额外光刺激时，也有静态电位。眼电图就是使眼球依一定的角度转动，导致静息电位发生变化，在明适应和暗适应下记录静息电位的变化，将变化中的谷值和峰值进行对比。眼电图主要反映视网膜色素上皮和光感受器复合体的功能，也用于测量眼球位置及眼球运动的生理变化。

（2）视网膜电图。视网膜电图是光刺激视网膜时从角膜电极记录到视网膜电反应的总和。视网膜电图又分闪光视网膜电图和图形视网膜电图，以及用于检查局部视网膜病变的闪辉视网膜电图和多焦视网膜电图。闪光视网膜电图主要反映视网膜神经节细胞以前的视网膜组织细胞功能状态；图形视网膜电图主要反映视网膜神经节细胞层的功能改变，两者结合起来可以反映视网膜疾病导致的各层视网膜细胞的功能损害；多焦视网膜电图能获得更多的不同部位视网膜功能信息，使对视网膜疾病的定位更加准确，同时可以检测病变范围的动态变化，为眼病的早期诊断和鉴别诊断、治疗疗效的评价提供重要依据。

（3）视觉诱发电位。是在视网膜受闪光或图形刺激后，经视路传递，在视皮层枕叶诱发的生物电活动。视觉诱发电位又分为闪光视觉诱发电位和图形视觉诱发电位。主要反映视网膜神经节细胞以上视通路的功能状况。图形视觉诱发电位为最常见的检查方法，可用于黄斑病变，视神经病变和青光眼的诊断及客观实力测定。

怎么做视觉电生理检查

（1）一般患者对检查有一定的恐惧心理。在检测前，详细解释检查目的、方法以及无痛性、无害性，使患者消除恐惧不安心理，保持放松状态，包括心理和生理上放松，尤其是颈部要放松。检查过程中，尽量不说话、不咀嚼。光刺激时要睁开眼睛，不要瞬目（即眨眼）。在良好的心态下接受检查，方能获得满意、准确的检查结果。

（2）视网膜电图检测前，在眼压正常的情况下，需用复方托品酰胺散瞳（直径≥8毫米），充分散大后需暗适应20分钟以上。用0.5%丁卡因进行角膜麻醉。常规消毒后，安置参考电极和地电极，并用胶布固定，最后安放角膜电极，并注明瞳孔大小，因为瞳孔的大小直接影响ERG的检查结果。测试前30分钟不做血管荧光造影或眼底照相。如已做了这些检查，则需暗适应1小时。另外，闭角型青光眼禁忌检测，因为散瞳会诱发青光眼。检测时患者在表面麻醉、放上角膜接触镜后需固视，但有些患者看不见固视点或缺乏固视力，让其直视前方，保持眼的稳定。

（3）眼电图检测患者需头部固定，眼睛随注视靶灯的稳定交替节奏作水平的左右运动。预先用手电光教会患者在注视点之间以一种稳定的速率来回看，这会使患者较好地理解检查方法，在检查过程中能更好地配合。还需在普通照明的房间或室内光线下至少预适应15分钟，测试前30分钟应避免异常光照射，如阳光、眼底镜光、荧光血管造影等。被检查的患者视力<0.1或视野少于15° 时就很难得到有意义的检查波形，因为视标的移动是按30° 视角设计的。

（4）视觉诱发电位检测时需体位舒适，集中精力，始终注视固视中心。检查前须做好视力检查，屈光不正者需戴镜充分矫正至最佳视力（不低于0.1），因中心视力降至0.1以下时，P波很难显示。检查时记录电极安放在枕骨粗隆上1.5～2厘米处，参考电极置于前额发际。

（5）各项检查用的皮肤电极、角膜接触镜电极，使用后需做好清洁、消毒，以防交叉感染。视网膜电图检查后，受检眼结膜囊以生理盐水冲洗，点抗生素眼药水。用托品酰胺散瞳的患者应告知视物模糊，需6～8小时后方可恢复正常，以消除患者的顾虑。

（6）仪器开机使用前均要检查接地是否良好，各部件连接是否安全、正确，接头、插头有无破损、接触不良等。角膜电极应光滑无破损，否则可能造成角膜损伤。定期检查地线电阻、仪器性能、保险丝的情况，以及多种引线是否完好、正常。

如何查色觉

通常从事交通运输、入学、服兵役的体检中有一必查项目，就是色觉检查，他们必须具备正常的色觉，才能从事相关的工作和学习。色觉异常可分为先天性和后天性。先天性色觉异常是一种性连锁隐性遗传病；后天性色觉异常是某些眼病、颅脑病变、全身疾病及中毒所致。色觉检查一般在明亮的自然光线下进行，常用检查方法有3种。

（1）假同色图。通常称为色盲本。它是利用色调深浅程度相同而颜色不同的点组成数字或图形。在自然光线0.5米距离下识读，每一图应在5秒内认出，正常人以颜色来分辨，色盲者只能以明暗来判断。色弱者能够正确认出，但辨认困难或时间延长。

（2）色线束试验。是把颜色不同、深浅不同的毛线束混在一起，让被检者挑出与标准线束相同颜色的线束。此方法费时间，仅能大概定性不能定量，不适合大面积的筛选检查。

（3）色觉镜。利用红光与绿光适当混合形成黄光的原理，设计出的一种光谱仪器。根据受检者调配红光与绿光的比例来判断是否有色觉障碍以及色觉障碍的性质与程度。此法既能定性又能定量。

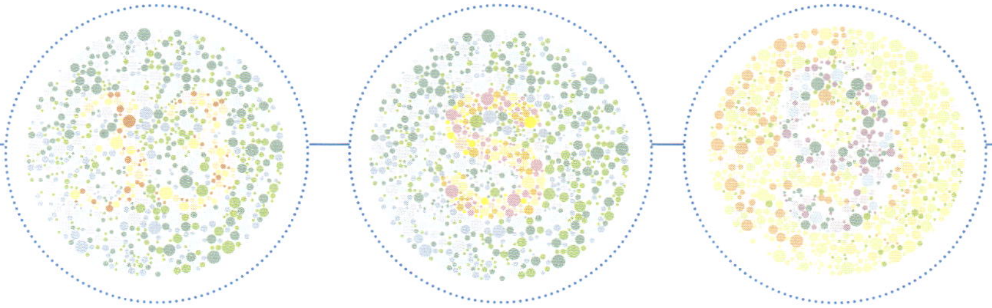

（本章编者：陈　莉）

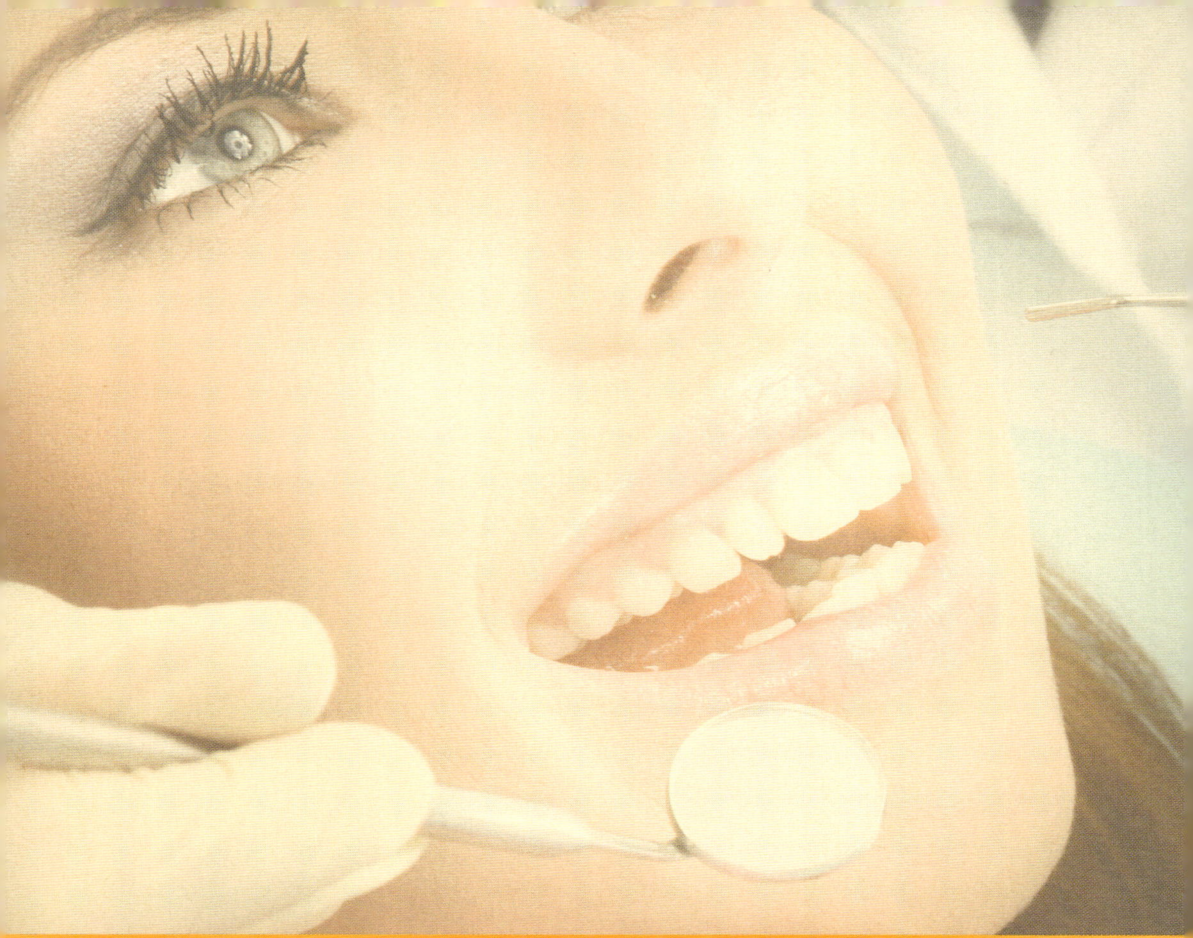

KOUQIANG KE CHANGSHI WENDA

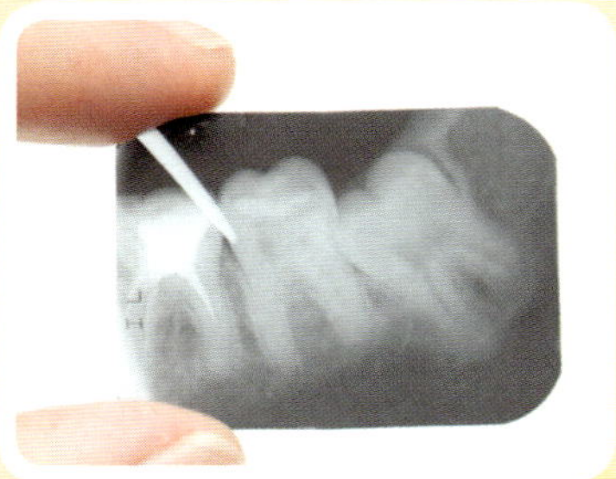

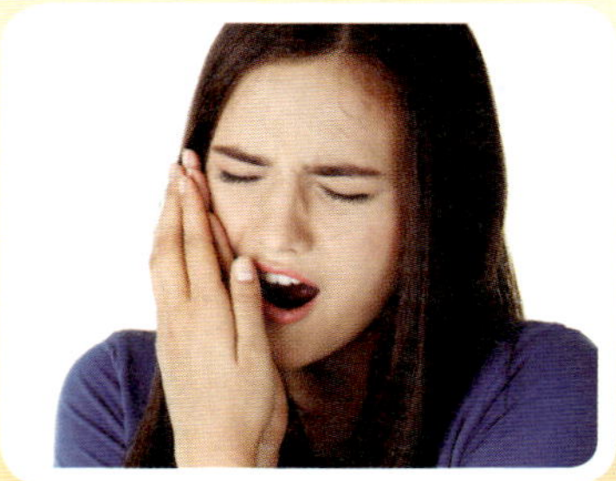

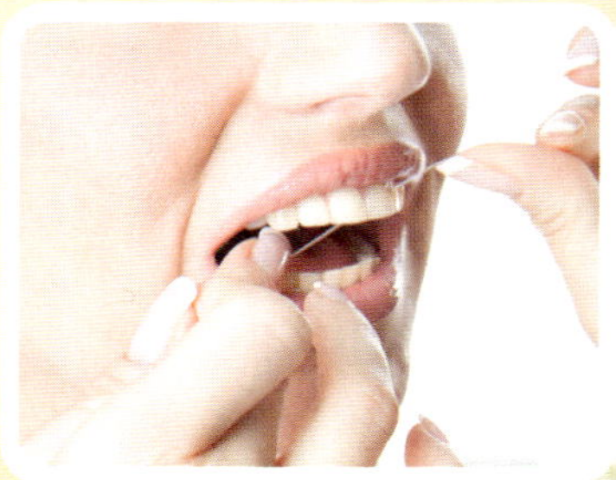

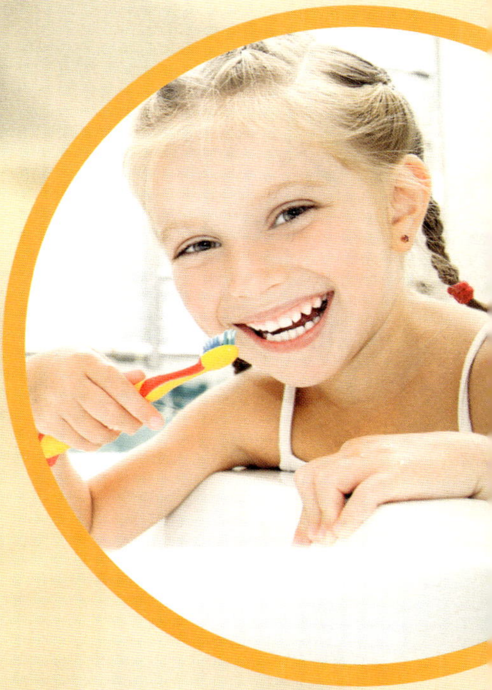

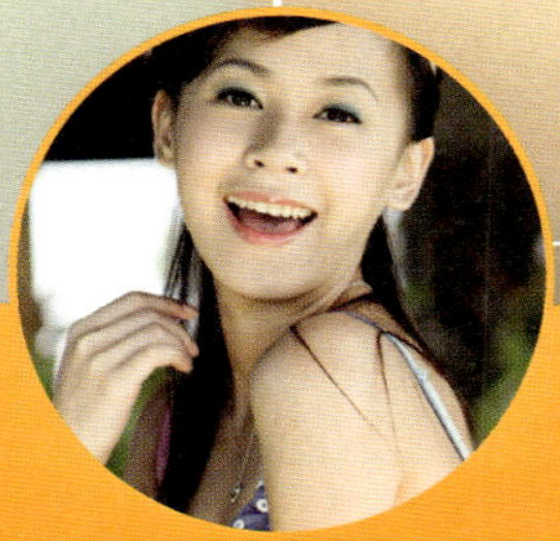

口腔科常识问答

CBCT的介绍

锥束计算机断层摄影术(cone beam CT, CBCT)是一种新型的计算机断层扫描技术，其最大的优点是一次成像便可为医生提供准确的三维图像，而且辐射低。CBCT在口腔颌面的临床诊治中应用广泛，锥束BT经过一次扫描就能准确无误地观测各个侧面的影像。医生可以随心所欲地对扫描层面及厚度进行选择，使影像能够真实反应某一层面的解剖结构。例如，通过重建技术医生能清楚观察到下齿槽神经管的走向，可以清楚地显示牙根管的数目、走向等，以利于拔牙、种植体植入手术的进行；CBCT清晰影像也有望成为颞下颌关节骨关节病和颌面部肿瘤诊断与治疗效果的定量评价手段。

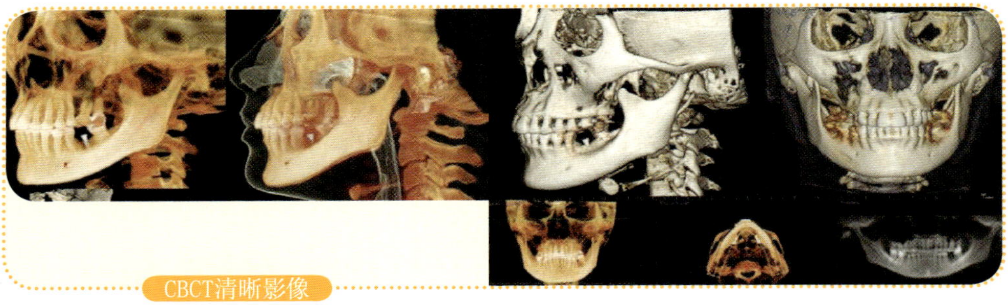

CBCT清晰影像

CT及X线检查注意事项

CT及X线检查是通过X线穿过人体后成像的一种医学影像检查方法，其辐射对人体有害。针对影像方面的医学检查，国家是有相关的法律法规的，到放射科检查时应该注意以下事项。

(1)摄片工作室门口有黄色三角警示标记。门上灯光亮时，说明里面正在拍片，请不要打开房门，以避免不必要的辐射。

(2)拍片前，请去除头颈部的金属和有可能阻射的物品，如项链、耳环、义齿、发夹、颈部金属拉链等。

（3）孕妇不宜进行放射检查。请怀孕期妇女尽量避免照片。如必须拍片时请和医生说明，以便尽量做相应的防护。

（4）放射拍片或CT检查是在有屏蔽保护的房间内操作，除患者以外，家属和陪伴人员应在门外等候以免接受不必要的辐射。

牙齿也需要拍X线片吗

到医院看牙病时，口腔医生往往要求拍牙片，其目的是“寻找”视觉观察不到的病变。牙齿的X线片简称为“牙片”，也称口内标准片。其面积为3厘米×4厘米。一张牙片可以显示3~4颗牙齿。牙齿在牙片上显示出白色阻射影像。其中牙釉质。牙髓腔呈黑色透明影像，跟管口至跟尖孔呈逐渐变细的影像。牙片是口腔科应用广泛的检查手段之一，因为它在牙的治疗前、治疗中和治疗后都有助于诊断和治疗。治疗前有助于发现病变；治疗中可用插针照相方法了解扩根情况等；治疗后观察治疗效果。临床上，利用牙片对牙齿硬组织病变（浅、中、深、隐）、牙髓病变（牙髓石症、牙齿内吸收等）、尖周病进行诊断治疗。另外，牙片也可以显示牙槽骨吸收程度，确定牙周炎程度，牙片也用于阻生牙、埋伏牙及替换牙的检查。

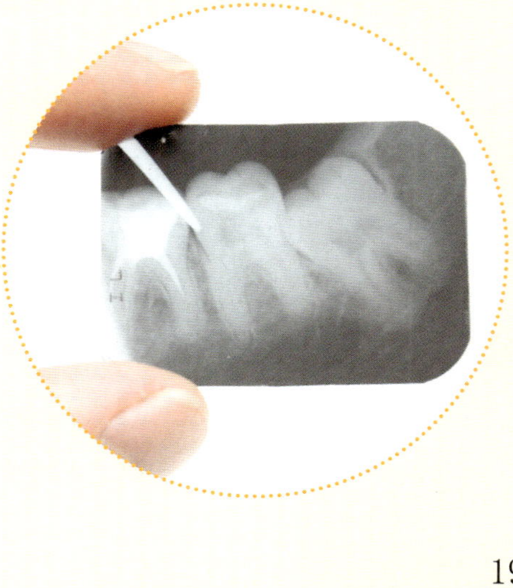

牙齿的结构是怎样的

牙齿的最外层是坚硬的牙釉质，它的硬度仅次于金刚石。牙根的外层则包有白色致密的牙骨质，而在牙釉质与牙骨质的内层则是略呈象牙黄色的牙本质。在牙体的中部，有一个与牙体外形相似但又显著缩小的空腔，称为髓腔。髓腔里充满了牙髓，即俗语所说的牙神经。当牙髓受到刺激或有病变时就会产生不适感觉，甚至产生难忍的疼痛。

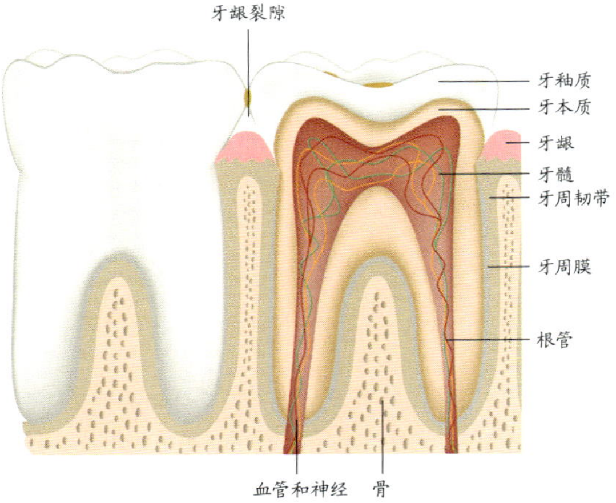

牙齿的结构

怎样才能保护好你的牙齿

口腔是人体的门户，而牙齿则像门户中的卫士。拥有一口洁白整齐的牙齿是每个人都希望的，但谈及如何保护牙齿，许多人知道的就很少了。要知道牙病被世界卫生组织列为仅次于癌症和心血管疾病的世界第三大疾病。在我国，牙病发病率高达98%。医学界已发出警告：牙病不可轻视！ 怎样才能保持牙齿完美健康呢？以下谈几点预防措施。

(1) 养成良好的刷牙习惯。早晚刷牙是完善口腔清洁的基本方法，能有效清除牙面上食物残渣和菌斑。使用含氟牙膏，龋齿可以下降30%～40%。小孩从3岁后即可开始刷牙。刷牙宜采用45度角上下移动的竖刷牙方法。

（2）保持良好的饮食卫生习惯。龋齿常被叫成虫牙，是细菌、食物和牙齿相互作用的结果，所以少吃甜度高的食品，限制吃零食，多吃含纤维性营养食物，讲究口腔卫生非常重要。

（3）去除不良嗜好。吸烟可促进牙石成形。烟草中的有害物质使牙龈红肿，牙龈袋形成及牙齿松动，甚至可使口腔黏膜发生癌变。大量咀嚼槟榔能使牙齿磨损，口腔黏膜下纤维性变增高。儿童的咬指、咬唇及伸舌、舔牙等不良习惯可造成牙颌畸形。

（4）定期去医院检查。世界卫生组织把牙齿健康列为人体健康的十大标准之一，通过医院咨询检查，可在医师指导下进行正确的牙齿保健，能更好地去除不良嗜好，对畸形牙早期矫治，发现龋齿及时充填治疗，对缺失牙进行镶配，这样恢复正常的咬合功能对全身健康都有好处。由于爱牙意识的提高，许多人每年定期到医院超声波洁牙一次。

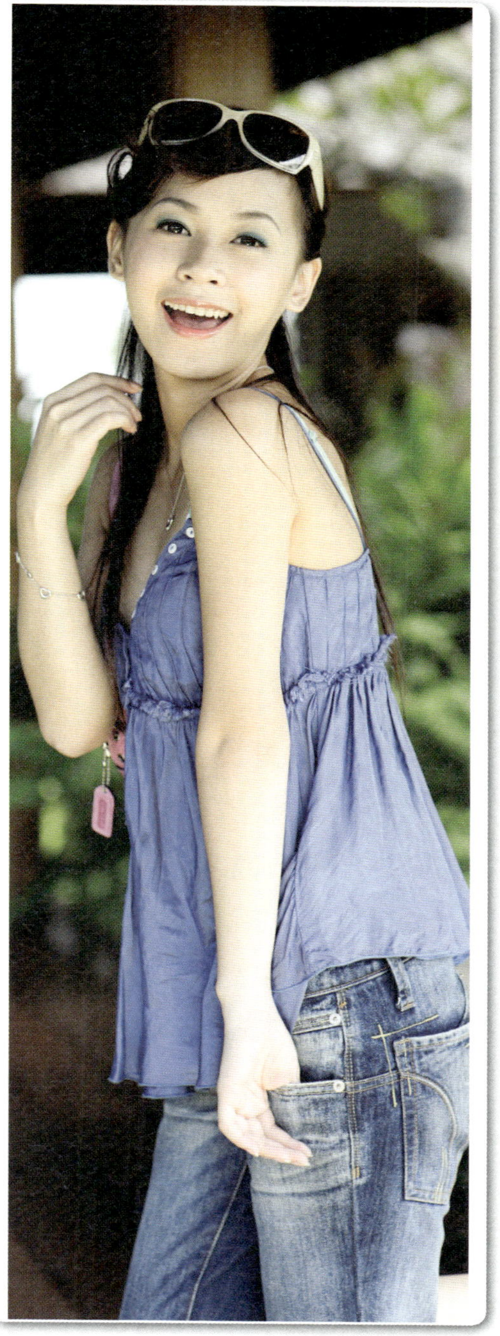

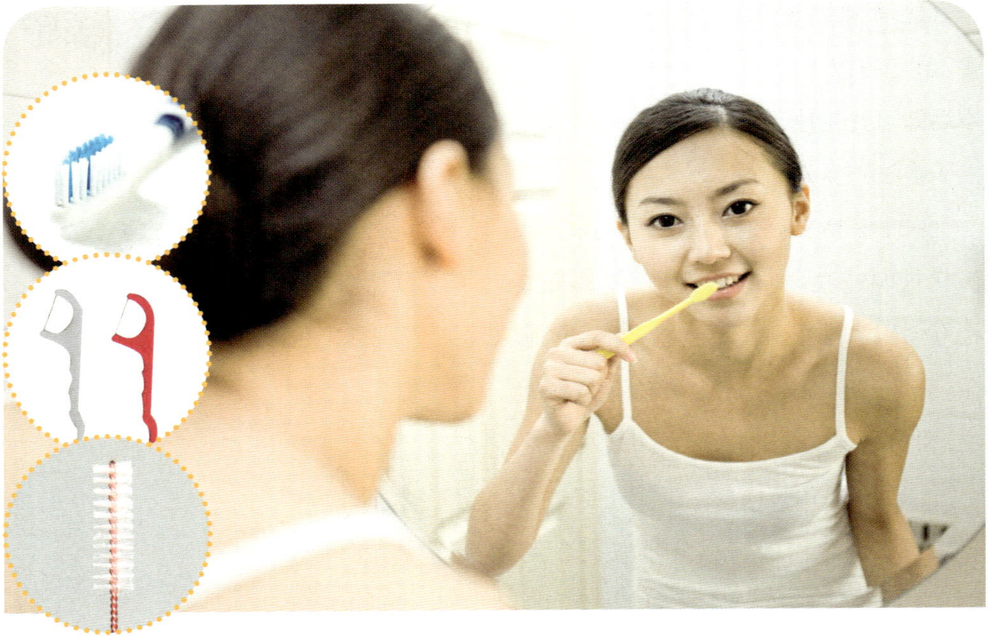

怎样使用牙刷、牙线、牙缝刷才正确

即使坚持天天刷牙，但刷牙的方法不对，也不能收到良好的效果。尤其是儿童刚开始刷牙时，他们只是简单地模仿别人的动作，若模仿的动作是错误的，就会形成错误的习惯而不易纠正。所以在儿童刚开始刷牙时，教会他们正确的刷牙方法是十分重要的。目前提倡的刷牙方法有以下几种。

（1）竖刷法。就是将刷毛尖端放在牙龈和牙冠交界处，顺着牙齿的方向稍微加压，上牙向下刷，下牙向上刷，牙的内外面和咬合面都要刷到。在同一部位要反复刷数次。这种方法可以有效控制菌斑及软垢，并能刺激牙龈，使牙龈外形保持正常。

（2）颤动法。刷毛与牙齿成45度角，使刷毛的一部分进入牙龈与牙面之间的间隙，另一部分伸入牙缝内，来回做短距离的颤动。刷咬合面时，刷毛应平放在牙面上，做前后短距离的颤动。每个部位可以刷2~3颗牙齿，将牙的内外面都刷干净。这种方法虽然也是横刷，但由于是短距离的横刷，基本在原来的位置做水平颤动，同大幅度的横刷相比，不会损伤牙齿颈部，也不容易损伤到牙龈。

（3）生理刷牙法。刷毛顶端与牙面接触，然后向牙龈方向轻轻刷。这种方法如同食物经过牙龈一样起轻微刺激作用，促进牙龈血液循环，有利于使牙周组织保持健康。

总之，刷牙要动作轻柔，不要用力过猛，但要反复多次。牙齿的每个面都要刷到，特别是最后的磨牙，一定要把牙刷伸进去刷。如果将前面的几种方法结合起来应用，则效果会更好。

牙周病引起牙齿缺失的主要原因是什么

（1）牙周病对牙齿的危害极大，在我国的发病率高达89%，但目前对该病的认识程度较低，病情往往延误，使患牙失去了治疗的最佳时机，不得不拔，严重影响美观、发音、咀嚼和胃肠道功能，危害身心健康。因此牙周病的及早防治必须引起足够的重视。

（2）牙周病的症状主要表现为牙龈红肿、肥大或退缩，牙龈充血、溢脓，口臭，严重者牙齿松动，咬合无力，持续钝痛等，如不治疗牙齿可移位、脱落。当全身抵抗力下降时，重度牙周炎还可引发颌面部蜂窝组织炎、颌骨骨髓炎，导致局部肿胀、张口受限、发热、淋巴结肿大等。牙周病的病因复杂，局部致病因素主要为菌斑牙石、食物嵌塞、咬合创伤、不良修复体，同时易受全身因素影响如糖尿病、血液病等。

（3）牙周病并非仅是成年人的专利，青少年也可罹患牙周病。儿童及青少年绝

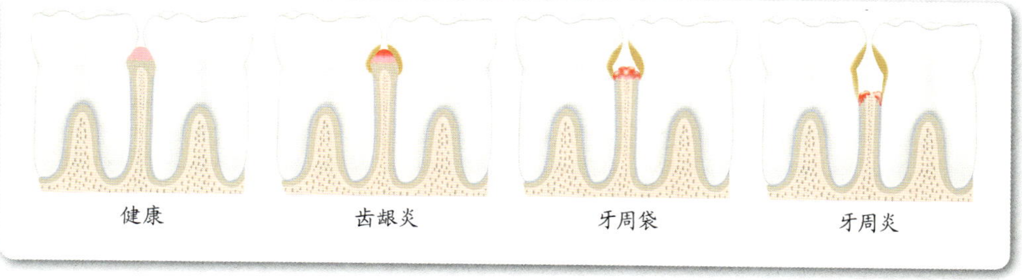

大多数患的是牙龈炎，但有些青少年可罹患侵袭性牙周炎，此病的危害性在于病变早期即可出现牙齿松动和移位。这种变化，往往首先发生在上下前牙第一颗磨牙受损最为明显。最典型的是上下牙齿的唇侧移位并逐渐向口唇外突出，使原来排列整齐的牙齿逐渐变稀，出现间隙，严重时在自然闭口时牙齿外露。侵袭性牙周病的牙齿松动发生较快，有些牙齿不得不拔除，一旦延误就诊治疗，在花季年龄就可能有多颗牙齿松动和脱落，对他们的身体和心灵都造成极大的伤害。因此青少年应注意爱护自己的牙齿，从自我口腔卫生、定期检查、及时治疗三方面维护口腔健康。近年来的研究已经表明，牙周病是一些系统疾病的危险因素，与全身健康有关。

（4）在对急性心肌梗死患者进行全身检查时发现，患者大多存在不同程度的口腔疾病，其中最常见的是牙周炎和牙周脓肿。流行病学调查发现，牙齿感染和牙周炎是动脉硬化和急性心肌梗死的独立危险因素。另外的结果表明，约8%的感染性心内膜炎与牙周病和牙病有关。

（5）牙周病与糖尿病控制不良有关，使糖尿病的代谢控制复杂化。目前已有报告，患有牙周炎的糖尿病患者经牙周治疗后糖化血红素水平下降，糖尿病用药量减少。因而，控制糖尿病必须考虑控制牙周感染，有效地控制糖尿病患者的牙周感染将减少血清糖化终末产物。还有研究证实，早产低体重儿与母亲患牙周炎有关；口腔幽门螺杆菌可能是胃十二指肠再感染和消化道疾病复发的危险因素。

（6）牙菌斑尤其是牙周炎患者的菌斑可能是呼吸道致病菌的寄居地。流行病学的调查显示，口腔卫生差者慢性呼吸道疾病的发病率是口腔卫生良好者的1.3倍。

牙痛的原因有哪些

当龋齿发展到一定的深度，达到牙髓或接近牙髓时，龋洞内的细菌就可以直接或通过牙本质小管而进入到牙髓腔内，引起牙髓炎。牙髓炎引起的牙痛是极难忍受的，在外界没有刺激的情况下，就可产生剧烈的疼痛。疼痛为间歇性。多数患者在晚上睡眠时疼痛更重，这是因为卧位比站立时头处于更低的位置，牙髓腔内更易充血，从而使髓腔内的压力升高而压迫神经，所以疼痛更重。冷热刺激可使牙痛加重。患牙髓炎时疼痛常沿三叉神经分布区放射到同侧的上下牙和头面部，所以患者常有半侧头痛、太阳穴痛的症状。由于牙髓内神经末梢只有痛觉感受器而没有定位感受器，所以患者往往分辨不清哪个牙是病牙，有时上牙痛却感觉是下牙痛。如果龋齿发展为牙髓炎，这时疼痛更加激烈，呈跳痛，热刺激可以使其加重，而冷的刺激可以缓解疼痛，这时患者往往喜欢含一口冷水。再发展到根尖炎时，患者感觉牙长高了，不敢用病牙咬东西。牙周病可引起两种不同性质的牙痛，最常见的是咀嚼痛。由于牙周组织的炎症，牙周袋内化脓，而使患者咬东西时非常疼痛。另一种疼痛与龋齿引起的牙髓炎相似。主要是因为当牙齿非常松动时，细菌由牙周袋到达牙根末端的根端孔，再经根端孔进入牙髓腔内引起牙髓炎而疼痛。楔状缺损和磨耗老年人因为牙齿已用了几十年，牙齿咬合面的磨耗和牙颈部的缺损都相当严重，当咬合面的磨耗和颈部的缺损接近或达到牙髓时，口内的细菌就可以进入牙组织而引起牙髓炎、根尖炎，甚至颌面软组织发炎肿胀，从而引起疼痛。微裂牙齿上有时出现极其微细而不易发现的裂纹，当这种裂纹伸入到牙本质内接近牙髓，常引起牙髓炎。有时微裂沿牙根面向根尖方向扩展，则可发生牙周组织感染或牙周袋形成，引起牙痛。

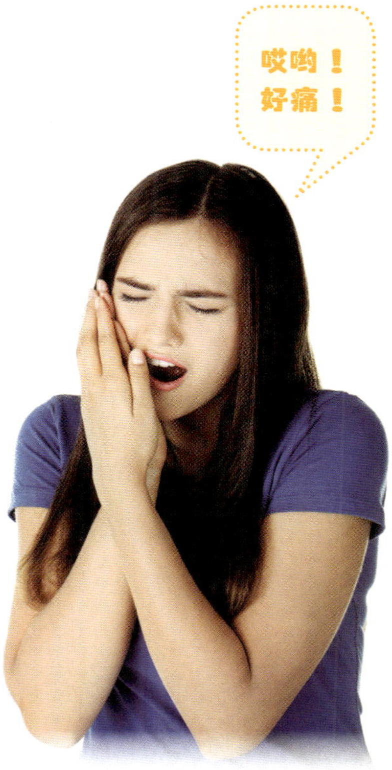

牙周炎有可能引发心脏病吗

牙周炎是常见的口腔疾病，我国成年人中发病率达89%。常表现为牙龈出血、口臭、溢脓，严重者牙齿松动，咬合无力和持续性钝痛。口腔卫生差是主要的致病因素，但与患者抵抗力下降也有一定关系。研究人员对108位受试者进行了心脏病与牙周炎相关性的研究。结果发现，牙周炎增加了人们患心脏病和脑卒中的风险。研究中发现，在心脏病患者中，91%的人患有中度或重度牙周炎。而在没有心脏病的人中，只有66%的人患有牙周炎。究竟是什么原因导致这种关联，目前还没有肯定的答案，而此项研究对这种相关性提出了两种假设。

（1）牙周的致病菌能够进入血流，侵袭了血管壁并最终引起动脉硬化症，从而导致心脏病的发生。

（2）根据几项研究显示，牙周感染能增加血浆中的纤维蛋白原的水平，而纤维蛋白原的增加会引起血栓，从而导致心脏病的发生。此项研究提示人们，对牙周炎不可掉以轻心。保持良好的口腔卫生，掌握正确的刷牙方法，有利于预防牙周炎的发生。

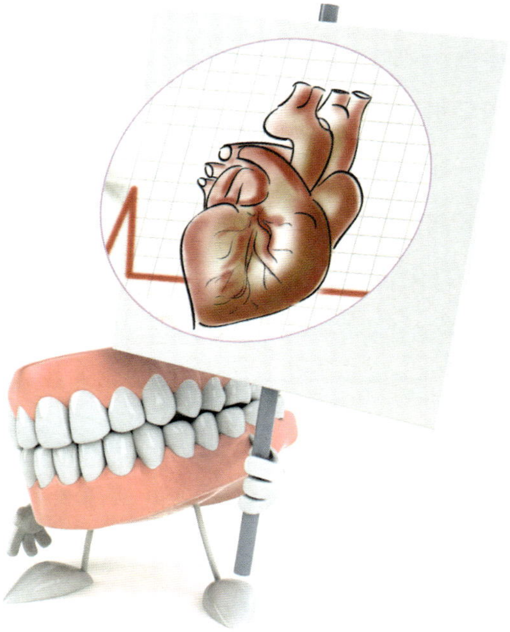

糖尿病与牙周病的关系是怎样的

糖尿病与牙周病有千丝万缕的联系，许多糖尿病患者同时患有牙周病，表现为牙龈肿胀、牙齿松动，并反复出现牙周脓肿现象。这是由于糖尿病患者对感染的抵抗力降低，牙周组织内的小血管壁和基底膜增厚，管腔闭塞，导致周组织供氧不足和代谢废物堆积而引起牙周炎症加重。糖尿病患者应该注意口腔卫生，认真控制牙菌斑的产生。应该指出的是，糖尿病患者治疗牙周病的疗效与糖尿病是否控制也有关，而彻底有效地治疗牙周病，也对糖尿病病情的控制有一定积极推动作用。

是什么原因形成了口臭

（1）口腔疾病。患有龋齿、牙龈炎、牙周炎、口腔黏膜炎以及蛀牙、牙周病等口腔疾病的人，其口腔内容易滋生细菌，尤其是厌氧菌，其分解产生出了硫化物，发出腐败的味道，而产生口臭。

（2）胃肠道疾病，如消化性溃疡、慢性胃炎、功能性消化不良等，都可能伴有口臭。近来还发现，导致许多胃疾病的幽门螺杆菌感染者，其口臭发生率明显高于未感染者，而根治幽门螺杆菌后，口臭症状明显减轻。原因可能是幽门螺杆菌感染直接产生硫化物，引起口臭。

（3）吸烟、饮酒、喝咖啡以及经常吃葱、蒜、韭菜等辛辣刺激食品，或嗜好臭豆腐、臭鸡蛋等具有臭味食物的人，也易发生口臭。

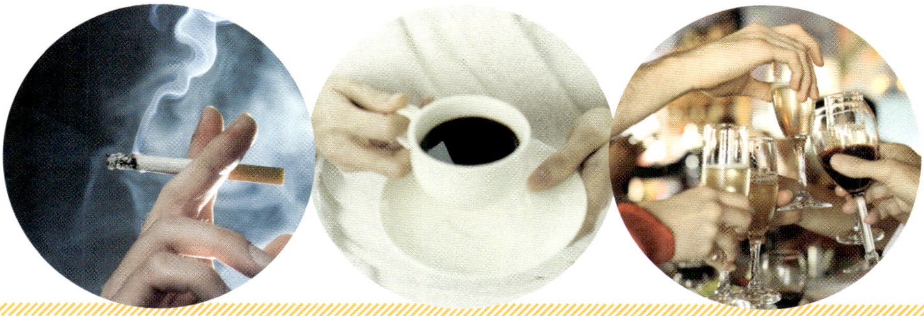

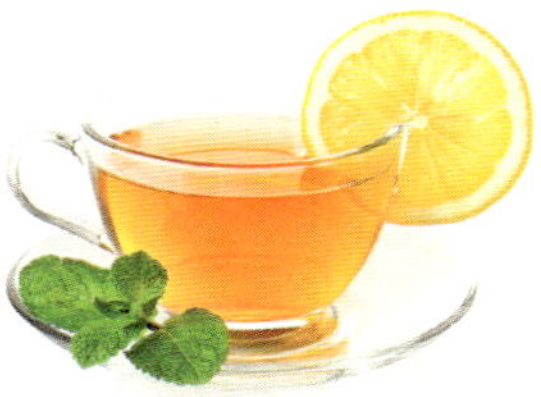

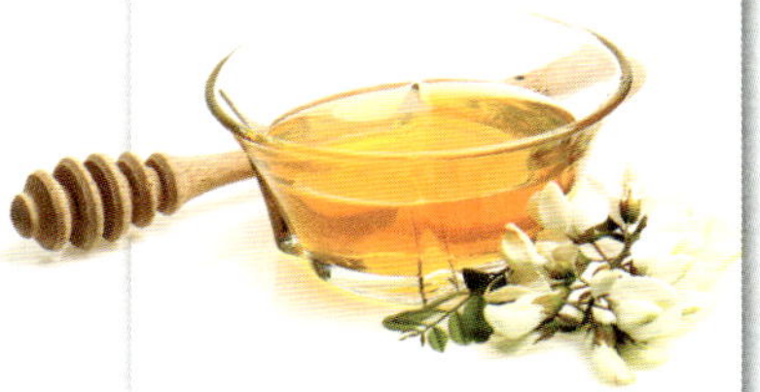

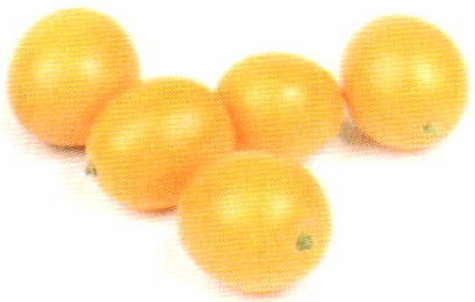

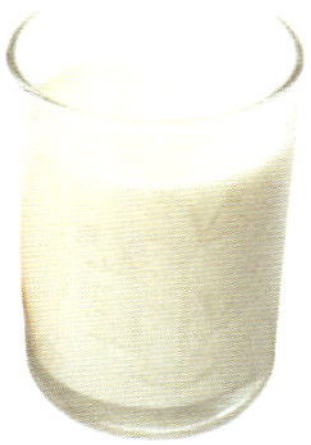

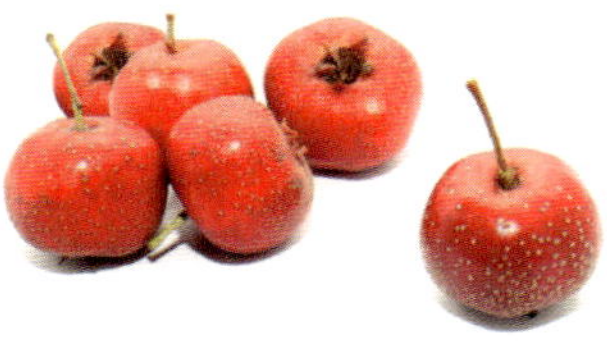

如何防止口臭

口臭是某些口腔、鼻部和全身性疾病的一个症状，也可以是生理现象，常给患者造成较大的精神负担，因而作为主诉而就诊。下面就介绍一下防治口臭的常见秘方。

（1）蜂蜜。蜂蜜具有润肠通腑、化消去腐的功效，对便秘引起的口臭颇有效。

（2）山楂。山楂性酸，味微甘平，有散瘀消积、清胃、除口酸臭的功效。

（3）茶叶。用浓茶漱口或口嚼茶叶可除口臭。进食大蒜、羊肉等食物后口气难闻，可用茶叶1小撮，分次置于口中，慢嚼，待唾液化解茶叶后徐徐咽下，疗效颇佳。

（4）牛奶。吃大蒜后的口气难闻，喝一杯牛奶，大蒜臭味即可消除。

（5）金橘。金橘对口臭伴胸闷食滞很有效，可取新鲜金橘5～6枚，洗净嚼服。本方还具有芳香通窍、顺气健脾的功效。

（6）柠檬。防治口臭的常见秘方还包括柠檬具有生津、止渴、祛暑的功效。可在一杯沸水里加入一些薄荷，同时加上一些新鲜柠檬汁饮用，可去口臭。

磨牙症会影响健康吗

（1）磨牙症最直接的影响。使牙齿组织广泛损耗，面容苍老，影响患者的美观。

（2）对牙周组织的影响。磨牙症者产生的胎力很大，这种胎力作用于牙周组织时，轻者出现代偿性反应，牙周韧带增宽增厚，牙槽骨亦增生；重者牙齿磨耗，产生咬合创伤，可以产生牙周病变。

（3）其他影响。磨牙症者不仅对整个口颌系统都有影响，而且使患者精神紧张、焦虑、烦恼更增加肌肉张力，至病情加重。夜间磨牙者，影响他人睡眠，另外也不利于美观。

（4）偶尔磨牙对健康影响不是很大，但长期磨牙则可造成心理及生理上的障碍，因此，有磨牙症的人应积极就医，不可马虎对待。抓住心理调适这个最关键的问题，通过多种方式摆脱心理压力、稳定情绪，是治疗磨牙症的一剂“良药”。

（5）也可以花上一两百元钱定做个颌垫，磨牙时就不会发出难听的声音也不会磨损牙齿了。

如何选择镶牙的时机

一般拔牙后2~3个月，待拔牙窝基本恢复完全即可镶牙。如果拔牙后余留牙所剩无几，无法咀嚼食物，也可作即刻义齿或拔牙1周后镶临时假牙以恢复功能，待3个月后再正式镶复。过早镶牙会因牙槽骨的变化而导致假牙戴用一年半载就松动不密合。而拔牙后长期不镶牙又会导致余牙倾斜，咬合失常，颞颌关节等出问题，因此缺牙后应及时镶牙。

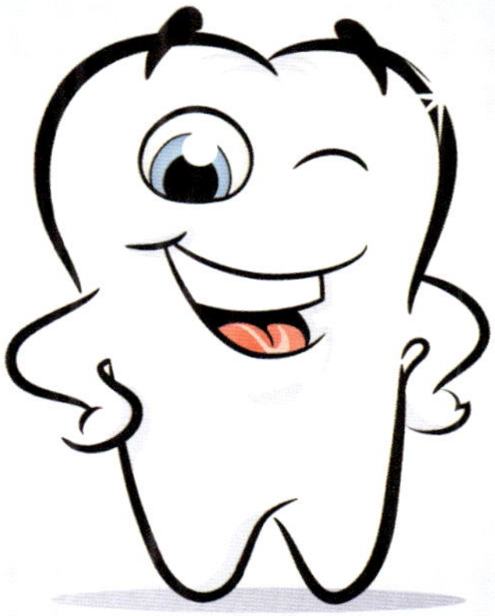

如何选择假牙的类型

缺牙数目少，缺牙区前后都有稳固的余留牙，全身健康状况及经济条件许可的话，可考虑镶牙固定牙。此类牙舒适，咀嚼有力。其中“烤瓷牙”美观逼真，“铸造钢牙”经济实用，都深受患者欢迎。但如果缺牙数目多，特别是缺牙区后端无真牙的，应考虑镶活动假牙。活动假牙有便于清洁，美观价廉等优点，目前活动假牙有传统的“塑料托牙”，高强度的“不锈钢托牙”等，都被患者广为接受。总之，假牙本身各有千秋，适合自己的才是最好的！应该请医生来为您做决定。

你了解固定假牙吗

固定假牙就是患者本人不能自行取下的假牙，医生要将缺失牙相邻的两侧真牙磨小，将做好的假牙粘固在磨小的真牙上。由于固定假牙要靠相邻的真牙来负担，这就要求缺牙的数目不能多。一般来说，前牙缺失超过4颗，后牙缺失超过2颗就不宜镶固定假牙。另外，缺牙两侧的真牙必须牢固。固定假牙几乎没有异物感，咀嚼效能较高，也免除了反复摘戴的麻烦，使用年限较长。但固定假牙可能磨除邻牙较多的牙体组织，并因此有可能影响牙髓活力（即有可能要杀死牙神经），而且价格一般比活动假牙稍贵。

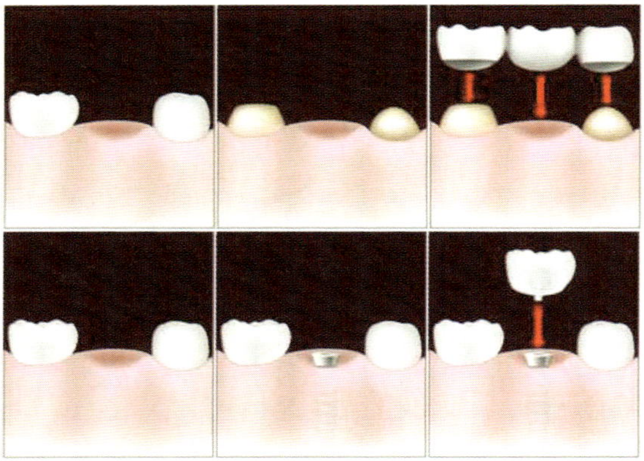
固定假牙修补步骤

什么是全口义齿

全口义齿由基托和人工牙两部分组成，靠义齿基托与黏膜紧密贴合及边缘封闭产生的吸附力和大气压力固位，吸附在上下牙槽嵴上，以恢复患者的面部形态和功能。全口义齿是黏膜支持式义齿。早期的全口义齿可追溯到17世纪，人们用兽骨、木头和象牙等材料制作义齿。随着人类发展和科学进步，全口义齿的发展经历了印模方法的改进，(牙合)架的发明和改进，基托和义齿材料的改进等重要阶段，其基本理论、制作步骤和方法逐渐趋于完善。全口义齿成功地应用于牙列缺失患者的修复，在种植义齿问世之前，它是牙列缺失的唯一修复方法。

镶假牙的老人应多吃水果

很多老人装上假牙后，在最初的使用时期里，常会觉得口内非常不舒适，并伴有不同程度的牙龈疼痛，有的患者甚至长时间都会有这种感觉。这是为什么呢？在临床上发现，除了刚戴假牙时不可避免会有不适感，以及假牙本身制作不精良外，老年人口腔内胶原蛋白的减少也是造成这种情况的重要原因。我们知道，细胞与细胞是通过细胞间质连在一起的，而细胞间质中的重要成分就是胶原蛋白，它像水泥般维持着口腔黏膜的弹性及韧性，在承担咬合的过程中起到非常重要的作用。由于老年人的口腔自我修复能力降低，加之在失牙过程中营养不良，所以会使胶原蛋白合成减少，微小的机械刺激都会在口腔里产生较大的反应。要想解决这个问题，补充维生素C是关键。维生素C是参与机体胶原蛋白合成的重要物质。一旦缺乏，会使缺牙区域内的牙龈组织出现萎缩或炎症，减弱口腔组织对粗硬食物的适应能力。实验表明，成人每天摄入60~70毫克的维生素C才能保证正常代谢，所以装假牙后常感不适的老人需要多吃水果。吸烟、酗酒和节食都会损耗维生素C，因此这些老人更应多吃水果。

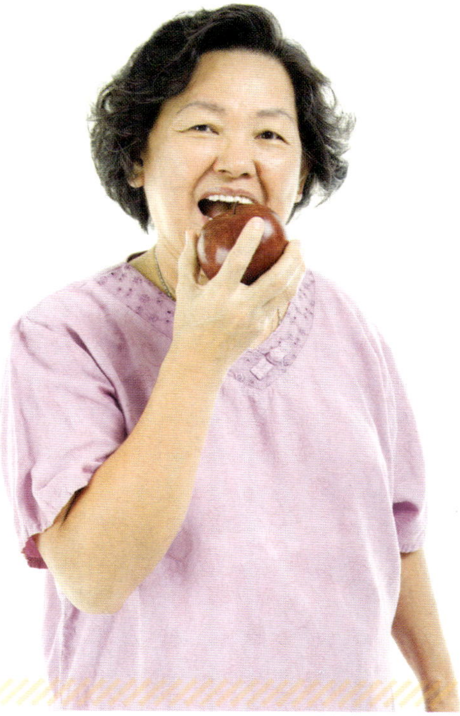

什么是种植牙

种植牙就是在缺失牙区用手术方式将一种人工材料的牙根（种植体）种植入牙槽骨内，3~6个月后再在上面装上与真牙同样质料的瓷牙冠（烤瓷牙）。成功的种植牙不仅形态逼真、美观、舒适，而且咀嚼功能和真牙一样。由于人工种植牙实现了人类一直向往的“再生长出第三副牙齿”的梦想，所以医学界公认这是迈向21世纪口腔医学最重要的成就之一。人工种植牙手术的成败受制于多种因素，其中，能否在3~6个月这一“过渡期”避免牙齿出现创伤性松动或能承受一定的撞击力而不致松动是非常关键的。为了达到上述目的，近20年来国内外已发展并通用的种植体有三代，而第四代种植体则是近两年研创成功的。

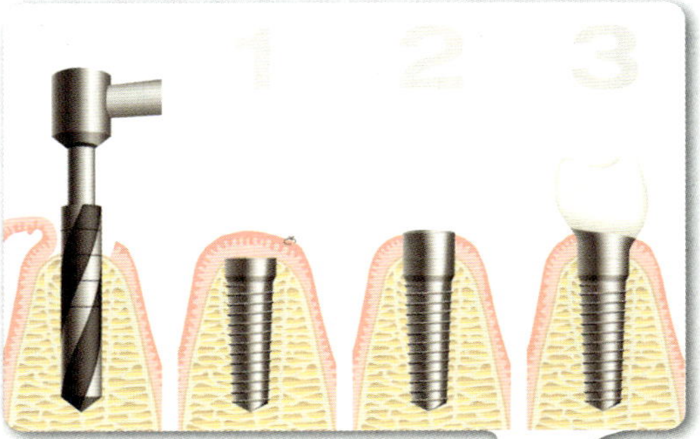

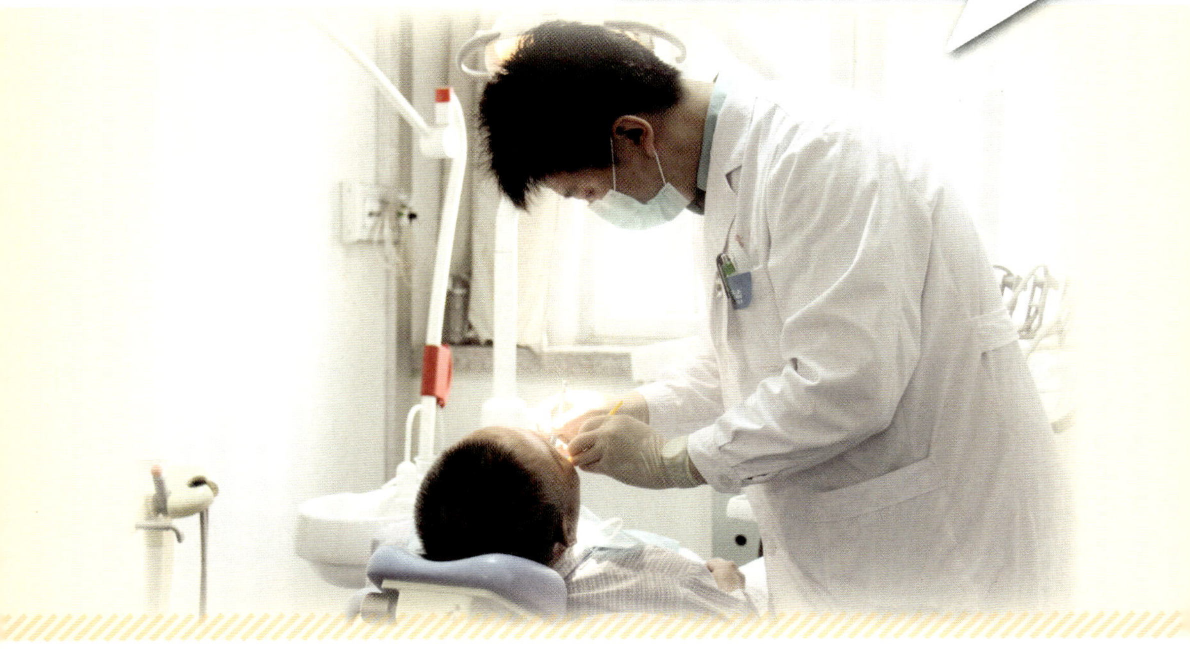

什么是隐形义齿

隐形义齿，是近年来由美国、日本兴起的一种义齿修复新材料、新技术。它是用一种高弹性，抗折力强的多种聚合体材料取代传统可摘活动义齿的金属卡环和塑料硬基托部分，因材料在口腔中有很好的隐蔽性，故称隐形义齿，又因材料还有较强弹性，又称弹性义齿，弹性仿生义齿。

隐形义齿有哪些优点

（1）隐蔽美观 隐形义齿除人造牙外，所有基托和固位体有弹性、材料颜色与牙龈相近，且有透明性，戴在口中不易看出是假牙，没有传统义齿金属制作卡环、支架、支托等暴露在口腔内，增进了美学效果。

（2）柔韧耐用 隐形义齿有韧性，拉折力强，甚至适应弯曲也不折断，在唾液中体积、容积稳定，无基托折裂、变形。

（3）简便适用 隐形义齿可以少磨基牙，采用压力灌注一次形成制作简便。

（4）固位效果好 隐形义齿基托有韧性，与黏膜贴附紧密，其韧性卡环和基托可进入硬、软组织倒凹区起固位作用。

镶牙后的注意事项

首先，戴新假牙尤其是活动假牙如同穿新鞋一样有个适应的过程，应从心理上主动接纳它，适应它。但如果出现明显的疼痛，取戴困难等情况出现就要及时找医生调改，直到适应为止。

其次，口腔内真牙及假牙的卫生护理尤其重要。固定假牙无法取出进行清洗，应注意饭后，睡前勤漱口，勤刷牙。活动假牙应取下清洗，晚上还应泡于冰水中让自身黏膜得到休息。余留牙则应避免食物残渣滞留，经保持真牙和假牙的洁净。

假牙是否需要定期更换

假牙并不是不坏就不需更换。因为随着缺的牙时间的延长，缺牙区牙槽骨会逐渐萎缩，变低，而且多部位萎缩速度还不一致。因此活动假牙戴用三五年后常会出现松动，咬合变低，局疗黏膜损伤疼痛等现象。此时，应及时复查，不合适的活动假牙应及时更换，以免引起牙槽骨更快的吸收，萎缩。

牙齿越白越好吗

正常牙色牙冠的表面覆盖着一层珐琅质，医学术语叫牙釉质，正常厚度2~2.5毫米。下方是牙本质，颜色呈黄色或淡黄色。一般来说，钙化程度越高，釉质越透明，下方的黄色更易透过而显色，故正常健康的牙冠一般呈淡黄、半透明的象牙色。即便同一颗恒牙，随着年龄的增长，牙色也逐渐变黄，所以年轻人的牙齿又比老年人显白。异常牙色的形成原因中牙齿着色分外源性和内源性。前者可以是由于常吃含有色素的食物或药物，如茶、咖啡、中药等，色素沉积在牙面上，或者由于经常吸烟，烟斑掩盖了原有的牙体色泽而黯然无光。内源性着色则是在牙齿发育期间受到药物、微量元素或全身状况的影响，如四环素牙、氟斑牙等。如果你的门牙明显灰黑、黯淡，可以回忆一下是否有过磕碰、外伤。另外，牙神经被处理过的牙，由于血供的改变，也会引起牙色的变化。

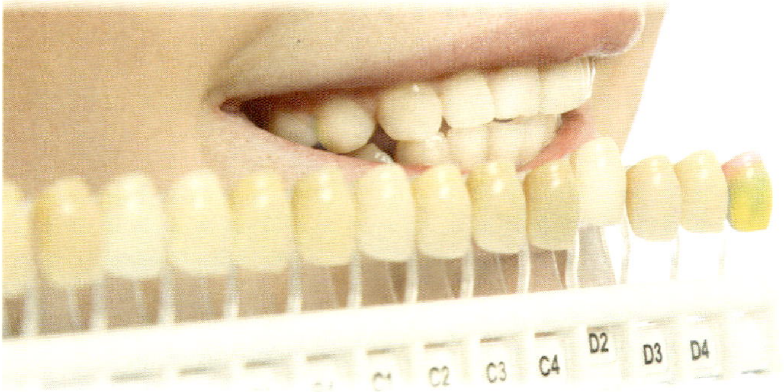

正常健康的牙冠一般呈淡黄、半透明的象牙色

为什么推荐选择牙线

请选择牙线

很多人在享受美食之后都喜欢拿牙签剔牙，但这并不是好习惯，反而会损伤牙齿。一般来说，健康的牙齿不会有食物嵌塞现象。有3种口腔病才可能引起食物嵌塞。其一是因牙周炎引起牙齿松动，其二是有龋齿，其三是因牙龈萎缩形成牙缝。所以，当发现自己有食物残留嵌塞现象时，应进行口腔检查，再对症治疗。同时，有食物嵌塞时，不宜用牙签剔牙。牙签会损伤牙齿和牙床，使牙龈进一步萎缩、牙根暴露、牙缝变宽。而且，牙签硬度大且较粗，也不卫生，细菌会乘虚而入引起牙床发炎。要有效地防止食物残渣塞牙，可以饭后刷牙，或者使用牙线清除牙缝的残留物，还可以通过嚼口香糖来清洁牙齿。

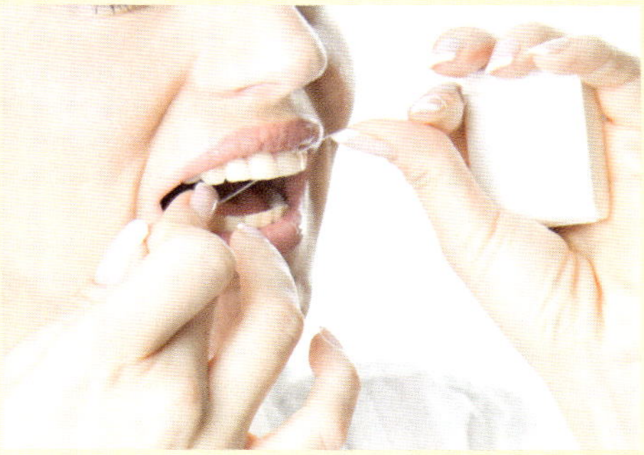

牙签剔牙会损伤牙齿

洗牙为什么会出现牙缝增大

有人觉得洗牙后牙缝比以前大了。这是由于他们自身的牙石较多，医治前觉不到有牙缝，由于肿胀的牙龈和牙石把牙缝充溢；当去除牙石后，牙龈肿胀衰退，原本存在的牙缝就表露出来了。同样的道理，有人觉得洗牙后牙齿松动度比以前加重了，其实是由于牙周炎的缘由，他们维持牙齿巩固的牙槽骨在医治前已有吸收，但较多的牙石附着于牙面和骨面之间，起到较弱的固定作用。去除这些牙石后，松动度会比原先略大，但是这些牙石的存在，只会进一步加重骨质的吸收，形成病变加重，因而对它们的去除相对是利大于弊。

何时该上牙科就诊

牙周病是临床上的常见病，多发病，是导致成人牙齿丧失的主要原因之一。所谓牙周，就是指牙齿周围组织，包括牙龈、牙槽骨、牙周膜和牙骨质。牙周病就是发生在这些组织上的感染性疾病。牙周病的早期症状不明显，一旦发病，治疗起来就比较困难，发展到晚期，牙齿就会脱落或被拔除。因此，早期发现、早期治疗对于维护牙周健康就显得尤为重要。那么，出现哪些症状应该到牙科就诊呢？

（1）刷牙或咬硬物时牙龈出血。正常的牙龈是不应当出血的，许多人认为牙龈出血是身体“火”太大了，买个败火的牙膏刷牙或吃点败火的药就可以了。实际上，牙龈出血是牙周炎最早期的症状之一，是机体发出的信号，告诉你牙龈发炎了，如果你不重视这个信号，那么牙周炎就会继续发展下去。

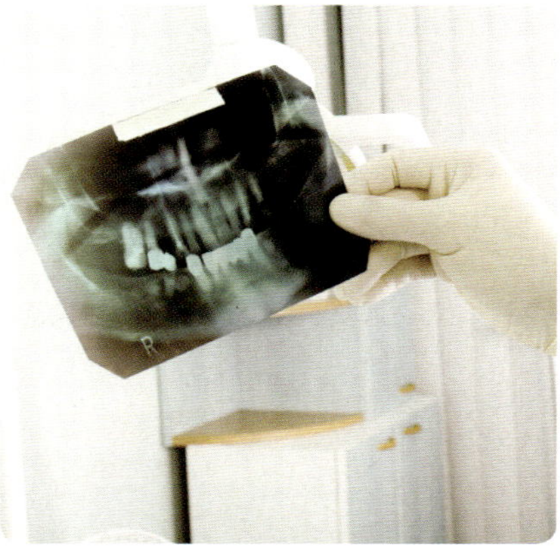

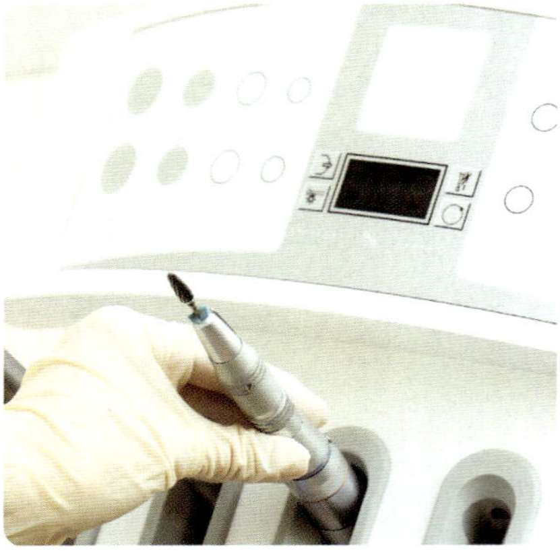

（2）有持续性的口臭。引起口臭的原因有很多，其中牙周炎是一个重要的原因。牙周炎造成牙龈出血，组织发炎，致病的细菌产生代谢产物都会造成口臭。

（3）牙齿有松动、位置改变或咀嚼无力。这是因为牙周病造成牙周组织的破坏，牙齿的支持力不足，引起牙齿松动、位置改变或吃东西用不上力。实际上这是牙周病到了中期或晚期的一种表现。

（4）感觉牙缝越来越大。这也是由于牙周病造成牙龈和下方牙槽骨的退缩，引起牙间本应由牙龈和牙槽骨占据的空间暴露出来，使患者感觉牙缝越来越大。

牙周病的临床表现还有很多，在此列举的只是常常出现又没有引起患者足够重视的一些症状。出现这些症状时，应当及时到牙科就诊，阻止病变进一步发展。

牙周病应该系统治疗吗

几乎可以这么说，每个人从青少年到成年以至老年都可能受牙周病的困扰。因此，防治牙周病就成为一项系统的工程，需要长期实践。由于牙周病起病症状不明显不易被患者察觉，直至发展到牙周萎缩、牙齿松动甚至脱落才会受到患者重视。牙周病除了与牙菌斑、牙石、咬合创伤、食物嵌塞、牙齿位置异常和牙齿错位畸形、不恰当的牙体病治疗和修复等局部因素有关外，还与机体的免疫系统、防御机能、内分泌、营养、衰老、遗传等各方面因素有关。对于牙周病的治疗，必须有系统有计划地进行，目的是为整个牙列的牙周组织重建一个健康的基础。除了基础的洗牙治疗，药物治疗甚至手术治疗，患者还必须和医生积极配合，建立良好的口腔卫生习惯，掌握正确的刷牙方法，使用各类刷牙器械如冲牙器，牙缝刷，并适当使用控制菌斑的漱口水和牙膏。使牙周组织保持健康，抵御细菌的侵袭。一般来说，牙周治疗提倡早期发现，早期治疗，3个月到一年定期检查以期及时发现病情，积极加以控制。

装起搏器后不宜洗牙吗

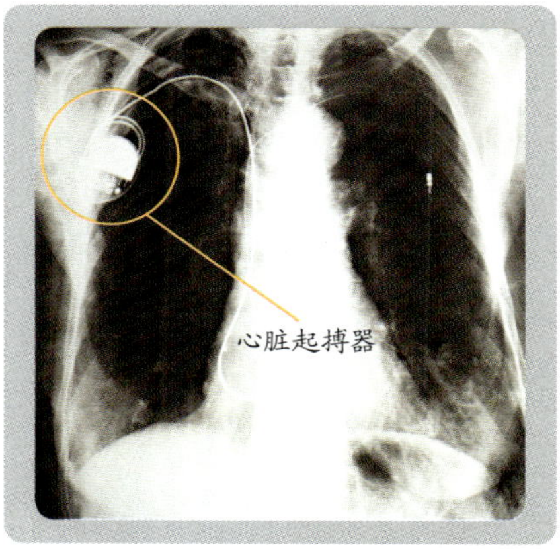

洗牙对装有心脏起搏器的患者是禁用的，因为电磁波的干扰会造成患者心律失常或眩晕。我们俗称的洗牙，确切的专业术语是“龈上洁治”，是用超声洁牙机，通过工作头的超声振动（2.5万~3万次每秒钟），除去牙石和菌斑，然后再对牙面进行抛光，是治疗牙龈炎和牙周炎的最基本的方法。工作头在超声震荡的同时还喷出水雾，既冷却工作头，又冲走震碎的牙石，清洁牙面。定期洁治能够清除自我口腔维护中未能清洁干净的牙石和菌斑，是维护牙周健康、预防牙周炎症的重要措施。

智齿发炎时能拔吗

智齿发炎，通常是指智齿（第三磨牙）萌出不全或萌出受阻，牙冠周围软组织发生的急性炎症。主要发生在18～30岁智齿萌出期的青年人。智齿是全口中最后萌出的牙齿，常因为空间不足，萌出的位置不正或萌出受阻，尤以下颌智齿阻生最多见。智齿牙冠被一层龈瓣所覆盖，龈瓣和牙冠之间形成一个盲袋。平常盲袋中有食物残渣、细菌和渗出物，和人体相安无事。当身体抵抗力下降的时候，或细菌毒力增强时，就会发生冠周炎。患侧局部肿胀疼痛，咀嚼、吞咽或开口活动时疼痛加重，常常伴随有开口受限的症状。颌下淋巴结肿大，白细胞总数增高。重者会发烧、头疼、全身不适。冠周炎还可以向周围蔓延，引起邻近组织器官或间隙感染，导致严重的并发症。

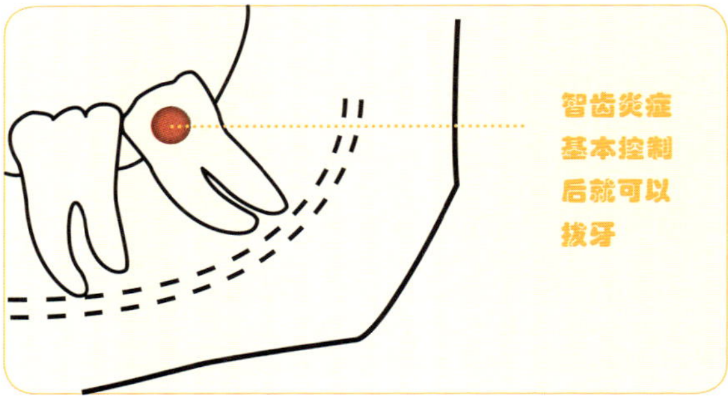

如何防止龋齿

龋齿，俗称虫牙，常发生于小儿，是一种牙齿硬组织脱钙后软化损害的一种慢性病，从乳牙一萌出就有发生龋齿的可能。龋齿是多因素疾病，主要包括细菌、饮食，牙和唾液，互相作用，互相关联。细菌与唾液中的粘蛋白、食物残渣混合在牙表面，形成牙菌斑，牢固地粘在牙齿表面和窝沟中，菌斑中细菌大量产酸，造成下面牙釉质脱钙、溶解、形成龋洞。菌斑多的儿童龋齿也多，牙齿位置不正，排列拥挤，更容易积存食物等形成菌斑。牙本质缺陷，如钙化不良时，钙只钙质就更容易被腐蚀掉，从而致龋。牙齿形成龋洞后，洞内就更容易积存食物残屑，更利于细菌繁殖，产生更多的酸，因此龋洞会越来越深，从牙本质到牙髓腔直至牙根，成为细菌感染灶，还可造成或加重关节炎、心脏炎、肾炎等。根据龋齿破坏的程度，龋齿可分为浅、中、深龋。浅龋：病变只在釉质内，表现为牙齿变褐或黑褐色斑点或斑块，患儿无不适感。中龋：病变已达牙本质，形成浅层龋洞，此时小儿对冷、酸、热的刺激感觉明显，引起牙痛，但可自行缓解。深龋：病变已达牙髓腔，疼痛持续一段时间才会消失，如不进行治疗，细菌沿着牙根达到牙尖，会引起根尖眼炎，造成慢性病灶，引起牙槽骨、下颌骨炎质、骨髓炎及上述全身疾病。

龋齿，俗称虫牙，常发生于小儿，是一种牙齿硬组织脱钙后软化损害的一种慢性病，从乳牙一萌出就有发生龋齿的可能

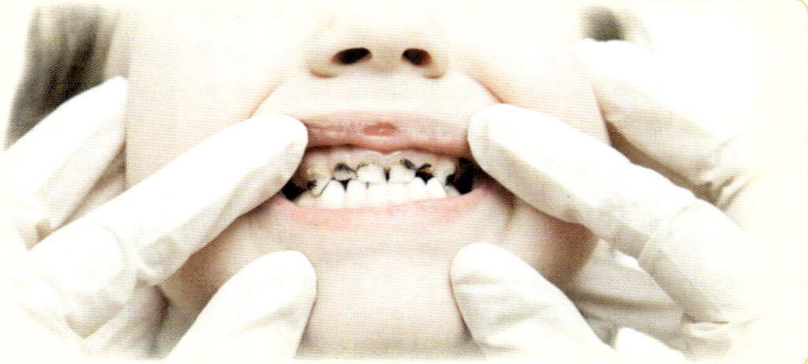

预防龋齿的有效方法如下。

（1）注意口腔卫生，培养小儿良好的卫生习惯。

（2）及时纠正吸吮奶头的坏习惯，以防牙齿排列不整齐，面颌部畸形等。

（3）睡眠时，口腔静止，更适合细菌作用而发生龋齿，所以睡前刷牙尤为重要，睡前不要吃糖果、点心、牛奶等甜食。

（4）用含氟牙膏刷牙。含氟牙膏具有抗龋齿作用，有条件的还可以到口腔医院，用含氟药物对牙齿的窝沟进行封闭。

（5）3~6个月进行一次口腔健康检查，如发现有龋齿，应及时治疗，填充龋洞，以杜绝感染，预防龋齿引发其他疾病。

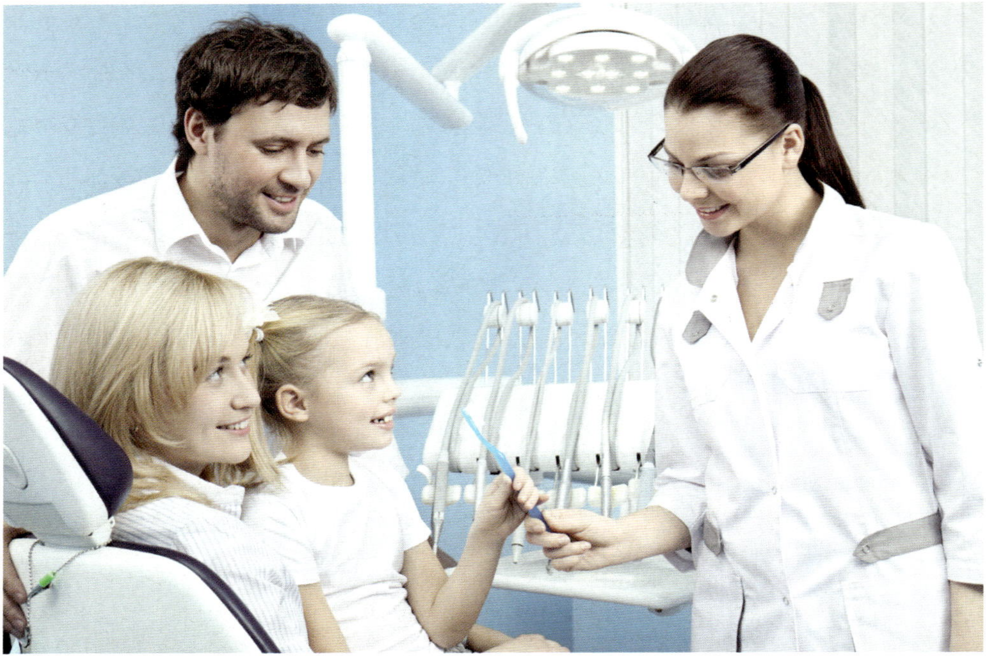

防止牙周病为什么要从清洁牙齿开始

在生活中，有这样那样牙病的人不算少，但坚持定期洁牙的并不多。一些人对洁牙还没有明确认识，他们认为天天刷牙就可以保持牙齿卫生了，洁牙没有必要。其实，我们经常看到一些人，在牙根部附有像石头样的东西，碰上去很硬，贴附得很紧，这就是所说的牙石。一般情况下，用牙刷刷牙是很难去除牙石的。牙石沉积在牙颈部，长期刺激牙龈，可以引起牙龈组织的水肿、充血、龈缘糜烂，容易出血，继续发展可造成牙周溢脓，牙槽骨破坏疏松，牙齿松动。就是我们常说的牙周病，因此牙石的存在是有害无益的。牙石较多的人要定期进行洁牙治疗。临床上常常使用的超声波洁牙术，其原理是利用超声波的震荡将牙石等污垢祛除的一种龈上洁治，而超声波洁牙器的头端无切削磨钻功能，在治疗中无切削割磨作用，不会破坏牙齿的硬组织。这是一种方便、简单、省力、无损伤的技术。但有些人洁牙后会出现“牙缝变宽”的现象，那是因为在牙石的“伪装”下，患者不知道在牙石的侵害下，受压迫的牙龈已严重退缩，牙根已严重暴露，牙齿已变得松动，牙与牙之间的间隙已变宽，洁牙完毕后牙龈组织肿胀消失，暴露出已受到损害的牙齿，许多患者不敢面对它，却误认为是洁牙造成的结果。其实洁牙机所产生的超声波只会使牙石脱离牙面，而不具备牙石那样“静悄悄”地破坏牙齿和牙周组织的本领，产生误解的人们太低估“牙石”的危害性了。洁牙后由于暴露出受损害的牙齿，易于冷热敏感，也是人们对洁牙的另一误区。随着洁牙后一段时间机体的修复以及脱敏药物的使用，这一症状可以减轻。

为什么说睡前刷牙不能省

当前口腔卫生知识比以前普及多了，许多人都知道早晚刷牙。但由于习惯，晨起洗脸刷牙容易被接受，但有许多人对晚上刷牙的重要性认识不足而不采用。因此有必要大力宣传，晚上刷牙比早晨刷牙更重要。在白天进食之后，口腔里的食物残渣，由于唾液流动、说话、饮食，可以消除一部分，这就是口腔的生理性自洁作用。但晚上睡眠后，口腔活动停止，唾液分泌明显减少，对口腔，牙齿都起不到冲洗自洁的作用。如果睡前不刷牙，食物残渣就会较长时间停留在牙缝间，细菌以此为养料，大量生长繁殖。如果我们在睡前把牙齿刷干净，尽量把食物残渣和沉积的软垢去除，从而大大减少细菌的滋长，这对预防龋齿，防止牙周病的发生，保护牙齿及牙周组织都能起到很大作用。因此，最好能做到早、中、晚刷牙3次，或者早晚各刷一次，饭后漱口。而最低的要求也应做到早晚各一次，而且从口腔保健的角度看，晚上睡前刷牙比早起时刷牙更重要。

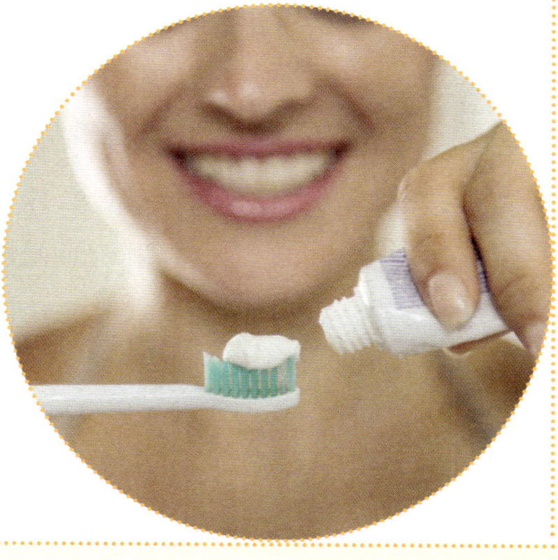

如何选择牙刷及保护和清洁牙刷

刷牙工具——牙刷直接关系到刷牙效果。如果选择不当，可能既达不到刷牙的效果，又可能对牙齿、牙周组织及口腔黏膜造成损伤。如牙刷头过大不便于在口腔内活动、刷毛过密不易清刷牙缝，都达不到刷牙的效果。刷毛太硬，易损伤牙龈，并使牙质磨耗，而刷毛太软又刷不干净牙齿。因此，应该选择根据国家和卫生部门制定的标准所设计、生产并推介使用的保健牙刷。保健牙刷综合考虑了中国人的口腔和牙齿的自然形态特点和使用效果，并根据不同年龄的口腔特点分为幼儿用、小学生用及通用类型。一般要求牙刷头应较短窄，以适应转动与分区洗刷的需要。保健牙刷的具体标准为牙刷头不应超过30毫米，且与刷柄有一定角度便于刷到后牙。刷头宽为10毫米。除刷头的刷毛为2排，余下均为3排。每排刷毛幼儿为6~7束，小学生为8~9束，通用型为9~10束。每束刷毛间的孔距不能少于1.5毫米。刷毛为软硬适中的尼龙丝。尼龙丝直径一般不超过0.3毫米，目前认为0.18毫米的尼龙丝的去污能力最强。目前在市场上的一些旧式板状牙刷，头大而宽，刷毛满而密，毛束间距很小，刷牙时活动不开，只好用拉锯式的横刷法。这样势必给牙齿和牙龈造成损伤，如导致牙齿的楔状缺损、牙龈萎缩、牙根暴露、牙间隙增宽。而且由于头大刷不到后牙，时间久了滞留的食物残渣就会在细菌的作用下发酵，腐败，龋坏牙齿。由于这是一缓慢的

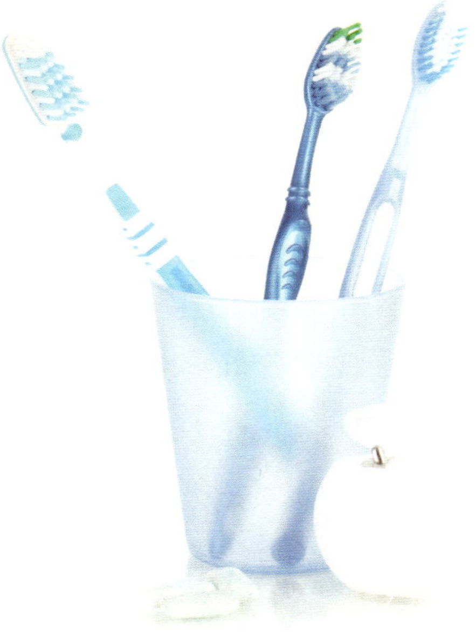

过程，人们开始尚不能立即见到损害，故应选择设计合理的保健牙刷，而不应选用不合理的大头板状牙刷，也不该再生产这样的牙刷。

每次刷完牙后应将牙刷冲洗干净，并甩干刷毛内的水。牙刷头应朝上放置于通风干燥处，以保证牙刷的干燥洁净，防止细菌繁殖而污染刷毛。不洁净的牙刷可引起牙龈炎、咽炎。甚至一些传染性疾病。故牙刷在使用一段时间后，要及时更换。一般牙刷使用2~3个月后即应更换。牙刷的毛束是经过合理设计排列的，这是保健牙刷得以发挥功能的重要因素。如果牙刷毛倒伏、折断就达不到刷牙的效果，而且还可能由倒伏的刷毛和刷头损伤牙龈及牙齿，造成牙齿的楔状缺损以及牙龈出血、萎缩等。所以，当牙刷毛出现倒伏时也应更换。此外，有的家庭共用一把牙刷，这是极不卫生的，因为每个人口腔内的细菌、病毒不完全一样，而且每个人可能患有各种不同类型的传染病（如肝炎等），如果共用牙刷可通过牙刷传播，因此一定要做到每人一把牙刷，改掉许多人用一把牙刷的不好习惯。

刷牙最好用温水

资料表明，人的牙齿适宜在35~36.5℃的口腔温度下进行正常的新陈代谢。如果经常给牙齿以骤冷骤热的刺激，则可能导致牙龈出血、牙龈痉挛或其他牙病的发生。科学家通过研究认为，用温水刷牙有利于牙齿的健康。反之，长期用凉水刷牙，就会出现“人未老，牙已老”的结局。调查表明，牙齿的寿命平均比人的寿命短10年以上，根源便出在“凉水刷牙”这一群体习惯上。实践也证明，35℃左右的温水是一种良性的口腔保护剂。用这样的水漱口，既利牙齿，也利咽喉和舌头，还利于清除口腔里的细菌和食物残渣，会使人产生一种清爽、舒服的口感。

使孩子的牙齿长得更坚固一定要从怀孕开始就准备

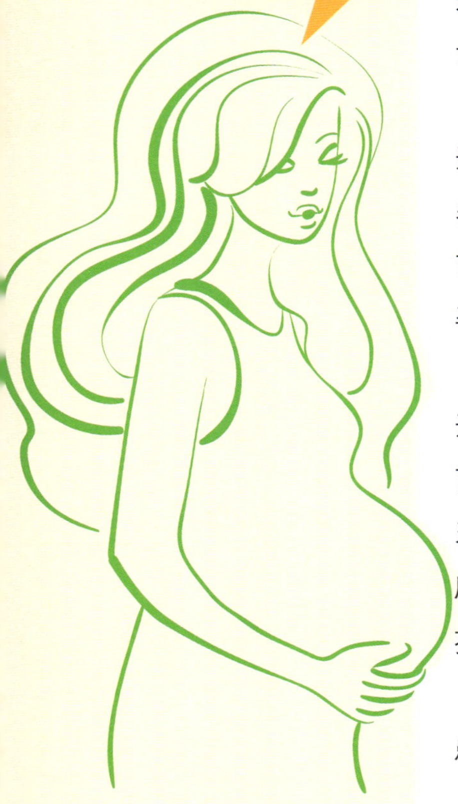

怎样才能使孩子的牙齿长得更坚固

想必“使孩子的牙齿长得更坚固”是每位孕妇所期待的，但是如何能真正达到这个目标却不是每位孕妇都知道的。为了使即将出生的孩子有一口漂亮而结实的牙齿，孕妇需要注意以下方面。

（1）准妈妈们得认识到自己怀孕期间的行为已经可以影响到孩子未来的口腔健康。例如，在牙齿的发育阶段，营养缺乏可导致许多不可逆的改变，如牙齿钙化不全、釉质发育不全、错合畸形、唇裂或腭裂、出生后易患龋病等。因此，孕妇合理的营养对减少畸形、优生优育是极为重要的。

（2）准妈妈们的准备工作一定要从母亲怀孕时就开始注意。婴幼儿的乳牙从母亲怀孕第七周左右开始发育，先是形成乳牙胚，然后慢慢形成乳牙牙尖，到乳牙的牙冠几乎全部形成，这个过程贯穿于近乎怀孕的全程。所以，母亲怀孕期间的健康和营养状况都很重要，都与孩子牙齿的形成和牙齿的质地好坏有着密切的关系。

（3）有条件的要定期找牙医检查。发现口腔有疾患，要及时治疗，重点要做好妊娠期牙龈炎的防治。

总的来说，准妈妈们首先要善待自己，才可能善待孩子。在怀孕期间，一方面，孕妇们要注意维持膳食平衡，另一方面，还要注意维护口腔卫生。两方面均兼顾到，才能促进孕妇的身体健康，而且对孕妇及胎儿的口腔健康也有一定的促进作用。

木糖醇能有效防止蛀牙吗

因为糖是能量的主要来源，人们正常生活中离不开糖。于是，人们在想能不能找到代用品，既能提供人体必需的能量，又能够不被致龋菌所利用产生酸。木糖醇是好的代用品。有研究表明，木糖醇是天然的甜味剂，不能被致龋的细菌利用发酵产酸。长期使用木糖醇口香糖，可以显著减少致龋细菌的数量，而没有其他的负作用。

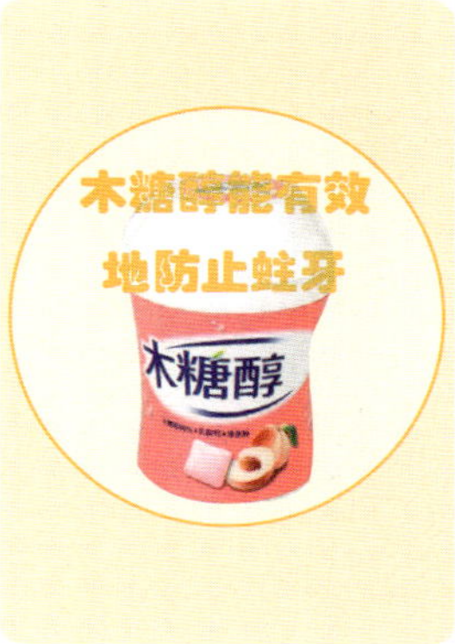

倒牙是什么原因呢

一吃酸、冷食物就“倒牙”，也就是疼痛、咬东西酸软无力，这在医学上称为牙齿敏感症。这种“倒牙”现象是如何发生的呢?人的牙齿是由牙釉质、牙本质、牙骨质以及牙髓组成的。牙釉质在牙冠的最外层，是人体中最硬的物质。当人步入中老年后，牙釉质层逐渐被磨耗掉了，里面的牙本质层开始暴露在外。由于牙齿最内层的牙髓中的神经末梢分布在牙本质中，所以遇到酸、冷这些刺激因素，神经就会产生酸痛的感觉。此外，中老年人因自然年龄因素或因牙周病，造成牙龈萎缩，牙齿颈部和根部外露，这些部位都是牙骨质层覆盖的地方，离神经近，也容易受到刺激造成疼痛。某些人刷牙方法不正确，用“拉锯式”横刷，时间久了会在牙颈部刷出一道“V”型沟，称为“楔状缺损”。由于楔状缺损的底部靠近牙髓神经，所以酸、冷都会对神经造成刺激。

这种“倒牙”现象如何防治呢? 患有牙敏感症的中老年人应及时去医院检查治疗。如果是因楔状缺损造成的，要及时补治患牙。如果是因为磨耗造成的，则应进行脱敏治疗。在牙敏感区涂些含氟的药品或用含氟牙膏刷牙也可起到一定效果。此外，刷牙时应选用牙刷毛比较软、刷头较小的保健牙刷，采用正确的刷牙方法，以免造成新的楔状缺损。最好选用含氟牙膏，可以预防牙齿敏感症和根面龋的发生。食物疗法也能起到一些作用，如咀嚼茶叶、生核桃仁，在牙敏感区涂些大蒜等。

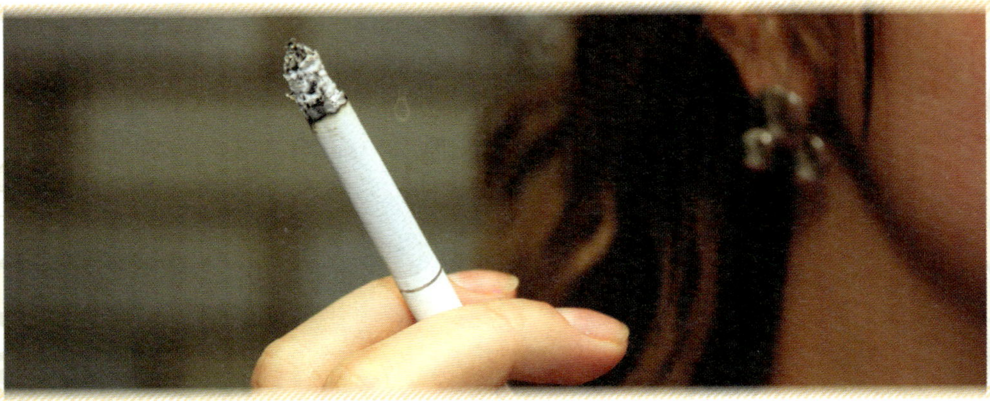

吸烟对口腔健康的害处

吸烟对口腔健康很有害。由于青少年正处于生长发育时期，所以吸烟的危害较成年人更为严重。吸烟可引起一种叫口腔黏膜白斑的疾病。唇部的白斑多位于下唇，且多在唇中、外1/3交界处，正是人们习惯衔烟的地方，可以说明叼烟与白斑之间的关系密切。白斑是一种癌前病变，大约有4%~7%可转变为口腔癌。据统计，口腔白斑患者中，有93.1%是吸烟者。吸烟会刺激牙龈，容易得牙周病，并且病情也较重。最近瑞典的科学家证实：在严重的牙周病患者之中，80%是吸烟者；吸烟者牙周病患病率为不吸烟者的3倍；吸烟者比不吸烟者平均多缺失两颗牙。吸烟虽然不是牙周病的根本原因，却是重要的诱因之一。从美观上讲，吸烟可使牙齿着上一层黄褐色的烟渍，影响外貌。吸烟者口中常有口臭，影响社交与工作。

常见的中老年口腔疾病有哪些

（1）龋齿。也就是常称的“蛀牙”。它是一种牙体组织逐渐毁坏、崩解的疾病。中老年人群中，由于生理性的口腔黏膜萎缩，牙龈萎缩，齿缝增大，不注重口腔健康导致食物滞留，细菌易于繁殖，不正确的刷牙方法，也会使其龋齿发病率明显增高。

（2）牙周炎。指的是病变已到深层牙周组织，牙龈可以呈现深红色、肿胀、易出

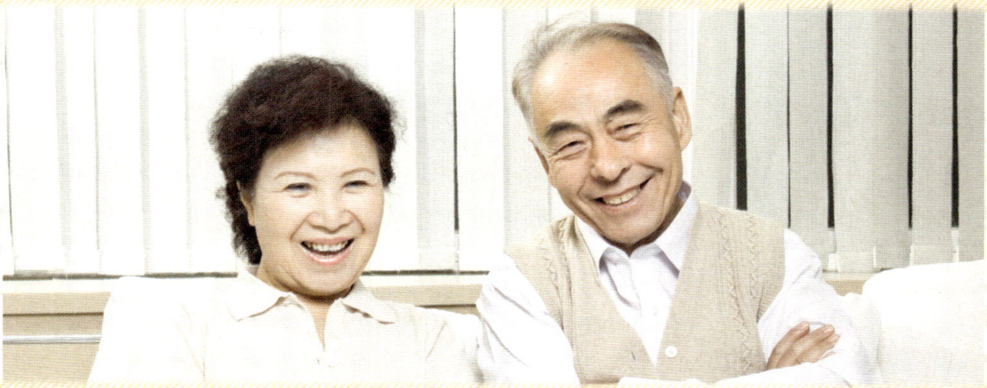

血，牙周脓肿，严重时牙齿松动甚至脱落，牙槽骨破坏吸收等。严重的牙周炎所造成的牙齿缺失会给中老年患者造成极大的生活不便，有的患者甚至在中年时期便全口义齿修复。

（3）牙齿缺失。研究表明，中老年的牙齿缺失情况随着年龄的增长而日渐加重。而且有数据显示，龋病和牙周病是中老年人丧失牙齿的主要原因。老年人牙齿缺失后给咀嚼食物带来不便，引起消化不良。同时，由于缺牙而导致言语不清，交流不便。

（4）口腔黏膜白斑。这是老年人中比较常见的黏膜病，其发病原因目前尚不清楚。白斑有癌变的风险。

（5）老年人口臭。必须明确的是口臭是一种病态，会危害口腔健康。挥发性硫化物的气体会对牙周细胞形成毒性。

（6）不良义齿造成的损伤。有些人在牙齿缺失后，选择街头牙医，由于其在技术和材料上存在很多不良设计，可能形成无法清洁的区域导致食物残渣堆积而造成龋齿，或者损伤齿龈造成溃疡等黏膜疾病。

什么是窝沟封闭

预防龋齿从孩子做起，是人人皆知的，而窝沟封闭是预防龋齿的最佳方法。

龋齿好发于磨牙的窝沟点隙中，而牙齿的窝沟自洁作用差，食物残渣进入后，漱口、刷牙也很难使它们完全清洁，进而导致龋齿的发生。并且乳牙及年轻恒牙窝沟较深，钙化程度低，对侵蚀物的抵抗力较差。而且，一旦发生龋坏，发展也较为迅速，以致发展为残冠残根，影响正常的咀嚼功能。

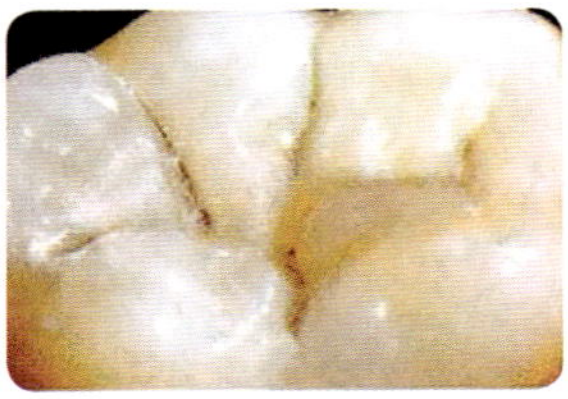
封闭前

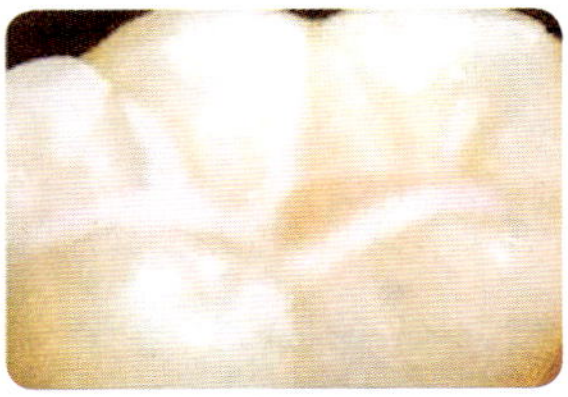
封闭后

（1）窝沟封闭是用一种特殊材料，将牙面的窝沟点隙封闭住，防止食物残渣、酸性物质、菌斑等在窝沟内堆积，进而有效防止龋齿的发生。

（2）窝沟封闭没有任何痛苦，不用打磨牙齿，减少孩子对钻牙的恐惧。

（3）窝沟封闭对任何年龄段，没有龋坏或只发生浅龋的磨牙都有很好的效果。

什么是桩冠烤瓷牙

桩冠修复是现今普遍应用的一种口腔修复方式。桩冠修复是将金属或者烤瓷冠桩插入牙齿根管内固定，然后再在冠桩上安装烤瓷牙冠的一种修复方式。

在临床实践中，桩冠修复主要适用于以下几种病症。

（1）牙冠大部分或全部缺损，用其他方法无法修复，而牙根健全者。

（2）根管治疗后牙冠变色、影响美观者。

（3）错位牙、扭转牙或畸形牙，不能用其他方法矫治者。

（4）作为固定义齿的固位体。

（5）作为可摘局部义齿的基牙。患牙经过根管治疗后，应观察2周后，无临床症状，可做桩冠修复。

桩冠烤瓷修复手术的注意事项有哪些

因为桩冠修复的手术适宜范围较广，所以在做一些特殊的桩冠修复时应该具体对待。具体说来，桩冠修复手术的主要注意事项有以下几点。

（1）用桩冠修复残冠、残根其牙髓多已坏死，必须经过完善的根管治疗后，观察2周以上，无临床症状后，才开始桩冠修复。

（2）有瘘管的患牙，应在治疗愈合后再开始桩冠修复。

（3）根尖病变较广泛者，则需在根管治疗后做较长时间观察，待根周形成骨硬板后才能修复。

牙根有外吸收的患牙，如牙根长度能满足固位要求者，也可做桩冠。过去桩冠多用于前牙，如今，由于技术的进步，越来越多地选择固位力良好的分裂桩核固位方法修复有大范围缺损的磨牙。

桩冠修复手术有哪些优势

相对于活动假牙和其他修复方式来说，桩冠修复具有以下几种优势。

（1）基本不需要磨牙，可以避免健康邻牙的损伤。

（2）如人造冠有变色、磨耗、缺损等情况需要重做，可以换冠而不用换桩核，减少了对牙根的损伤。

（3）如果作为基牙，即使牙齿长轴方向与其他基牙不一致，可将核的方向进行调整。单个牙过度错位的，也可用改变核的方向使修复的牙冠恢复到正常位置。

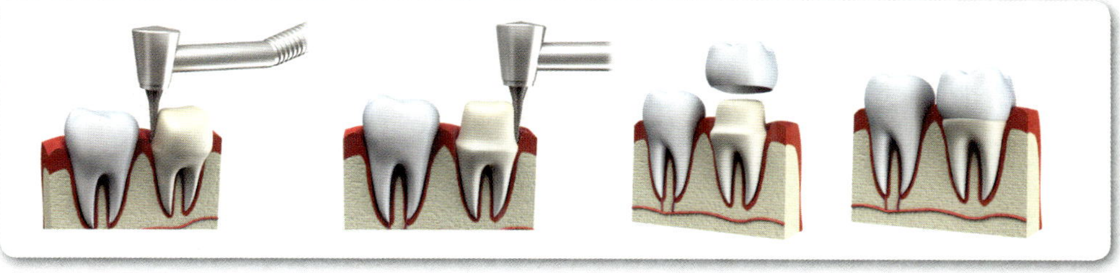

（4）桩核与冠是分别完成的，可将不能直接做全冠修复的残根和残冠，用桩核冠形式修复。桩冠应用范围较广泛，甚至使牙冠严重缺损的患牙和残根得以保留和修复。桩冠的优点为固位良好，外形和牙冠色泽接近自然牙，美观舒适，制作简便，是一种比较理想的修复体。

种植牙有哪七大误区

（1）问题牙统统拔掉后种牙。种植牙虽然有很多优点，但只要能通过治疗而保住的真牙就应该坚持治疗，而不是动不动就拔掉，万不得已才考虑拔牙。

（2）种植牙=天然牙根上做烤瓷牙。在天然牙根上做烤瓷牙就是医学上称的桩冠牙，属牙齿修复的范畴，而种植牙是属于牙齿种植范畴。桩冠牙是在原有的牙根上打桩，再套上烤瓷牙，因此做桩冠牙的前提是牙根状况好。当牙根状况不好拔除后，就需要“种”牙，因此种植牙是在没有牙根的基础上进行的，需要做人工牙根。

（3）牙都掉了不可能再“种”牙。虽然人在掉牙后，会有部分牙槽骨被吸收，但仍有剩余的牙槽骨或颌骨可以打钛钉。种植牙就在这些剩余的牙槽骨或颌骨上打钛钉作为人工牙根。此外，纯钛与骨头组织有很好的生物相容性，骨细胞会与钛结合，在钛钉表面生长，牢固地结合在一起。

（4）种植牙一劳永逸。种植牙的使用年限，目前观察至少能达10年，这还与每个人的使用习惯和保护方法有关。一般来说，植入后的纯钛人工牙根一般很稳固不需更换，但如果种植牙的牙冠保护不好则可能需要更换。例如，有的人“种”牙后用种植牙啃骨头，可能会使种植牙的牙冠崩裂或损坏，这时就需要更换崩损的牙冠。

（5）一旦“种”牙，满口都得“种”。不是一旦选择了“种”牙，就必须“种”满每个脱牙的地方。那些整排牙脱落或掉了很多牙齿的老人，只需做少量种植牙，作为固定支持的“桥墩”，使整排假牙在“桥墩”上牢固地行使功能。

（6）“种”牙是可怕的大手术 。“种”牙其实是小手术，现在还发展到可微创操作，术后出血少，不会出现肿痛，并可一次性“种”完所有缺失的牙齿，其痛苦、创伤甚至比拔牙还小。不过，手术操作过程精密。

（7）完成“种”牙要3~6个月。现在“种”牙一次即可完成。以前“种”牙要拔掉坏的牙根，3个月后才能植入人工牙根，再隔3个月后才能装牙冠。而现在，随着种植牙技术的逐步提高，有些情况下拔掉牙后就能立即植入人工牙根及装牙冠，比以前缩短了6个月的时间！

老人拔牙要注意些什么

有观察记录显示，拔牙时人体全身情况会出现变化：①血压升高。拔牙过程中，许多老人血压明显升高，有的收缩压升高8千帕（60毫米汞柱），舒张压升高4千帕（30毫米汞柱）。如果原来血压就高，如此变化，就容易引起高血压脑病或脑卒中。②心率加快。拔牙老人常可出现心率加快，感到心悸、恐慌，特别那些原本对手术就恐惧的人，一打麻药，器械一响，他那里就心慌的不得了啦，往往影响医生操作。

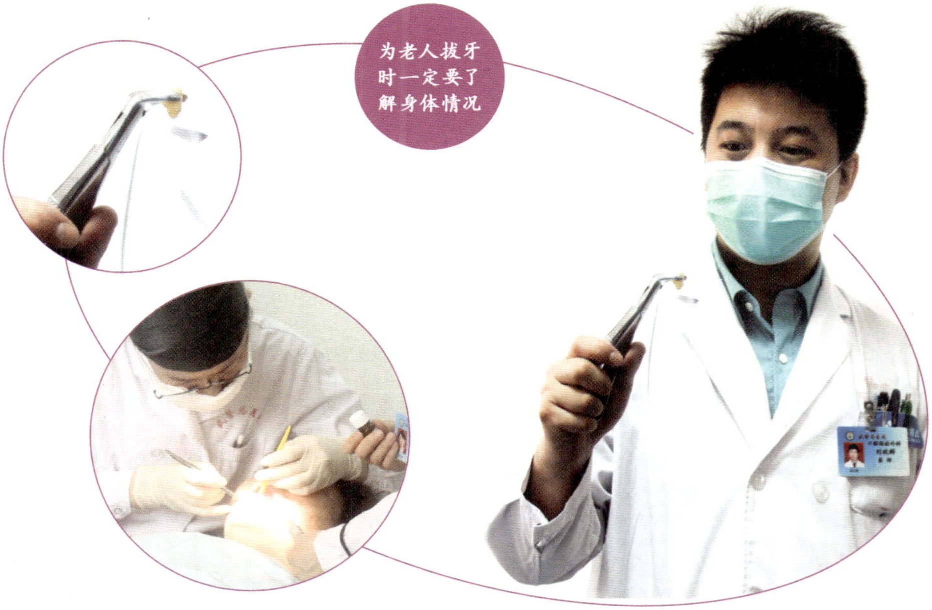

③心律失常。几乎1/3的人有心律异常改变。尽管以窦性心动过速、窦性心动过缓多见，并不致影响操作，可也有出现早搏、房颤或原来房颤加剧的，患者有明显的自觉症状，让医生无法再继续下去。有些心律失常者甚至在拔牙后一段时间仍不能恢复正常。④心电图异常。有人在心电监护下拔牙发现，老人拔牙还可诱发心肌缺血性心电图改变，甚至在完成拔牙后5分钟，心电图仍不能恢复正常。⑤心绞痛发作。有些老人在拔牙过程中发生了心绞痛，表现为恐惧、憋闷、心前区剧痛、面色苍白、冷汗，甚至头晕、意识模糊，致使拔牙不能继续，只好立即抢救。

缺牙应该及时修复吗

在日常生活中，常有人因为蛀牙或牙齿松动而拔除了一颗或几颗牙齿，不再疼痛，就认为万事大吉。许多人认为，缺少一两颗牙齿没关系，能凑合着吃饭就行，因而长时间没有把缺失的牙镶上。但是，牙缺失后不可避免地给身体造成一定的危害。主要有以下几个方面的表现。

（1）加重胃肠负担。磨牙缺失会明显降低咀嚼效率，食物在口腔中得不到充分的咀嚼，就会增加肠胃负担，容易引发胃炎。

（2）引发食物嵌塞。正常的牙齿之间，排列得十分紧密，邻近的牙齿移动后，牙齿与牙齿间会出现缝隙，容易使食物嵌塞到牙齿间隙里，引起口臭、龋齿、牙周病等。

（3）引发龋齿。缺牙后不及时修复，缺牙区相邻的牙齿就会在咀嚼力量的作用下向缺失的区域倾斜，容易引起食物嵌塞，发生龋齿。

（4）引发牙周病。个别牙齿缺失的患者进食时喜欢选择没有缺牙的一侧咀嚼，废用的一侧由于长期失去口腔的自洁作用，有大量的牙石沉积，导致牙周炎的发生，同时缺牙区域的对颌牙失去了原有的咀嚼刺激，会逐渐向缺牙方向伸长，造成咬合创伤和咬合关系不平衡。

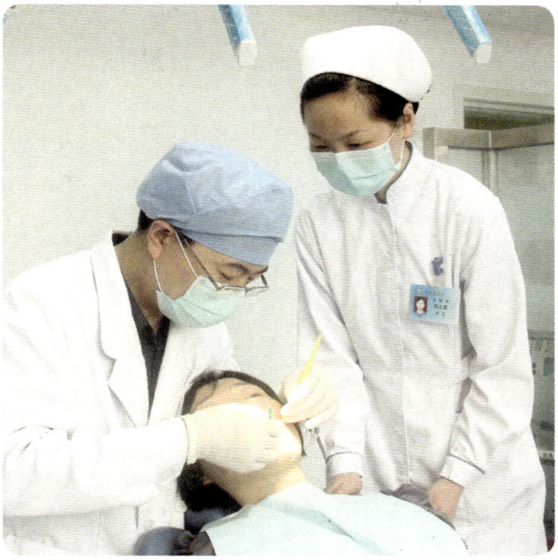

（5）咬合关系失常。牙列的完整性遭到破坏，牙齿缺失后，若较长时间不修复，邻近的牙齿由于失去了依靠和约束，会变得倾斜，对牙合牙会伸长，久而久之，还会导致原有镶牙空间变小，到时候难镶牙甚至不能镶牙。

（6）影响美观和发音。这主要是指前牙缺失。完整的牙列可以维持面部丰满的自然外貌，并能完整准确地发出一些特殊音节。前牙缺失后，会造成面部皱纹增加，容颜衰老，说话不清。缺牙的一侧肌肉和软组织得不到正常的刺激和锻炼，肌肉还会废用性萎缩，造成面部一边大一边小，颜面不对称。

（7）诱发颞下颌关节病。缺牙后，久不镶牙，由于牙齿的倾斜和伸长会妨碍下颌正常的功能运动，因此常会出现关节弹响、疼痛和张口受限等一系列颞下颌关节失常病的症状，而颞下颌关节失常病一旦发生，要想完全治愈是非常困难的。一般来说，牙齿缺失后3个月左右是最理想的镶牙时间。

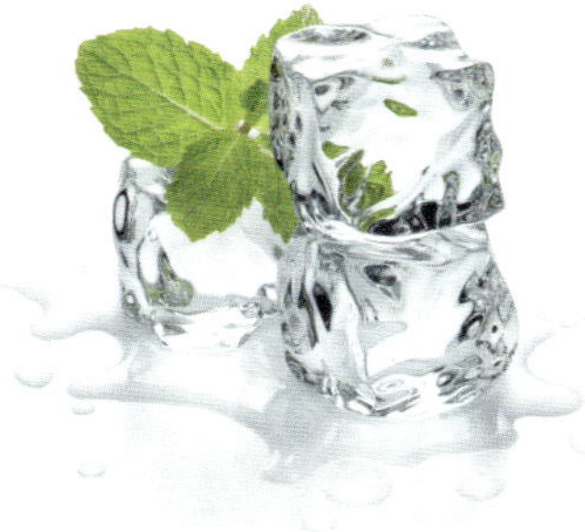

（本章编者：李 华 杨 成）

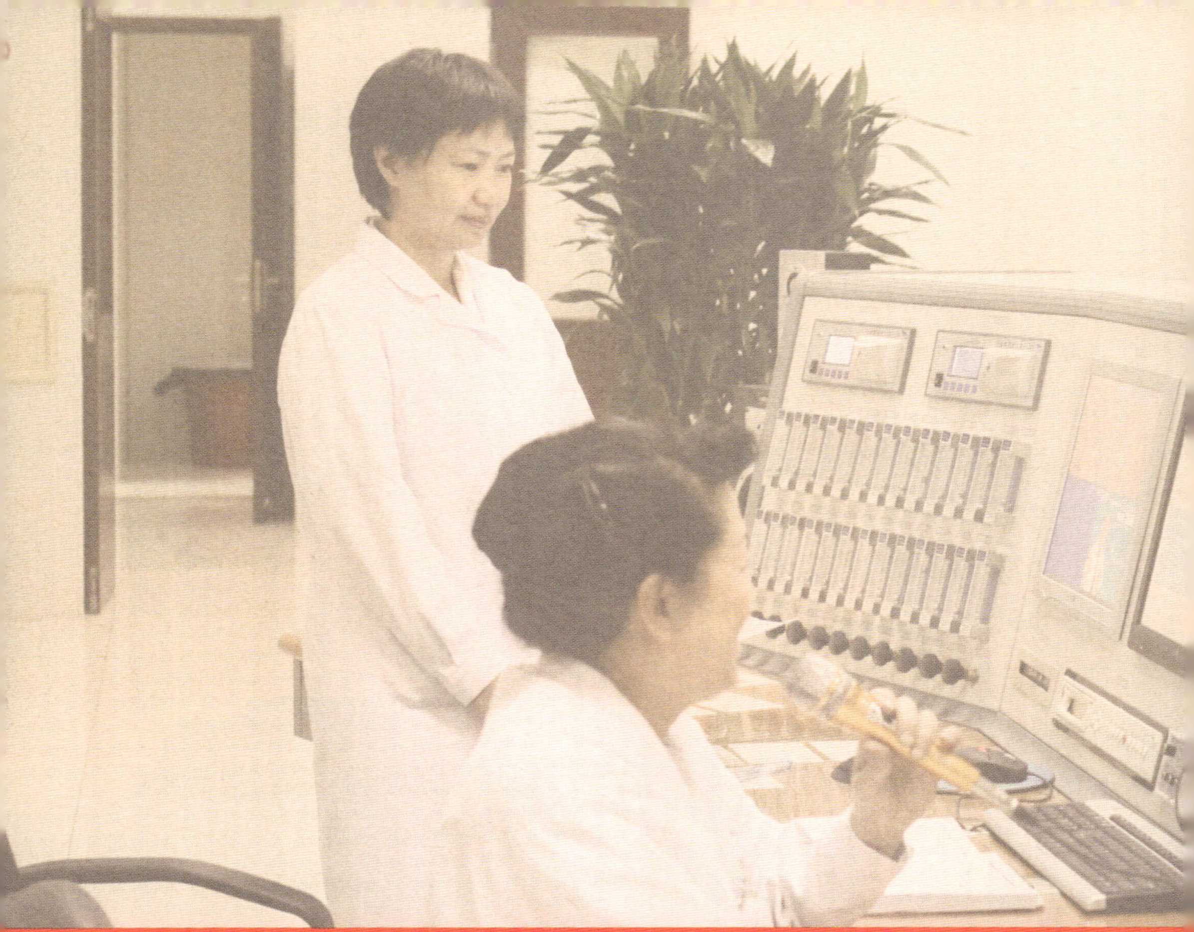

GAOYAYANG CHANGSHI

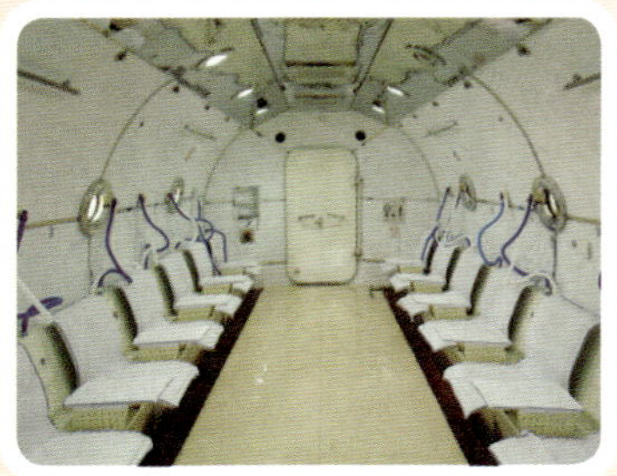

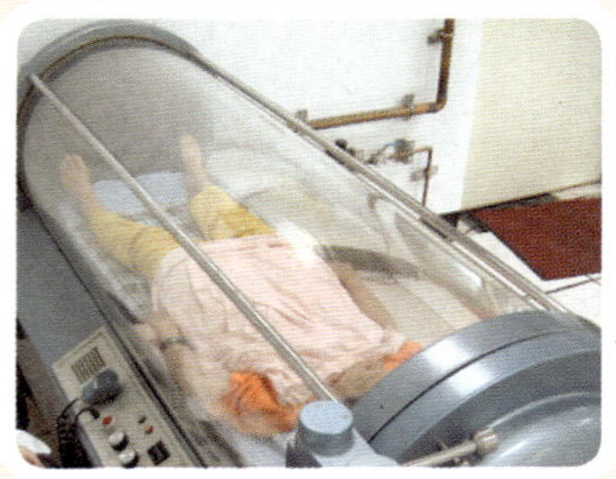

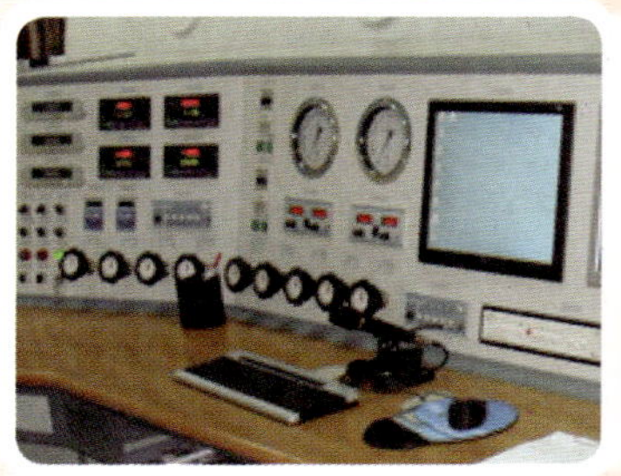

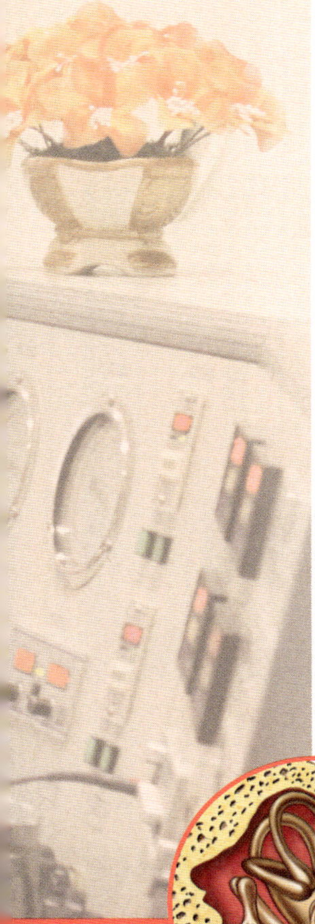

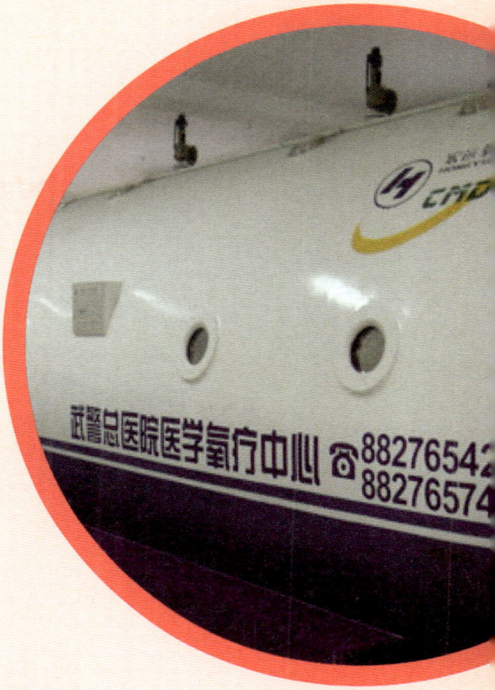

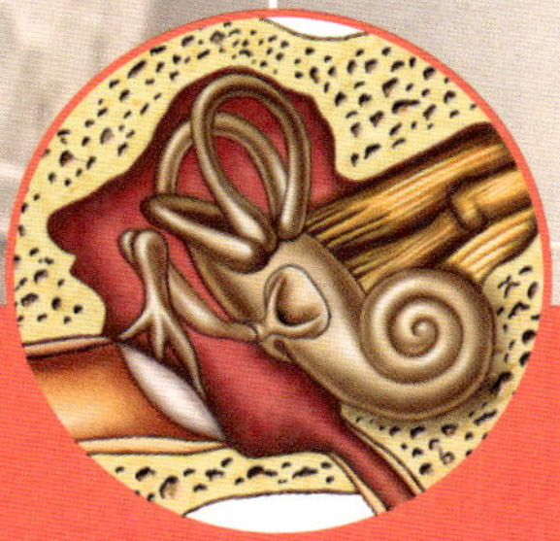

高压氧常识

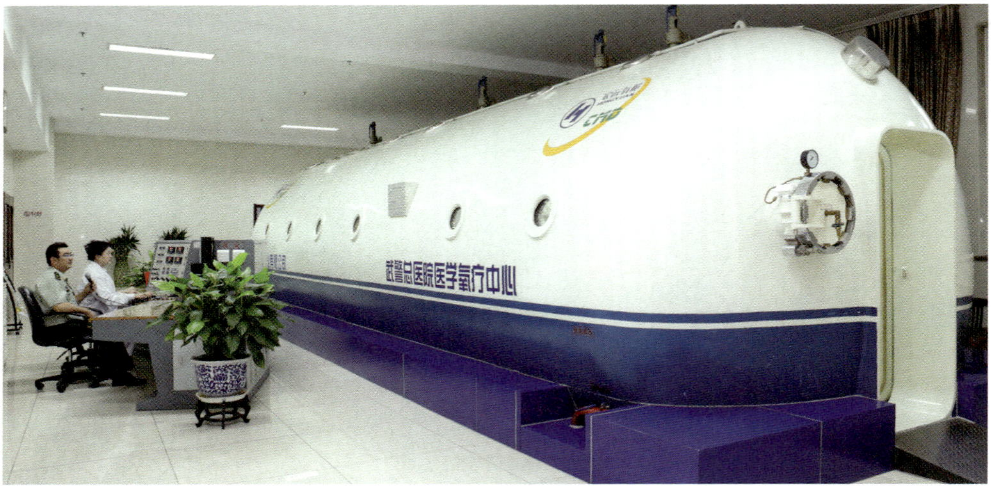

什么是高压氧医学

高压氧医学源于潜水医学，是高气压医学的一个分支。高气压医学包括：潜水医学与高压氧医学。高压氧医学是既古老又年轻、多学科交叉、独立的临床边缘学科。其历史约400年，近40年高压氧临床医学发展迅速。它的治疗范围遍及内、外、妇、儿、神经、皮肤、五官等多临床学科。医学界对其在复苏、抢救、治疗、康复等方面的独特疗效日渐重视，并延伸至运动医学、军事医学等领域。它对全身或局部缺血、缺氧疾病的救治，有着独特的功效。中国更被世界同行誉为“高压氧医学大国”。调查显示：城市人口90%处于缺氧状态。日本学者横田贵史博士在综合人体病源成因的大量研究后提出：“缺氧是一切疾病的起始源”。德国科学家、诺贝尔奖获得者瓦尔布克强调：“癌症的成因是氧气不足”。可见生命需要充足的氧。体弱多病者，中老年人，脑力劳动者（学生、办公室人员）是最易产生缺氧的高危人群。组织细胞以缺血、缺氧为基础的病变，都是高压氧治疗的适应证。由于高压氧为无创性物理疗法，符合人们回归自然的心理，因而被越来越多的人认识和接受。国外甚至有个人购置高压氧舱，用于运动后恢复体力、美容、防早衰、延年益寿。高压氧疗法会为人类卫生健康事业做出更大贡献。

什么叫高压氧舱

高压氧舱是一种特殊的医疗设备。它是用耐高压的钢材制成的、像房子一样的长圆形载人压力容器。它能提供高压环境。患者可进入其中在高压环境中，通过吸氧进行常规治疗，医护人员还可利用高压氧舱对某些危重患者进行救治，甚至可在高压氧舱内进行心脏直视手术、难度大的颅脑手术、需手术治疗的重症休克等。

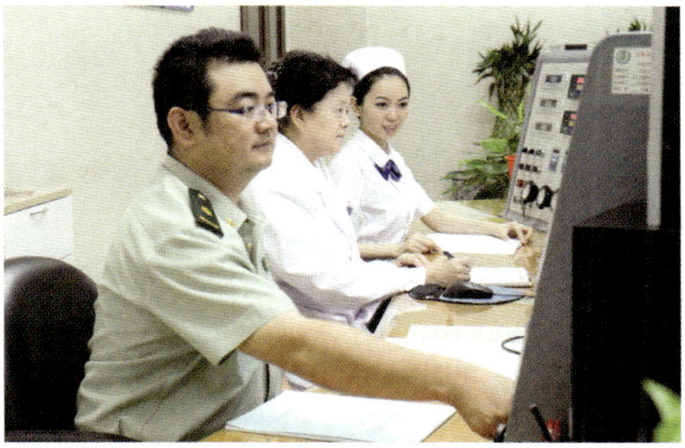

操舱台

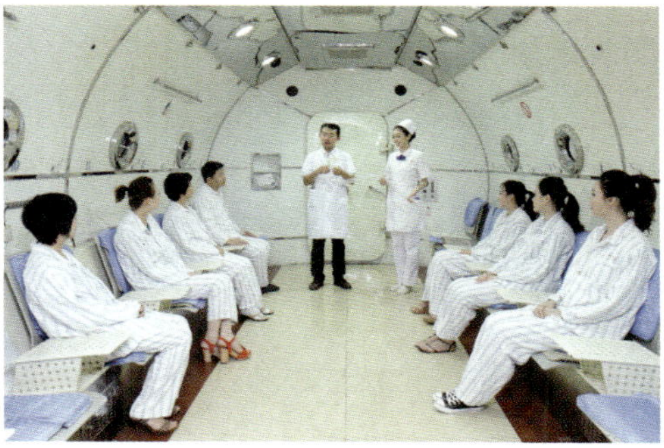

高压氧舱内景

高压氧舱分哪几种类型

多人舱
与
单人舱

高压氧舱可分为多人舱与单人舱。多人舱是用压缩净化空气向舱内加压，治疗时必须戴呼吸面罩吸纯氧。单人舱则是用纯氧向舱内加压（出于安全考虑，北京地区现已禁用纯氧舱），治疗时不需戴呼吸面罩，直接呼吸舱内氧气即可。

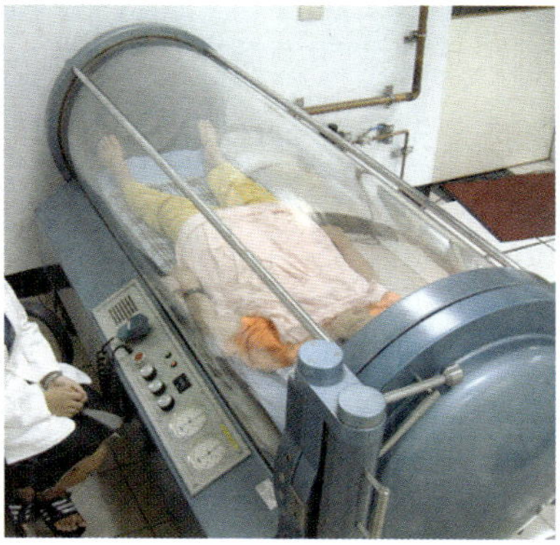

常用的为多人空气加压舱。它分为2个治疗用舱。大舱又称主舱，可分为大型舱：可同时供15人以上治疗用；中型舱：可同时供7~14人治疗用；小型多人舱根据治疗人数的多少一般：可供2~6人治疗用。

高压氧舱内有什么设备

氧舱内装有相关仪表、吸氧及输液设施、照明、通风、防火、空调等设施。现代化的高压氧舱还备有重症监护设备（可对危重患者进行心电图、呼吸频率、血氧饱和度等生命体征的监测）；急救供氧、负压吸引装置；并配置了计算机操作系统、药物雾化吸入装置、通信对讲（供医患治疗时沟通用）、水喷淋消防及音乐播放等系统。

什么叫高压氧和高压氧疗法

高压氧是指在高气压环境下吸的高浓度氧。高压氧疗法就是指用高压氧治疗多种疾病的方法。那么，高气压是指什么呢？就是指高于常压（1个标准大气压）的压力。

做高压氧时提到的常压、附加压、绝对压是指什么

我们正常生活的空间就是常压环境，俗称常压，也就是一个标准大气压。1个标准大气压是指在地球纬度45度海平面上，温度为0℃时，测出每平方厘米面积承受的压力为760毫米汞柱时的压力。附加压又叫作表压。测血压时，血压计所显示的压力就是附加压。它是指常压以外增加的压力。它的大小可通过压力表显示出来，所以叫作表压。常压时表压显示为“0”。高压氧临床治疗时用绝对压作为治疗压力。因此高压氧治疗压力就叫作绝对压。绝对压=常压+附加压（表压），英文缩写：常用ATA表示。

为什么做高压氧治疗的患者全要学会做咽鼓管调压动作

我们的耳朵由外向内分为外耳、内耳，中间有鼓膜隔开。外耳通过外耳道与外界相通，内耳则是通过咽鼓管（又称耳咽管）与外界相通。平时，咽鼓管关闭，当加压时，外界高压使外耳道压力增加，如果内耳压力不增加，鼓膜会被压向内陷，人就会感觉耳内闷、胀、痛。为防止耳痛发生，凡入高压氧舱治疗者均要做咽鼓管调压动作，以便使咽鼓管打开，外界高压通过咽鼓管进入内耳，使鼓膜两侧压力平衡，内耳就不会有不适感觉。因此进舱治疗者都应是咽鼓管通畅者（无急慢性鼻窦炎、上感等病）。医护人员会在进舱前教会患者在升减压时，不断做咽鼓管调压动作。

如何判断自己的咽鼓管是否通畅呢

通常在常压下，可用两手捏紧两侧鼻翼，闭紧嘴，用力向鼻子呼气，就像擤鼻涕时的惯用动作，在咽鼓管通畅、鼓膜完整时，呼气（或叫擤鼻涕）时鼓膜有种向外膨出的感觉，由此可断定咽鼓管是通畅的。否则反之。

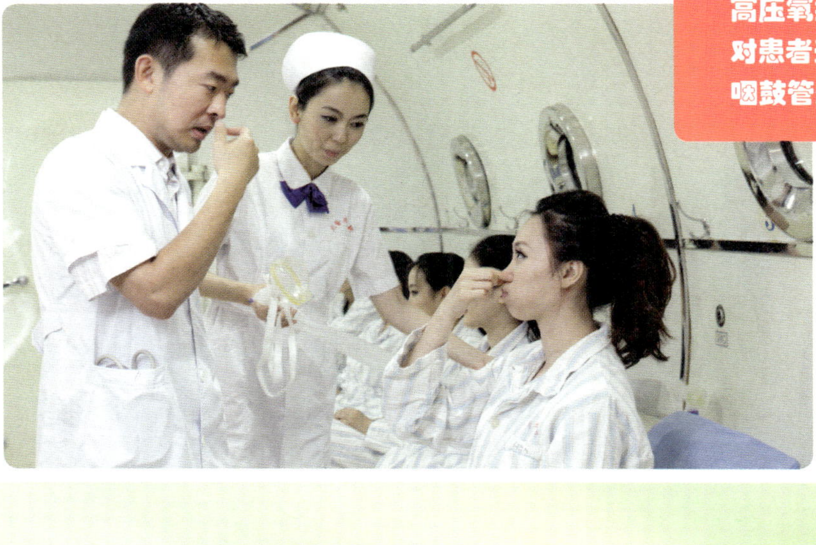

高压氧护士
对患者进行测试
咽鼓管是否通畅

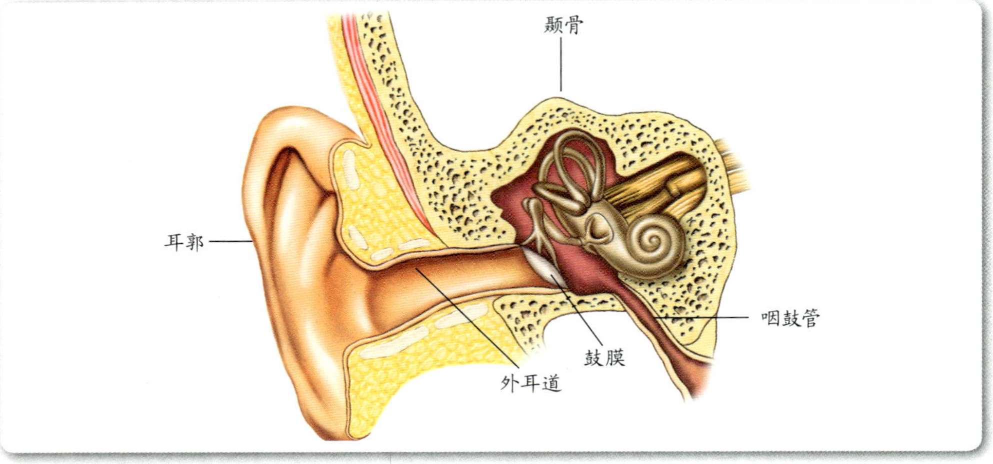

咽鼓管位置示意图

咽鼓管调压方法有几种

咽鼓管调压方法有3种：①咀嚼，②吞咽，③捏鼻闭口鼓气。一般情况下，用前2种方法中任何一种方法都可以。如果感到耳闷胀不适时，用第三种方法，可保持鼓膜内外压差平衡，症状即可消失。若仍不缓解，需立即告诉操舱的医护人员。医护人员可通过对舱压加减的速度进行调节，以此来缓解患者的耳痛不适感。

发生中耳气压伤怎么办

（1）鼓膜未穿孔者。仅有内陷、充血者，不需要特殊治疗，只需暂停高压氧治疗数日，可自行恢复。充血伴有耳痛者，可给予止痛药，局部热敷、理疗以减轻疼痛，促进恢复。中耳腔内有明显渗出液者，可请耳鼻喉科医生治疗。鼓膜未穿孔者，也可发生几小时到2天的气导性听力障碍，仅需一般处理后，症状即可消失，不留任何后遗症。

（2）鼓膜穿孔者。创面应避免用药或冲洗，保持干燥，用抗生素防止感染，促进其自然愈合；外耳道可塞一消毒棉球或敷盖一块消毒纱布。鼓膜已穿孔者，可会出现轻度气导性听觉障碍，在鼓膜修复后，症状才可减轻或消失。

什么是中耳气压伤

中耳气压伤或称气压损伤性中耳炎。是由于在加压舱加、减压时环境气压改变，致使中耳鼓室内外压强不平衡引起的鼓膜内陷、充血、中耳腔积液，甚至鼓膜穿孔的一种外伤性疾病。

做高压氧治疗一般分哪几个阶段

高压氧治疗的全过程，一般分三个阶段进行。

（1）加压治疗阶段。是指由常压加压后上升至所需治疗压力的过程，时间需10~15分钟。单人纯氧舱直接用高压氧气加压，大、中、小型空气舱以压缩空气加压，一般治疗压力为1.6~2大气压。

（2）稳压治疗阶段。当压力升至预定的治疗压力后，立即停止加压，也称为高压下停留阶段。患者可根据氧舱医务人员提示，戴好面罩吸入纯氧治疗。患者在高压下吸氧一般需60分钟，中间休息5~10分钟。

（3）减压治疗阶段。即按一定的速度排气降压至常压下即可出舱。时间约为20~30分钟。一般治疗全程时间80~100分钟左右，10天为一疗程。但不同疾病的治疗时间及压力可不同。

进高压氧舱治疗前应做哪些准备呢

由于高压氧舱是种特殊的治疗设施，患者要进舱治疗，首先必须经高压氧科的专科医生检诊、排除治疗禁忌后，方可进舱治疗，并在入舱前做好如下准备工作。

（1）在每次进舱前应主动向高压氧医务人员反映病情变化，以便进行必要的观察、检查和处置。

（2）认真听取高压氧医务人员入舱前的宣教，严格遵守治疗规范，严禁将打火机、火柴、手机、手表、助听器、钢笔、电动玩具、易燃、易爆、易挥发物品（汽油、油脂）等带入舱内。有以上物品者，务必于入舱治疗前交予氧舱工作人员妥为保管。

（3）入舱前按规定办理登记治疗手续。为保证安全，减少静电火花的产生，不得穿戴化纤类衣物进舱，必须外穿医院提供的纯棉病号服。

（4）加压治疗过程中为避免耳、鼻窦气压伤，必须在医护人员指导下，学习掌握适应高压环境下配合治疗的相关动作，如咽鼓管调压动作，高压下有效吸氧动作等。

（5）除非紧急情况，一般不宜在饱餐、醉酒后立即入舱治疗。治疗期间不宜吃产气类食物，如豆制品、葱、蒜等。入舱前要排空大、小便。

（6）对于躁动患者，酌情适当应用绑带予以约束，以保证患者能顺利吸氧。

（7）血压、眼压过高、感冒、咳嗽、高热、腹泻、急性传染病者暂停治疗。

在加压治疗阶段有哪些注意事项

在治疗初始的加压阶段，为防止中耳气压伤发生，请按医护人员的要求，认真做好中耳调压动作，尽量避免与他人交谈而耽误做调压动作。如升压过程中仍出现耳痛等不适，需及时向医务人员说明，并可采用1%麻黄碱滴鼻。由于加压后舱内温度逐渐升高，医务人员会通过播音器随时询问舱内人员的感受，请及时将不适感告知医护人员，以便他们能及时调整舱内温度，满足舱内多数患者治疗的舒适感。进舱治疗期间必须服从医务人员指挥，请勿随意乱动舱内设备，以免发生意外。如果患者在进舱治疗时身上带有各种引流管，加压时应将其夹闭；对有吞咽动作但神志不清患者，陪护人员可从口腔中少量、多次喂水，以免中耳气压伤发生。

在稳压治疗阶段患者应注意什么

患者在稳压治疗过程中，如出现不适，应随时报告医务人员，等候处置。治疗过程中请按医务人员的要求，正确使用氧气面罩，注意面罩要与面颊接触紧密，不能有缝隙。并经常检查面罩有无漏氧情况。吸氧时平静呼吸即可，避免过度深呼吸，如果出现口唇、肢体麻木立即停止吸氧，并及时报告医务人员。 治疗期间请勿在舱内喧哗，保持舱内安静整洁，不随地吐痰和乱扔纸屑。为防止静电、火花产生，严禁患者及家属在舱内脱、换衣服。昏迷患者呕吐时，请陪护人员将其头部转向一侧，迅速清理呕吐物，以防窒息发生。

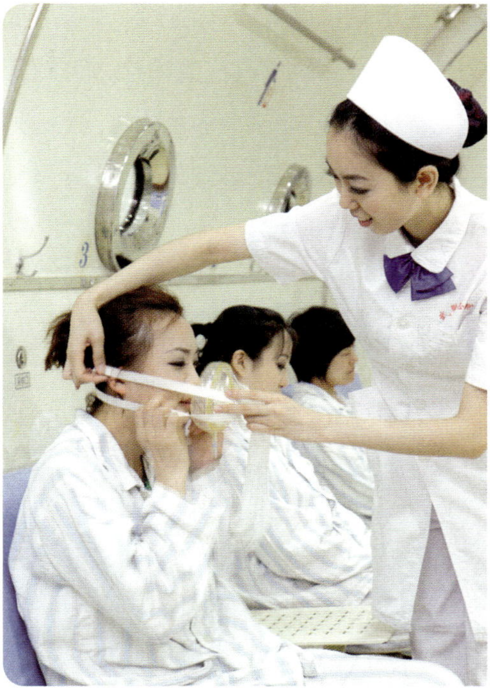

正确使用氧气面罩

在减压治疗阶段患者应注意什么

减压时舱内温度会有所下降，患者应穿好衣服防寒保暖。平车上的患者要盖好被子，以免着凉、感冒，并随时与控制台人员联系，以便及时调整舱内温度。不要将身体的任何部分靠在金属舱壁上，以免因局部皮肤受冷引起血管收缩，或局部因受压，减慢血液循环，从而影响氮气脱饱和，导致局部皮肤发痒、肌肉、关节不适。减压过程中，为避免肺气压伤，患者及陪护人员都应自如地呼吸，绝对不能屏气、剧烈咳嗽。减压过程中要特别注意防止支气管痉挛或阻塞，以免病情发生变化。患者身上的各种引流管在减压时应全部开放，以便引流顺畅。

高压氧治疗结束后患者需要注意什么

患者减压出舱结束治疗后，如感不适，应及时与医生联系，以便及时处理，提请医生考虑是否继续高压氧治疗。治疗后应注意休息，喝杯热饮，有条件的可洗个热水澡。对治疗中出汗较多的患者，做一次温水擦浴，更换湿衣被。予以卧床患者翻身一次，以协助氮气的继续排出。应注意加强营养，需摄入高糖、高蛋白、高维生素、低脂肪、易消化饮食。

哪些疾病可以做高压氧治疗

目前，高压氧治疗已广泛应用于各科临床、急诊救治和治疗多种疾病。一般来说，凡是缺血、缺氧性疾病，或是由缺血、缺氧引起的一系列疾病，均可取得良好的疗效。

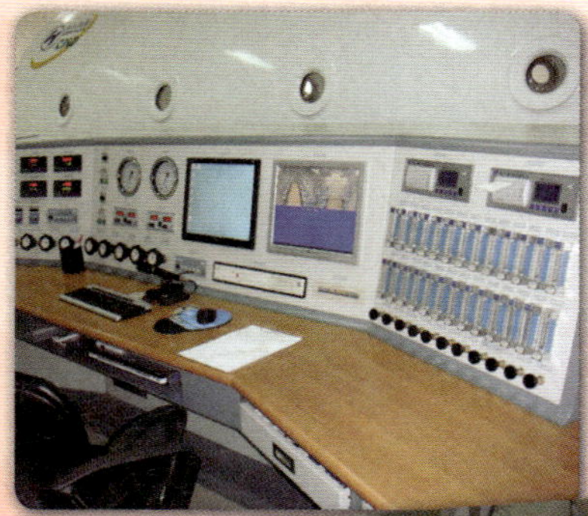

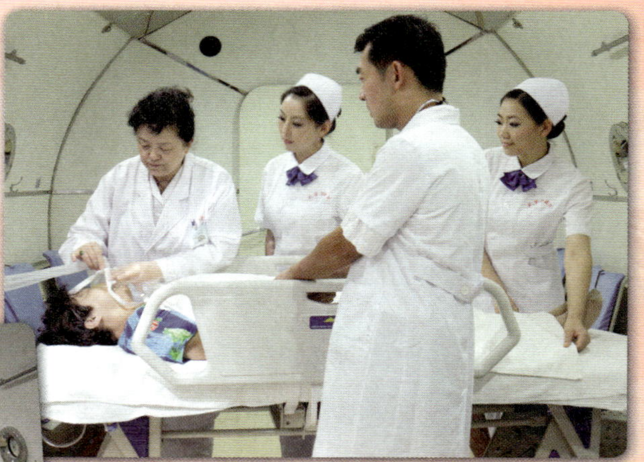

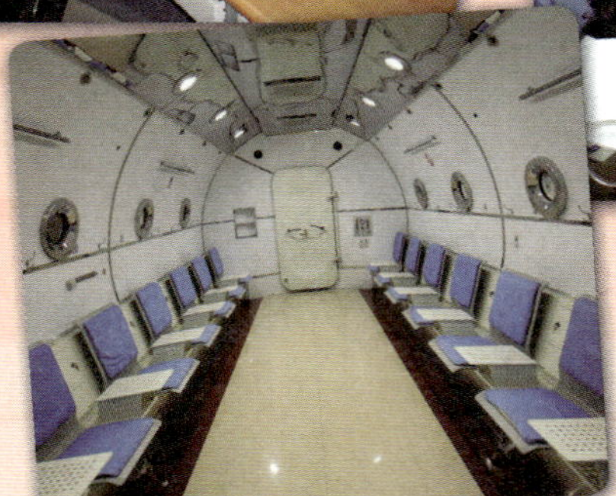

国内文献报道，高压氧治疗的疾病可达120余种。实践证明，对以下疾病疗效显著。

（1）急性一氧化碳中毒及中毒迟发脑病。

（2）突发性耳聋、耳鸣、梅尼埃综合征。

（3）急性眼底供血障碍。

（4）药物及有害气体（硫化氢、液化石油气、汽油等）中毒。

（5）脑水肿、颅脑外伤（脑震荡、脑挫裂伤、脑干损伤、颅内血肿清除术后）。

（6）脑出血恢复期。

（7）缺血性脑血管病（脑梗死、脑血栓形成、脑动脉硬化症、TIA等）。

（8）心肺复苏后急性脑功能障碍（电击伤、溺水、缢伤、窒息、麻醉意外等）。

（9）急性脊髓损伤及周围神经损伤。

（10）挤压伤及挤压综合征。

（11）高原适应不全症。

（12）持续植物状态。

（13）断肢（指趾）再植及皮肤移植术后血运障碍。

（14）骨折及愈后不良、顽固性骨髓炎。

（15）烧伤（严重）、血栓闭塞性脉管炎（Ⅰ、Ⅱ期）。

（16）顽固性皮肤溃疡。

（17）放射性骨坏死及软组织损伤。

（18）气性坏疽、破伤风及其他厌氧菌感染。

（19）气栓病、减压病。

（20）糖尿病及其并发症等。

哪些患者不适宜做高压氧治疗

高压氧治疗虽然已广泛应用于临床各科，但有些疾病绝对不能做高压氧治疗，被列为高压氧治疗的绝对禁忌证。

(1) 未经处理的气胸、纵隔气肿。

(2) 肺大泡。

(3) 活动性内出血及出血性疾病。

(4) 结核性空洞形成并咯血。

下列疾病是高压氧治疗的相对禁忌证。

(1) 重症上呼吸道感染。

(2) 重症肺气肿。

(3) 支气管扩张症。

(4) 重度鼻窦炎。

(5) 心脏Ⅱ度以上房室传导阻滞。

(6) 血压过高者(21.3/13.3千帕，即160/100毫米汞柱)。

(7) 心动过缓<50次/分。

(8) 未做处理的恶性肿瘤。

(9) 视网膜脱离。

(10) 早期妊娠(3个月内)。

相对禁忌证应视病情而定。如为了抢救生命，有些疾病经过相应处理，还是可以进舱治疗的。

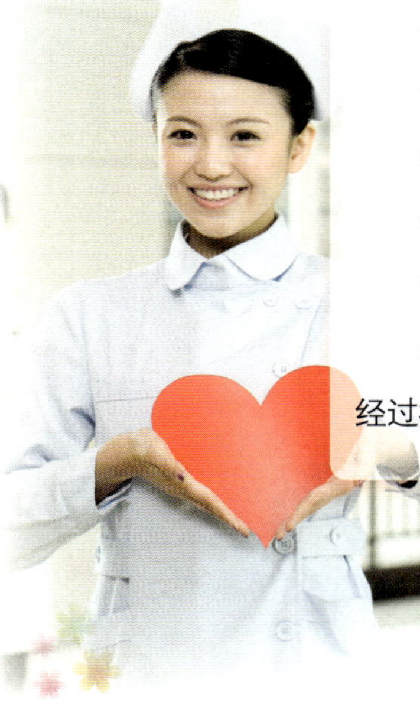

高压氧治疗的原理是什么

高压氧治疗疾病的原理有以下几点。

(1)增加氧供。增加机体的氧含量和氧储备，提高血氧的弥散距离，改善缺氧组织的供氧状况。

(2)收缩血管。使局部血管收缩，减少渗出，从而减轻水肿。

(3)改善循环。可以促进新生血管的生长和侧支循环的形成，利于组织再生。

(4)清除作用。体内大量的氧可以加速体内其他有害气体的消除，如一氧化碳、二氯甲烷等。

(5)压力作用。对气泡有压缩、溶解作用，当压力升高时体内的气泡体积会缩小。可缩小梗死的范围；有利于气泡溶解在血液中。治疗气栓症、减压病。

(6)抗菌作用。氧气本身是一种广谱抗生素，不仅抗厌氧菌，也可增加血-脑脊液屏障的通透性。高压氧与某些抗生素合用，可增强对颅内感染的疗效。

(7)增强放疗、化疗对恶性肿瘤的疗效。也可治疗某些放疗引起的不良反应，如放射性骨髓炎、放射性骨坏死、放射性脑水肿等。

高压下吸氧是否吸得越快越用力越好

有人认为，高压氧治疗的时间有限，呼吸次数越快，用力越大，吸入氧气就越多，病就恢复得快。其实，这种想法是错误的。如果呼吸次数过快，氧气和二氧化碳在肺内还没有充分交换，下次呼吸就开始了，必然导致一定程度通气量不足和换气量不足，会使某些部位氧浓度相对下降或二氧化碳潴留。倘若发展为过度换气，患者会出现头晕、恶心不适等症。另外，呼吸次数过快、可吸量过大，很容易造成呼吸肌疲劳，经过一段时间后，呼吸反而变浅而无力。所以不是呼吸次数越快越用力越好，这样反而会影响治疗效果。因此高压氧治疗时，只要保持常压下正常呼吸次数，吸氧用力程度比常压下稍微增加一些即可。

健康人需要做高压氧治疗以达到养生保健目的吗

生物在地球上生存以亿年计算，它们早已适应了地球的环境。所以常压环境、空气、阳光、水、食物是人与其他大部分生物最适宜生存的条件。任何治疗既有利，也会有弊。有研究表明，长时间高气压、高分压氧气会给机体造成一定程度损害。所以，健康人不会从高压氧治疗中得到益处，也就是说高压氧给健康人的“利”为零。因此高压氧不是健康人的养生保健方法，不能作为健康人强身健脑的手段。

亚健康人群是否适宜做高压氧治疗

亚健康人群表现各异，常见病情有：高血脂、记忆力下降、注意力涣散、头晕、目眩、疲倦乏力、急躁易怒、心慌焦虑、失眠早醒、悲观忧郁、性功能低下等。高压氧治疗可改善并缓解亚健康人群的不良症状。高压氧还适用于高考、中考前考生、工作压力大的人群和休闲群体。因此适量采用高压氧治疗，对亚健康人群具有良好的保健作用。

什么是氧中毒

当吸入高浓度、高流量、高分压的氧超过一定时限，氧自由基的产生大于消除时，过多的氧自由基可能造成再灌注损伤、细胞凋亡等机体的功能性或器质性损害。通常把这种损害称为氧中毒。但是对氧自由基大可不必谈虎色变，氧自由基也是双刃剑，体内适量的氧自由基对身体是有好处的，它可促进前列腺素、甲状腺素、凝血酶原、胶原蛋白、核糖核苷合成，此外还有杀菌消毒作用，正常情况下体内氧自由基产生与清除保持在动态平衡中。尤其在高压氧下自由基清除酶的产生要远高于常压氧下。有实验证明：高压氧还可减少某些病理情况下的氧自由基的产生。

高压氧疗吸多少氧才会造成氧中毒呢

高压氧疗会不会引起氧自由基增多导致氧中毒呢？回答是肯定的。正常高压氧疗不会引起氧中毒。通常常压氧疗用鼻导管吸氧（吸入的氧浓度不超过40%），不会出现氧中毒，但连续吸氧15天可能发生氧中毒。常压下吸高浓度氧（>60%），连续吸8~12小时可发生氧中毒。高压氧疗在压力2大气压下，连续吸2~4小时可发生氧中毒；在3个大气压下，连续吸1~2小时可发生氧中毒。而目前所用高压氧治疗方案，绝大部分采用间断式吸氧，压力一般为1.6~2大气压，先吸30分钟后，休息5~10分钟，再吸30分钟，共吸氧1小时。可见，吸氧压力、时间均在安全范围内，因此不会引起氧中毒。

冠心病患者能做高压氧吗

高压氧对冠心病、有典型心绞痛、陈旧性心肌梗死或休息时心电图提示有慢性冠状动脉供血不足（有S-T段、T波改变）等均有较好的疗效，因此冠心病患者能做高压氧治疗。但高压氧治疗应在常规药物治疗的基础上进行。因为高压氧治疗时，许多器官或组织，如心、脑、肾、四肢等的血管可发生不同程度的收缩，这对某些疾病是有利的，但对某些病症却是不利的。一般说，心绞痛治疗应以PTCA（经皮穿刺冠状动脉腔内成形术）和药物治疗为主，高压氧治疗为辅。变异性心绞痛、卧位心绞痛行高压氧治疗要慎重，最好常压下吸纯氧治疗。对病情波动、情绪紧张、恐惧的心脏病患者应停止高压氧治疗。为避免或减轻高压氧治疗时引起冠脉收缩等不利因素，患者进舱治疗前必须服用血管扩张药物，并携带可供舌下含服的急救药物入舱。

哪些疾病在何时应用血管扩张药物最适宜

对眼科疾病、心血管系统的疾病都应在进舱治疗前加用血管扩张剂。血管扩张药物一般应在进舱治疗前20~30分钟内使用。口服或肌肉注射均可。眼科疾患还可做球后注射。

急性心肌梗死患者可以做高压氧治疗吗？需注意什么

急性心肌梗死患者行高压氧治疗时，因需要频繁搬动，较长距离的运送，无疑会增加不良刺激，加重心脏负担，对病情不利；同时舱内不能放入电除颤器，患者如在舱内发生意外不利于抢救。权衡利弊，最好暂缓高压氧治疗，待亚急性期时再酌情考虑进行高压氧治疗。近年来，由于急性期进行监护概念出现、治疗药物增多、方法的改进，特别是PTCA应用，使病死率大幅度下降，故很少有人冒险对急性期患者做高压氧治疗。急性心肌梗死患者治疗时，应有医护人员陪舱治疗，同时进行心电监护。心肌梗死患者进舱治疗前，必须服用扩张冠状动脉药物。

一氧化碳中毒患者都需要做高压氧治疗吗

轻度一氧化碳中毒、年龄在40岁以下患者，进行对症处理后，可以不必行高压氧治疗。但如果患者坚决要求，又无治疗禁忌证者，做1~2次也可以。轻度一氧化碳中毒患者的表现为：除中毒导致剧烈头痛、头昏、四肢无力、恶心、呕吐外，有的轻度至中度意识障碍，但没有昏迷；查血液中碳氧血红蛋白测定（HBCO）10%~20%。中度与重度患者，与轻度的区别在于有昏迷情况。因此，只要无治疗禁忌证者，均应行高压氧治疗。中度中毒的意识障碍表现为浅至中度昏迷，血中HBCO30%~40%。重度患者血中HBCO 50%以上。意识障碍表现得更重，多为重度昏迷或去皮质状态，且伴有脑水肿、肺水肿、休克或严重心肌损害等。严重者甚至血压下降、呼吸停止、脑电活动消失。因此，中度、重度中毒患者，即使清醒后仍然应该继续做高压氧治疗。尤其强调：对年龄在40岁以上，昏迷超过4小时的，有人虽然症状改善较快，但有发生迟发脑病的可能，所以应继续做高压氧治疗30次以上。

急性一氧化碳中毒患者需要做多长时间的治疗

急性一氧化碳中毒临床分为3种类型：轻度中毒、中度中毒和重度中毒。总的治疗遵循原则是：①轻度中毒治疗1~10次；②中度中毒治疗10~30次；③重度中毒治疗30~60次或更长。

另外，对老年、延误治疗、脑力劳动、有迟发脑病倾向者，均应增加治疗次数。对病情严重，昏迷时间过长，较长时间处于植物人状态的患者，应间断进行高压氧治疗。连续3个疗程后休息1周，再做2~3个疗程，如此间断治疗直至康复或病情稳定无进一步改善时止。

什么叫一氧化碳中毒迟发脑病

一氧化碳中毒迟发脑病简称迟发脑病，是指急性一氧化碳中毒患者，经治疗神志清醒后，经过一段时间“假愈期”，突然发生以痴呆、精神症状和锥体外系表现为主的神经系统疾病。

迟发脑病多表现为：①人格改变和定向力减退，如不认识家门、乱走、语无伦次、行为怪异、性格改变等。②智障：以痴呆为主；缄默不语、木僵状、反应迟钝、二便失禁、生活不能自理等。③锥体外征：表情呆滞、慌张步态、手震颤、舞蹈样动作等。④精神症状：哭笑无常、易怒、躁狂、抑郁及幻觉等；还有的出现偏瘫、单瘫、失语，甚至无意识的去皮层状态。这种患者很容易走丢，应提醒家属随时注意。

迟发脑病需要做多长时间的高压氧治疗呢

假愈期一般2~3周，因此多数迟发脑病发生在中毒后1个月内，少数可短到1~2天，也有长达2~3个月发生。由于本病病程长，治疗困难，故高压氧疗程长。首次治疗可连续3个疗程（10次为一个疗程），休息7~10天，然后再做2个疗程，再休息7~10天。如此反复间断进行，间歇时间可逐渐延长。提请注意：不能连续不间断地做高压氧治疗。另外，还要同时配合药物治疗，如吡拉西坦、胞磷胆碱及各种维生素。还可配合物理疗法。要避免给患者任何刺激，同时加强护理及营养等。

孕妇一氧化碳中毒后可以做高压氧治疗吗

因高压氧及煤气中毒都有可能使早期胎儿（1~4个月）发生畸形，故对轻度中毒的妊娠早期孕妇，可不必做高压氧治疗，只需进行常规处置即可。对必须行高压氧治疗的孕妇，应动员其做人工流产后，再行高压氧治疗。妊娠晚期的母亲发生中度或重度一氧化碳中毒，进行高压氧治疗有可能引起胎儿眼型氧中毒。如果胎儿已死，请产科处理，对高压氧治疗已无影响；如胎儿仍存活，也应积极进行抢救治疗，但患者神志恢复后应停止高压氧治疗。

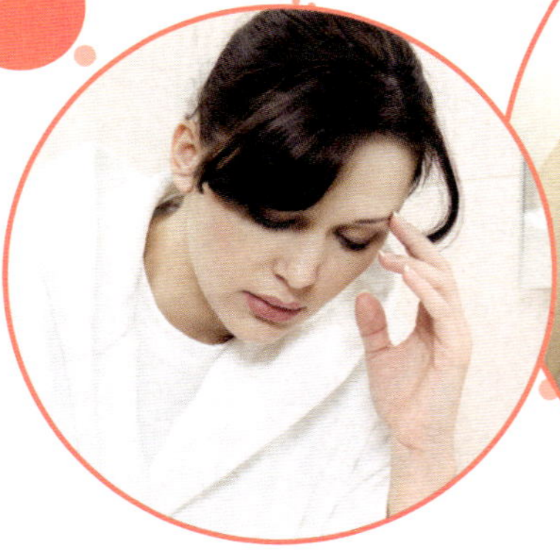

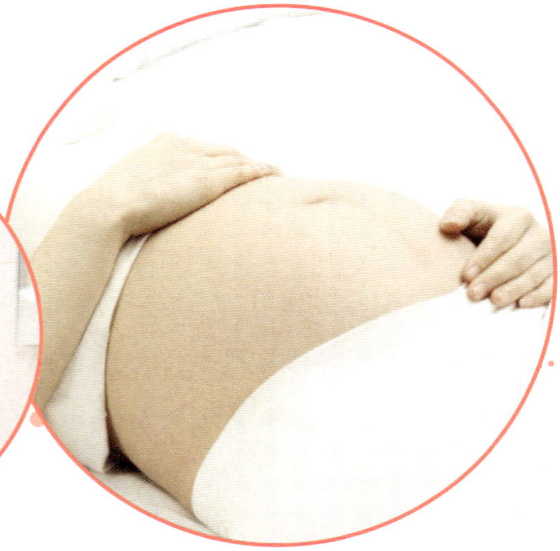

高血压伴有脑出血的患者一氧化碳中毒后可进行高压氧治疗吗

患有高血压病的一氧化碳中毒患者，尤其是老年患者，应注意排除是否有脑出血。对高血压伴有脑出血的一氧化碳中毒患者，如有下列情况时禁用高压氧治疗。

（1）有内出血尚未控制者。

（2）病情危重，已经发生脑疝者。

（3）患者躁动、抽搐不能配合吸氧者。

（4）有肺大泡或严重肺气肿、气胸未处置者。

（5）血压过高（超过21.3/13.3千帕，即160／100毫米汞柱）者。

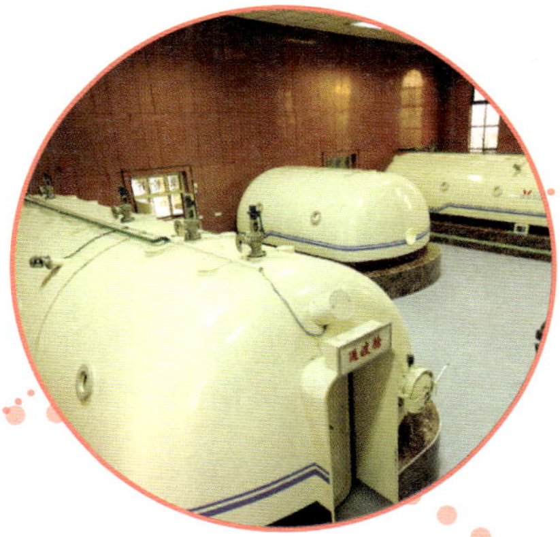

脑出血患者是否可以做高压氧治疗

高压氧治疗可以加速血肿吸收、缩短疗程、降低病死率、降低致残率、减轻后遗症，因此脑出血患者可以做高压氧治疗。但治疗前，必须经高压氧专科医生会诊后方可定夺。对症状较轻，不会遗留后遗症者可不做高压氧治疗。对中、重度脑出血，出血部位重要，临床症状明显（如有偏瘫、失语、吞咽困难等），致残可能性较大者，均应做高压氧治疗。治疗时机：一般主张出血2周后，复查头颅CT，证实无新鲜出血灶，病情稳定，无禁忌证者均可入舱治疗。

脑外伤患者需要做高压氧治疗吗

高压氧对脑外伤的治疗效果显著，已经在国内外广泛应用。脑外伤可由多种原因引起，如车祸、摔伤、打击伤、手术、战伤等。脑外伤后常伴有各种严重的损伤，如脑缺氧、缺血及脑水肿和颅内压增高，这些都会严重影响治疗和预后。高压氧治疗可以增加血氧含量，提高血氧分压，纠正脑组织缺氧状况使脑血管收缩，减轻脑水肿，降低颅内压力；使椎基底动脉扩张，促进苏醒；促进脑细胞和神经功能恢复等。通过高压氧治疗可明显降低脑外伤病死率，提高治愈率，减少后遗症，缩短病程。因此，脑外伤患者只要无治疗禁忌证，高压氧治疗越早、疗程越长、疗效越好。

哪些脑外伤患者可做高压氧治疗

凡经高压氧专科医生会诊，符合以下条件的脑外伤患者，都可行高压氧治疗。

（1）脑震荡、脑挫裂伤、脑外伤后综合征。

（2）重度脑挫裂伤或脑干损伤病情稳定者。

（3）颅脑手术后，脑水肿或脑组织局部供血不足者。

（4）各种颅内手术后确认无活动性出血，病情稳定者。

发热患者可以做高压氧治疗吗

发热患者究竟能否进舱治疗，不能一概而论。因体温升高，可导致机体代谢加快，各器官组织酸中毒；过高体温还会导致高热惊厥发生；体温升高时降低了机体对氧中毒的耐受力，易导致氧中毒发生。这些都是不能行高压氧治疗的理由。但如此处理又会耽误许多患者的高压氧抢救与康复治疗，因此对发热患者高压氧治疗必须掌握好“度”。

肺部感染发热者，应在抗生素“保驾”下行高压氧治疗；中枢性发热是高压氧治疗适应证；一般来说，体温经处理后均应低于38.5℃，此时进舱治疗比较安全。

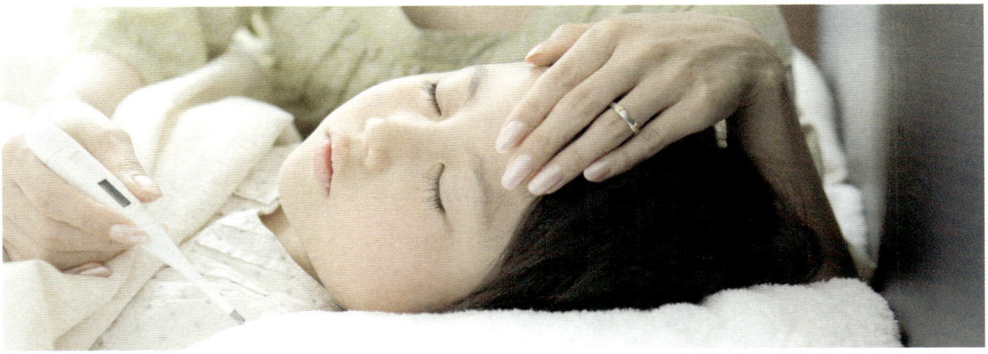

在高原短期逗留的人员返回平原后是否都要做高压氧治疗

到高原短期逗留的人员，返回平原后，如无明显不适，可以不必做高压氧治疗。如有血压波动、胸闷不适、疲乏无力、睡眠功能失常等高原适应不全症状，可以做高压氧治疗。一般应于返回后48小时开始进行高压氧治疗。对于治疗方案的选择，可因人而异。笔者经验：每天1次，初始治疗的压力低于普通患者，治疗时间也可相应缩短。随着治疗次数递增，逐渐增加治疗压力与时间。治疗时间一般3~5天为宜，或以患者症状缓解而截止。

患突发性耳聋可以做高压氧治疗吗

一位患者患突发性耳聋半月余，经过药物治疗效果不佳，还可以做高压氧治疗吗？答案是肯定的：可以做高压氧治疗。因为临床应用已证实：高压氧对突发性耳聋有明显的疗效。笔者强调综合性治疗，即高压氧同时配合药物治疗，效果优于单一氧疗或药疗。一般根据病情，治疗1~3个疗程为宜。也有报道：认为对疗效不太满意者，可做5~6个疗程以上，但要注意2个疗程后要休息7~10天。

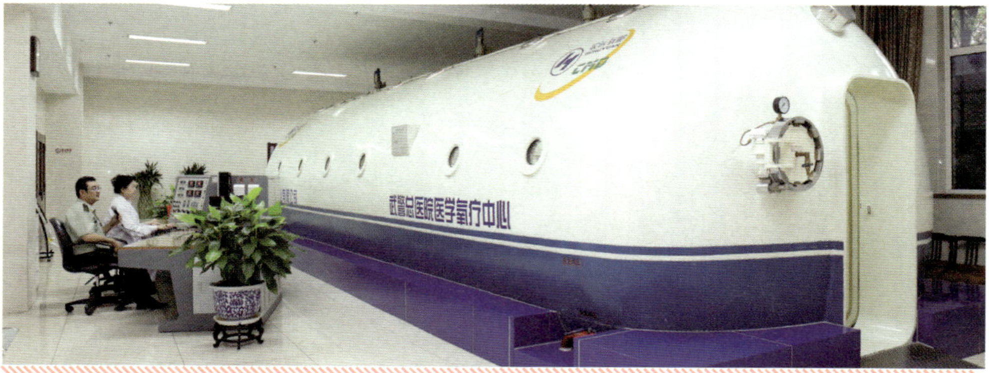

各类突发性耳聋治疗效果如何，何时治疗效果最好

突发性耳聋又称突聋，是一种原因不明、短时间突发的感音－神经性耳聋。引起原因很多：常见病毒感染、内耳血管痉挛或血栓形成，血流障碍等。采用高压氧治疗，对内耳血管痉挛或血栓形成的突发性耳聋效果较好；对因感染、过敏等所致的听神经炎、病毒性迷路炎、浆液性中耳炎等引起的突发性耳聋也有良好疗效。但突发性耳聋的高压氧疗效也受许多因素制约。如治疗时机、病程、疗程、病因、病情、年龄、药物等都可影响高压氧疗效。但诸因素中，开始治疗时间最为重要，因此突发性耳聋高压氧治疗必须抓住时机，越早做越好。应争取发病1周内开始治疗，此

时治疗效果最佳。最迟也不应超过1个月。但也有报道病程较长者，经高压氧治疗后听力有较大进步。

高压氧治疗要选择时机吗

高压氧治疗效果确实与治疗时机有关。由于对高压氧的疗效认识不足，致使一些适应证未能得到及时治疗，造成终生遗憾，因此正确选择治疗时机是很必要的。如脑梗死、脑外伤的早期均会发生脑水肿，颅压增高，脑组织的修复从病后 5~6天开始，多持续2~3周，因此1周内便可以开始治疗，1月内治疗者有效率可达96%。现主张脑梗死患者2~6小时即应入舱治疗。颅脑手术后5~7天，病情平稳即可治疗。面神经炎、多发性神经炎：一旦确诊，治疗时机应为越早越好。

（1）急性脊髓损伤。一般认为损伤后4小时内即开始治疗效果较佳。

（2）突发性耳聋。1~2周内治疗可提高治愈率。

（3）爆震性耳聋。3天内治疗效果最佳。

（4）视网膜动脉栓塞。发病10小时内治疗效佳；超过24小时预后不良；超过5天治疗无效。

（5）骨折。10天内开始治疗，连续做20次以上，一期愈合达100%。

高压氧治疗时机是，在病情允许的情况下，越早越好。

吸常压氧治疗疾病与吸高压氧治疗疾病有何不同

氧疗包括常压氧疗和高压氧疗。在常压下吸氧与在高压下吸氧基本上有三个方面的不同。

（1）要求的压力设备不同。常压下吸氧，患者在一个大气压的条件下，用鼻导管、戴面罩、氧帐或人工呼吸机等方法吸氧；而高压下吸氧，患者在特制的高压氧舱内，在超过一个大气压的环境下吸纯氧。

（2）吸入氧的浓度不同。常压下吸氧，氧浓度在40%~55%，而高压氧下氧浓度为85%~99%。

（3）疗效截然不同。高压下吸氧可使吸氧者血氧含量较常压下吸氧增加数倍以至数十倍。高压氧下可使血中物理溶解氧含量明显增加。实验证明，每增加1个大气压，物理溶解氧量较常压下吸氧增加14~17倍。荷兰学者Boerema发表的著名论文《无血的生命》证实：高压氧下几乎无血细胞的动物仍可生存，但常压下，即使吸入纯氧，去除红细胞的动物很快会缺氧死亡。高压氧下机体内的氧储备量也增加，3个大气压下吸氧，心搏停止17~26分钟可以不发生脑死亡，但常压下吸空气，心搏停止4~6分钟后就会发生脑死亡。外加高压氧的其他直接作用：提高血氧弥散和组织内氧的有效弥散距离；对细菌有抑制作用；对气泡的压缩与溶解作用；以及对全身系统的调节作用等，这些都是常压氧无法达到的。

（本章编者：罗晓英　李　严）

参考文献

[1] 陈灏珠. 实用内科学[M]. 12版. 北京: 人民卫生出版社, 2007.

[2] 孔祥清, 马爱群, 陆惠华, 等. 临床病例诊疗剖析: 内科学分册[M]. 北京: 人民卫生出版社, 2005.

[3] 王德炳, 张树基. 危重急症的诊断与治疗: 内科学[M]. 2版. 北京: 中国科学技术出版社, 2002.

[4] 尤黎明, 吴瑛. 内科护理学[M]. 4版. 北京: 人民卫生出版社, 2006.

[5] 吴在德, 吴肇汉. 外科学[M]. 7版. 北京: 人民卫生出版社, 2008.

[6] 曹伟新, 李乐之. 外科护理学[M]. 4版. 北京: 人民卫生出版社, 2006.

[7] 吴阶平. 吴阶平泌尿外科学[M]. 2版. 济南: 山东科学科技出版社, 2005.

[8] 杨兴易, 霍正禄, 陈学云. 危重病急救医学[M]. 上海: 第二军医大学出版社, 2007.

[9] 姜淑君, 宋秀远, 沈艳丽. 常见急症的急救与护理[M]. 上海: 第二军医大学出版社, 2007.

[10] 赵景礼, 徐希平, 赵云. 临床急救与监护[M]. 上海: 第二军医大学出版社, 2004.

[11] 张松峰. 急救护理[M]. 郑州: 河南科学技术出版社, 2005.

[12] 李春玉. 灾害急救与管理[M]. 北京: 中国协和医科大学出版社, 2004.

[13] 张利岩, 韩淑贞. 急救常识[M]. 北京: 武警音像出版社, 2008.

[14] 施雁, 朱瑞雯, 刘凤君. 护理基础知识1000题[M]. 上海: 上海科学技术文献出版, 2008.

[15] 吴瑾如, 蒋国琦. 护士必读[M]. 北京: 科学普及出版社, 1992.

[16] 周秀华. 急救护理学[M]. 2版. 北京: 北京科学技术出版社, 2002.

[17] 邹月. 急救护理学[M]. 北京: 中国科技技术出版社, 2007.

[18] 韩春玲, 王斌全, 吴晋普. 现代急救护理[M]. 太原: 山西科学技术出版社, 2003.

[19] 郭明贤. 急救护理与临床监护学[M]. 西安: 第四军医大学出版社, 2003.

[20] 王一镗. 现代临床急诊医学[M]. 北京: 中国医药科技出版社, 2002.

[21] 崔书章, 寿松涛, 柴艳芬. 实用危重病医学[M]. 天津: 天津科学科技出版社, 2001.

[22] 刘秋慧, 窦启峰. 急诊医学[M]. 郑州: 郑州大学出版社, 2004.

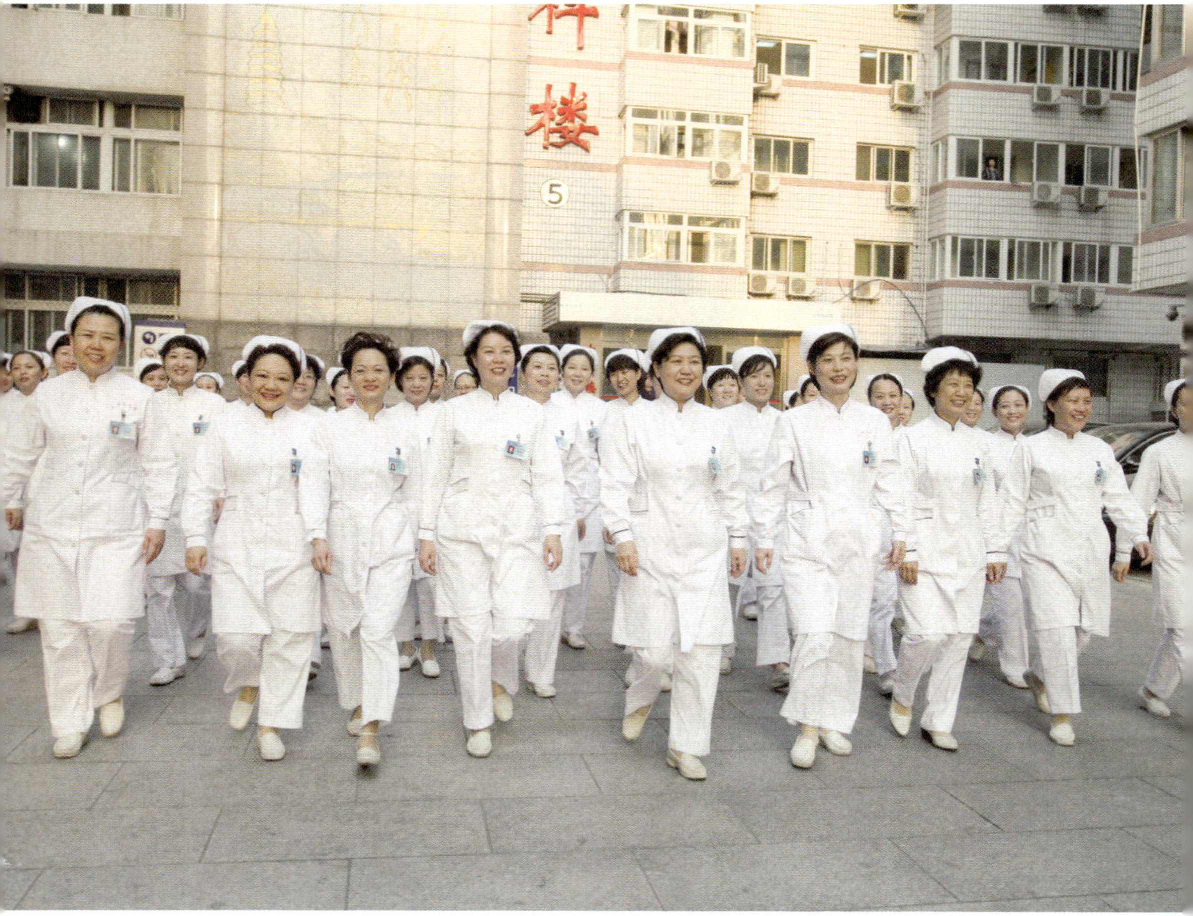

朝气蓬勃的护士长队伍